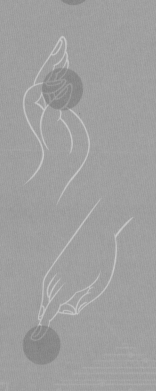

快速取穴

彩色图解

第三版

主　编　吴明霞

副主编　洪秀娥　朱定钰

编　委　张霖云　林银英　万　宁　李明静　林倩琳

　　　　林　旺　吴　杰　林荔君

海峡出版发行集团　福建科学技术出版社
THE STRAITS PUBLISHING & DISTRIBUTING GROUP　FUJIAN SCIENCE & TECHNOLOGY PUBLISHING HOUSE

图书在版编目（CIP）数据

快速取穴彩色图解：吴明霞主编 . —3 版 . —福州：
福建科学技术出版社，2022.4
ISBN 978-7-5335-6533-6

Ⅰ . ①快… Ⅱ . ①吴… Ⅲ . ①选穴 – 图解
Ⅳ . ① R224.2-64

中国版本图书馆 CIP 数据核字（2021）第 168046 号

书 名	快速取穴彩色图解（第三版）	
主 编	吴明霞	
出版发行	福建科学技术出版社	
社 址	福州市东水路76号（邮编350001）	
网 址	www.fjstp.com	
经 销	福建新华发行（集团）有限责任公司	
印 刷	福建新华联合印务集团有限公司	
开 本	787毫米×1092毫米 1/16	
印 张	18	
图 文	288码	
版 次	2022年4月第3版	
印 次	2022年4月第6次印刷	
书 号	ISBN 978-7-5335-6533-6	
定 价	49.80元	

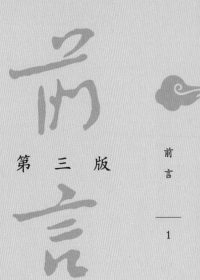

第 三 版

　　本书自2009年首次出版以来，一直深受广大读者欢迎，好评不断，累计销售4万多册。2013年我们对本书进行了修订，再版受到了读者的欢迎，累计销售6万多册。

　　随着阅读习惯的改变，短视频形式越来越受到读者的喜爱。因此，我们决定对本书进行第三次修订。此次修订，我们专门针对最常用的特效穴位拍摄了取穴手法的视频，读者扫描二维码就能观看取穴的全过程，了解到取穴时的注意要点。书中还增加了常见20个病症的特效穴位按摩视频，供读者学习借鉴。希望这些视频能增加图书的实用性和便捷性。除此之外，根据前两版读者的反馈，我们将图书的开本、字号改大，读者阅读起来能更舒适、愉悦。

　　我们期待所有关心和使用本书的读者，对我们这一版的《快速取穴彩色图解》提出批评和建议，以便今后进一步完善。如果此次修订能够更好地为广大读者提供帮助，我们将深感欣慰。

编者

2022年1月20日

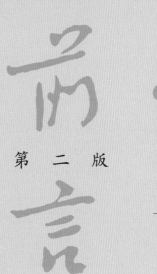

第 二 版

2009年，我们针对一些没有经过系统医学训练，又对穴位疗法感兴趣的读者编写出版了《快速取穴彩色图解》一书，旨在指导读者快速、准确地查找穴位，以更好地运用穴位来进行养生保健、防病治病。本书将临床上常用的370多个穴位简单、快速、准确的取穴方法用真人操作图展现出来，并介绍了穴位的定位、功用、主治、操作等内容。所介绍的取穴方法简单、快速、准确，均是作者经过20多年临床实践证实准确、可靠的简易取穴方法，易于掌握。本书自出版以来，一直深受广大读者欢迎，好评不断，同时，读者朋友也提出了许多宝贵的意见。为使本书更加精彩，我们有针对性地对该书的内容和版式都进行了修改，使之以更加完美的面貌呈现在读者面前。

此次修订再版，文字说明更加通俗易懂，图片更加清晰、直观，版式更加美观、大方。文字说明方面，将原先的"功用""主治""操作"三块内容归纳整理为"功效主治""穴位运用"，力求更加简练、实用，用通俗易懂的语言表达专业的知识。图片方面，尽量放大，突出细节，更加利于读者阅读。版式方面，重新调整，视觉上更加美观、大方，提高了阅读的愉悦性。此次所有的修改，都是为了读者能够更好、更方便地获取并应用书中的知识。

我们期待所有关心和使用本书的读者，对我们的再版工作提出批评和建议，以便下一次修订时进一步完善。如果此次再版能够更好地为广大读者提供帮助，我们将深感欣慰。

编者

2013年6月

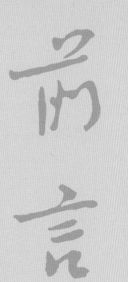

俗语说："学医不知经络，开口动手便错。"经络穴位是中医独有的特色，而快速、准确地取穴是开展穴位治疗的前提，因此，前人将"辨证精、取穴准、手法明、善妙用、病适应、贵于恒"列为"针灸六要"。其实，这"六要"对于任何穴位疗法均是适用的。掌握常用穴位的取穴是中医学习、应用的重要基础。

然而，目前大多数的取穴书，主要是介绍各穴位的位置所在，对于如何快速、准确地确定穴位所在，都语焉不详。这就如同碰上问路者问路时，就只简单地回答在某个地方。如果问路者对该区域不熟悉的话，这样的回答等于没有回答。本书介绍了370多个穴位的快速取穴方法。穴位按部位划分，同一部位按各穴位所属十二经流注顺序编排。所介绍的取穴方法，以解剖标志为定位起点，综合利用骨度折量法、手指同身寸法，个别穴位酌情使用带子、弹性皮筋等辅助工具，介绍了如何简单、准确、快速地确定穴位的位置，同时，每一取穴步骤均配有真实彩照，形象直观。这如同既回答了问路者"在什么地方"，也回答了"如何到达那个地方"，并附赠了地图，相信对于广大读者更有指导意义。

编者

2009年5月

目 录

7

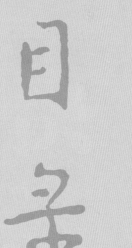

第一章

取穴诀窍

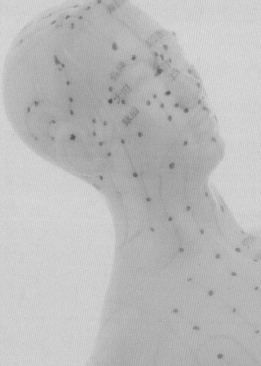

目 录

7

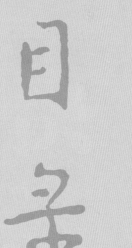

第一章

取穴诀窍

如何阅读/12

第一节　寻找穴位的规则

了解穴位集中的部位/16

注意找到穴位时的表现/16

注意身体异常时穴位的反应/16

掌握用手指找穴位的方法/17

巧用手指及辅助工具/17

第二节　取穴定位法

骨度折量法/18

解剖标志法/21

手指同身寸法/23

简便取穴法/24

第三节　取穴的体位及方位术语

取穴的体位/25

方位术语/25

常用穴位快速取穴法

第一节　头颈部穴位

第二节　上肢部穴位

第三节　下肢部穴位

第四节 胸腹部穴位

第五节 腰背部穴位

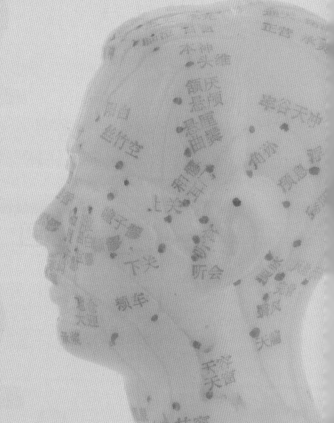

如何阅读

穴名解释

该穴名称的理解性记忆。

经络名

该穴所属的经络名称。

穴位名

该穴的标准中文名称。

快速取穴彩色图解
（第三版）

30

足阳明胃经

承泣

承，承接；泣，落泪。穴在目下，泣下则相承，故名。

CHENG QI（ST1）

【温馨提示】此穴不宜直接灸。

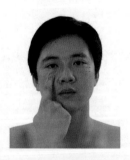

快速取穴

正坐或仰卧位。直视前方，此时瞳孔正下方眼球与眼眶下缘之间的眶骨边缘处即为此穴。

▶ **标准定位**

在面部，瞳孔直下，当眼球与眶下缘之间。

▶ **功效主治**

散风清热，明目止泪。针刺或按摩此穴可缓解眶下神经痛、面肌痉挛、面神经麻痹；经常按摩此穴，可治疗急慢性结膜炎、近视等眼部疾病。

▶ **穴位应用**

①面神经麻痹：左手推动眼球向上固定，右手持针沿眶下缘缓慢刺入患侧承泣0.5～1.0寸，不宜提插、捻转。每日1次。②近视：用示指按揉承泣、攒竹、睛明穴各3分钟，以局部酸胀为度。每日2次。

足阳明胃经

四白

四，四方；白，光明。穴在目下，治眼病，改善视觉，明见四方，故名。

SIBAI（ST2）

快速取穴

正坐或仰卧位。直视前方，瞳孔直下，沿眼眶骨向下约2厘米可触及一凹陷（眶下孔），按压有酸胀感处即为此穴。

▶ **标准定位**

在面部，瞳孔直下，当眶下孔凹陷处。

▶ **功效主治**

祛风明目，通经活络。针刺或按摩此穴，对三叉神经痛、面神经麻痹等面部神经疾病有特效；对近视、青光眼等眼部疾病也有一定的调理作用。此穴为眼科手术针麻常用穴之一，也是治疗胆道蛔虫的经验穴。

▶ **穴位应用**

①三叉神经痛：用针直刺或向外上方斜刺四白穴0.3～0.5寸，局部酸胀感。每日1次。②近视：用中指轻轻点揉四白、睛明、攒竹穴各3分钟，以局部酸胀为度。每日2次。

快速取穴图解

本书特色内容，分步图解该穴的快速取穴法。

（ 📍 即为该穴所在）

快速取穴方法

本书特色内容，介绍该穴简便、快速、准确的取穴方法。

穴名拼音及代码

该穴名称的拼音大写及国际标准代码。

足阳明胃经

巨 髎

JULIAO
（ST3）

巨，大；髎，骨空处。此穴位于颧骨与下颌骨间的较大凹陷处，故名。

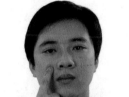

▶ 标准定位

在面部，瞳孔直下，平鼻翼下缘处，当鼻唇沟外侧。

▶ 功效主治

清热息风，明目退翳。针灸此穴可治疗面神经麻痹、面肌痉挛、三叉神经痛；坚持按摩此穴，对五官疾病等也有很好的疗效。

▶ 穴位应用

①三叉神经痛：用针直刺巨髎穴0.5～0.8寸，以局部酸胀为度；或用艾条温和灸该穴5分钟，以局部温热、潮红为度。每日1次。②牙痛：用中指按揉巨髎、颊车、合谷穴各3分钟，以局部酸胀为度。每日2次。

快速取穴
正坐或仰卧位。直视前方，沿瞳孔直下垂直线向下轻推，至与鼻翼下缘水平线的交点处，按之有凹陷处即为此穴。

头颈部穴位

上肢部穴位

部位名

突出该穴所属的身体部位名称。

足阳明胃经

地 仓

DICANG
（ST4）

地，即下部；仓，为收藏粮食之处。此穴位于面之下部，口腔附近，且口腔为容纳水谷食物之所，故名。

下肢部穴位

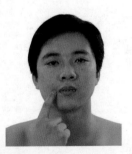

▶ 标准定位

在面部，口角外侧，上直对瞳孔。

标准定位

该穴的国家标准定位。

▶ 功效主治

祛风止痛，舒筋活络。坚持针灸此穴，对面部疾病，如面神经麻痹、面肌痉挛、三叉神经痛等有一定的疗效；经常按摩此穴可治疗口角炎、小儿流涎等。

胸腹部穴位

功效主治

该穴的主要功效和主治病症。

▶ 穴位应用

①面神经麻痹：用针直刺地仓穴0.2寸，或用艾条温和灸该穴5分钟，以局部温热为度。每日1次。②小儿流涎：用示指点揉地仓穴3分钟。每日2次。

腰背部穴位

穴位应用

例举2～3种该穴主治病症的穴位应用方法。

快速取穴
①正坐或仰卧位。直视前方，沿瞳孔直下垂直线向下轻推，至与口角水平线相交处，按压有酸胀感，即为此穴。②沿口角向外侧轻压，在距口角0.4寸左右，按压有酸胀感处即为此穴。

臀部穴位

第一章 取穴诀窍

　　取穴是有一定诀窍的，掌握了取穴的窍门，找起穴位来会简单很多。首先，要了解穴位集中的位置，如肌肉与骨骼之间的空隙、关节附近等；其次，要注意找到穴位时的表现，如手指触压到穴位时会觉得里面有个凹洞；再则，注意身体异常时穴位的反应，如指压穴位会有痛感；另外，取穴时还要注意巧用手指和辅助工具来帮助定位。

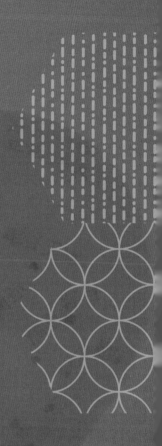

第一节 寻找穴位的规则

了解穴位集中的部位

穴位的分布是有一定规律的，预先了解穴位集中的位置，实际找起来就简单了。常见穴位集中的部位有：

（1）能摸到脉搏的地方，如喉结两侧、腘窝等处，用手触摸能感到脉搏跳动处的有人迎穴、委中穴。

（2）肌肉与肌肉之间、肌肉与骨骼之间、骨骼与骨骼之间，如肌肉与骨骼之间的三阴交穴，肌肉与肌肉之间的天柱穴。

（3）肌肉或骨骼凹陷处的正中间，如合谷穴。

（4）脊柱两侧，如心俞穴。

（5）椎骨与椎骨之间，如大椎穴。

（6）神经或血管离皮肤近的地方，如眼睛下面的四白穴。

（7）骨头突出的地方，如内踝骨高点的太溪穴。

（8）关节附近，如肘关节附近的曲池穴。

注意找到穴位时的表现

穴位是经络的敏感点和功能点，因此，当找到穴位时，可感觉和周边有所不同。主要表现有：

（1）当手指触压到穴位时会感觉特别柔软，仿佛里面有个凹洞。

（2）顺着手指，注力到穴位点，会产生轻微酸麻的反应，感觉较敏锐的人甚至会觉得指压处有轻微的温热。

注意身体异常时穴位的反应

当身体异常时，脏腑、经络就会有所反映，其中穴位的表现尤为明显。常见的异常反应有：

（1）用手指一压，会有痛感（压痛）。

（2）用手指触摸有硬块（硬结）。

（3）稍一刺激，皮肤便会刺痒（感觉敏感）。

（4）出现黑痣、斑（色素沉淀）。

（5）和周围的皮肤存在温度差（温度变化）。

是否出现这些反应，是该处是否为穴位所在的重要标志。

●掌握用手指找穴位的方法

找穴位，手指是最好的工具，通常采用触、捏、按3种方法。

（1）触法：用手指抚摸皮肤表面，有紧张感、刺痛感、麻胀感的位置就是穴位。

（2）捏法：用拇指和示指轻轻捏起皮肤，有痛感或麻胀感的位置就是穴位。

（3）按法：用拇指、示指和中指的指腹垂直按压皮肤，发硬、有压痛和紧张感的位置就是穴位。

●巧用手指及辅助工具

人体各个部位的大小因人而异，差别很大，故作为一个大致的标准，一般是采用手指的宽度或其他工具辅助测量。解说穴位位置时也不说"离某处几厘米"，而是"离某处几寸"。这里所说的"寸"，与一般尺制度量单位的"寸"是有区别的，是用被取穴者的手指作尺子测量的，称为"同身寸"。使用同身寸定位法，不论是大人还是小孩，都能准确地找到穴位。其次，为了更准确地确定某些穴位的位置，还可以用辅助工具，如用带子来找与脐同高的穴位。

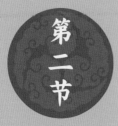
骨度折量法

骨度折量法，古称"骨度法"，即以骨节为主要标志测量周身各部位的大小、长短，并依其尺寸按比例折算作为定穴的标准。

骨度折量法（正面）

部位	起止点	折量	度量	说明
头面	两额角发际（头维）之间	9寸	横寸	用于确定头前部穴位的横向距离
胸腹	胸骨上窝（天突）→剑胸结合中点（歧骨）	9寸	直寸	用于确定胸部任脉穴位的纵向距离
	剑胸结合中点（歧骨）→脐中	8寸	直寸	用于确定上腹部穴位的纵向距离
	脐中→耻骨联合上缘（曲骨）	5寸	直寸	用于确定下腹部穴位的纵向距离
	两乳头之间	8寸	横寸	用于确定胸腹部穴位的横向距离
上肢	腋前、后纹头→肘横纹（平尺骨鹰嘴）	9寸	直寸	用于确定上臂部穴位的纵向距离
	肘横纹（平尺骨鹰嘴尖）→腕掌（背）侧远端横纹	12寸	直寸	用于确定前臂部穴位的纵向距离
下肢	耻骨联合上缘→髌底	18寸	直寸	用于确定大腿部穴位的纵向距离
	髌底→髌尖	2寸	直寸	
	髌尖（膝中）→内踝尖	15寸	直寸	用于确定小腿内侧部穴位的纵向距离

骨度折量法（背面）

部位	起止点	折量	度量	说明
头面	耳后两乳突（完骨）之间	9寸	横寸	用于确定头后部穴位的横向距离
背腰	肩胛骨内侧缘→后正中线	3寸	横寸	用于确定背腰部穴位的横向距离
上肢	腋前、后纹头→肘横纹（平尺骨鹰嘴）	9寸	直寸	用于确定上臂部穴位的纵向距离
	肘横纹（平尺骨鹰嘴）→腕掌（背）侧远端横纹	12寸	直寸	用于确定前臂部穴位的纵向距离
下肢	股骨大转子→腘横纹（平髌尖）	19寸	直寸	用于确定大腿前外侧部穴位的纵向距离
	臀沟→腘横纹	14寸	直寸	用于确定大腿后部穴位的纵向距离
	腘横纹（平髌尖）→外踝尖	16寸	直寸	用于确定小腿外侧部穴位的纵向距离

骨度折量法（侧面）

部位	起止点	折量	度量	说明
头面	前发际正中→后发际正中	12寸	直寸	用于确定头部穴位的纵向距离
	眉间（印堂）→前发际正中	3寸	直寸	用于确定前发际及其间头部穴位的纵向距离
	第7颈椎棘突下（大椎）→后发际正中	3寸	直寸	用于确定后发际及其间头部穴位的纵向距离
上肢	肘横纹（平尺骨鹰嘴）→腕掌（背）侧远端横纹	12寸	直寸	用于确定前臂部穴位的纵向距离
下肢	腘横纹（平髌尖）→外踝尖	16寸	直寸	用于确定小腿外侧部穴位的纵向距离
	胫骨内侧髁下方（阴陵泉）→内踝尖	13寸	直寸	用于确定小腿内侧部穴位的纵向距离
	内踝尖→足底	3寸	直寸	用于确定足内侧部穴位的纵向距离

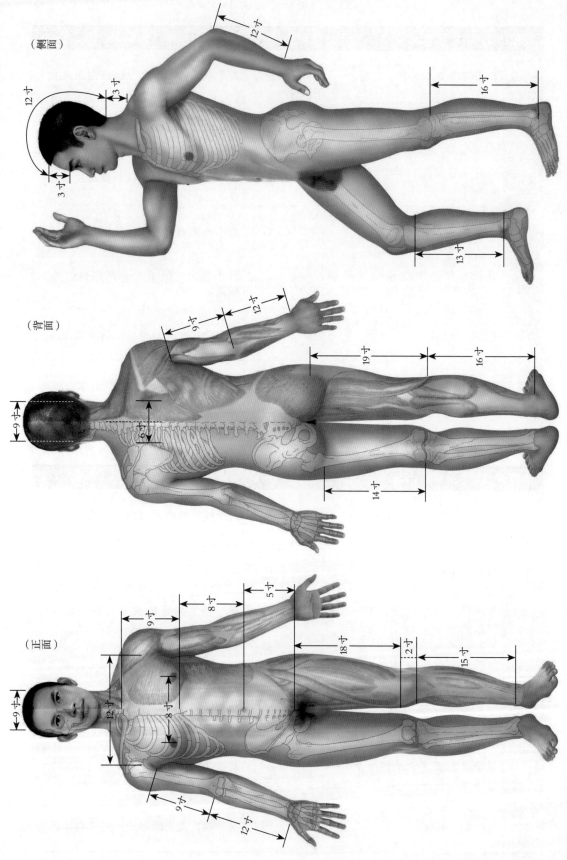

（侧面）

12寸

12寸

3寸

3寸

16寸

13寸

（背面）

9寸

12寸

9寸

19寸

16寸

14寸

（正面）

9寸

8寸

5寸

9寸

12寸

8寸

18寸

2寸

15寸

9寸

12寸

解剖标志法

解剖标志，主要是分布于全身体表的骨性标志和肌性标志，可分为固定标志和活动标志两类。

1. 固定标志

固定标志定位法，是指利用五官、毛发、爪甲、乳头、脐窝和骨节凸起、凹陷及肌肉隆起等固定标志取穴的方法。比较明显的标志，如鼻尖取素髎穴，两眉中间取印堂穴，两乳中间取膻中穴，脐旁2寸取天枢穴，腓骨小头前下缘取阳陵泉穴等。

常用定穴解剖标志的体表定位法

第2肋	平胸骨角水平，锁骨下可触及的肋骨即第2肋
第4肋间隙	男性乳头平第4肋间隙
第7颈椎棘突	颈后隆起最高且能随头旋转而转动者为第7颈椎棘突
第3胸椎棘突	直立，两手下垂时，两侧肩胛冈内侧端连线与后正中线的交点
第7胸椎棘突	直立，两手下垂时，两肩胛骨下角的水平线与后正中线的交点
第12胸椎棘突	直立，两手下垂时，横平两肩胛骨下角与两髂嵴最高点连线的中点（即第7胸椎与第4腰椎的中点）
第4腰椎棘突	两髂嵴最高点连线与后正中线的交点
第2骶椎	两髂后上棘连线与后正中线的交点
骶管裂孔	取尾骨上方左右的骶角，在与两骶角平齐的后正中线上
肘横纹	与肱骨内上髁、外上髁相平

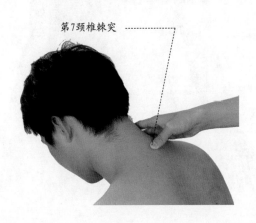

第7颈椎棘突

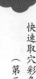

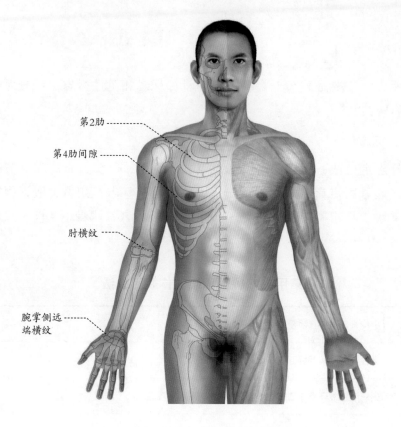

第2肋

第4肋间隙

肘横纹

腕掌侧远
端横纹

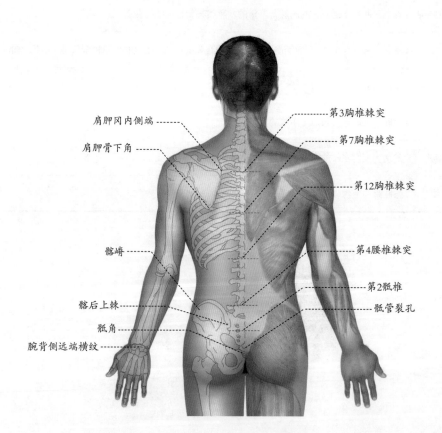

肩胛冈内侧端

肩胛骨下角

髂嵴

髂后上棘

骶角

腕背侧远端横纹

第3胸椎棘突

第7胸椎棘突

第12胸椎棘突

第4腰椎棘突

第2骶椎

骶管裂孔

2.活动标志

活动标志定位法，是指利用关节、肌肉、皮肤随活动而出现的孔隙、凹陷、皱纹等活动标志来取穴的方法。如耳门、听宫、听会穴应张口取，下关穴应闭口取；曲池穴宜屈肘，于横纹头外侧处取；少海穴宜屈肘，于横纹头内侧处取；外展上臂，于肩峰前下方的凹陷中取肩髃穴，于后下方的凹陷中取肩髎穴；阳溪穴应将拇指跷起，于拇长、短伸肌肌腱之间的凹陷中取；后溪穴宜握拳，在拳横纹尖处取；养老穴应正坐屈肘，掌心向胸，于尺骨小头桡侧骨缝中取。

手指同身寸法

手指同身寸法是指以被取穴者本人的手指为标准度量取穴，是穴位定位方法中常用方法之一。实际应用时一般用取穴者的手指来测量被取穴者的同身寸，因此，医者在使用手指同身寸法时需根据患者的身体高矮做适当调整。

（1）拇指同身寸：以被取穴者本人拇指指间关节的横向宽度作为1寸。此法常用于四肢部位的取穴。

（2）中指同身寸：以被取穴者本人中指中节屈曲时内侧两端纹头之间作为1寸。此法可用于腰背部和四肢等部位的取穴。

（3）横指同身寸：又称"一夫法"，指的是示指、中指、环指和小指并拢，以中指近端指间关节横纹为准，四指横向宽度作为3寸。此法常用于四肢、腹部、背部等部位的取穴。

另外，示指、中指、环指的三指并拢，其宽度为2寸（文中称"3横指"）。中指、示指并拢，其宽度为1.5寸（文中称"2横指"）。

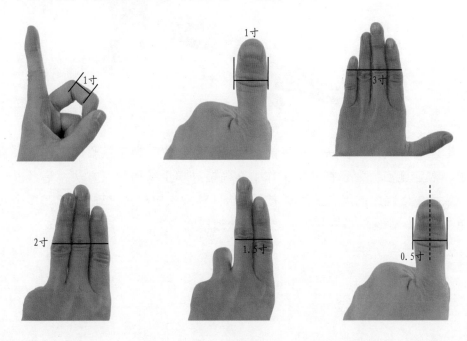

简便取穴法

简便取穴法是临床常用的一种简单易行的取穴方法。例如：劳宫穴，半握拳，当中指端所指处即为穴位所在。列缺穴，被取穴者左右两手虎口交叉，一手示指压在另一手桡骨茎突的上方，当示指尖所指处即为穴位所在。合谷穴，此穴取穴方法较多，其中有一取法为被取穴者拇、示指张开，以另一手的拇指指间关节横纹放在虎口上，当拇指尖所指处即为穴位所在。

例：取合谷穴

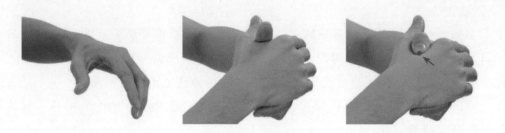

再者，就是用好定位的穴位来定不好定位的穴位。如上廉穴，先确定曲池穴与阳溪穴的位置，从肘横纹沿二者连线向下量4横指处即为上廉穴。

例：取上廉穴

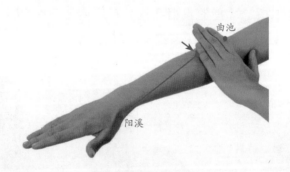

上述四种取穴定位法，都只能适用于部分穴位。为了在临床工作中快速定位穴位，对症施治，为了在教学工作中准确指导学生掌握取穴方法，笔者以标准定位为依据，以临床应用有效为参考，综合四种取穴定位法，确定了370多个穴位最简单、准确、快速的取穴法，名之为"快速取穴法"。

取穴的体位

根据穴位的所在部位，选择适当的体位，有利于准确地取到穴位。常用的取穴体位主要有以下几种：

（1）仰卧位：适宜于取头、面、胸、腹部穴位和上、下肢部分穴位。

（2）侧卧位：适宜于取身体侧面少阳经穴位和上、下肢部分穴位。

（3）俯卧位：适宜于取头、颈、肩背、腰骶部穴位和下肢背侧及上肢部分穴位。

（4）正坐位：适宜于取头、面、颈、胸、腹部穴位和上、下肢部分穴位。

（5）俯伏坐位：适宜于取后头、颈、背部穴位。

（6）侧伏坐位：适宜于取头部一侧、面颊及耳前后部穴位。

除上述常用体位外，对某些穴位则应根据穴位的具体不同要求采取不同的体位。同时也应注意根据配穴处方所取穴位的位置，尽可能用一种体位而能取到配穴处方中所有的穴位。

方位术语

（1）内侧、外侧：靠近人体正中线者为内，远离人体正中线者为外。就上肢而言，掌心一侧为内侧，是手三阴经穴所分布的部位；手背一侧为外侧，是手三阳经穴所分布的部位。就下肢而言，靠近人体正中线的一侧为内侧，是足三阴经穴所分布的部位；远离人体正中线的一侧为外侧，后面为后侧，下肢外侧、后侧是足三阳经穴所分布的部位。

（2）尺侧、桡侧：在描述前臂的穴位时，靠近拇指的一侧为桡侧，靠近小指的一侧为尺侧。

（3）前、后：距身体腹面近者为前，距身体背面近者为后。

（4）上、下：靠近身体的上端为上，靠近身体的下端为下。

（5）近侧（端）、远侧（端）：在四肢，上又称为近侧（端），距肢体根部较近；下又称远侧（端），距肢体根部较远。

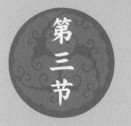

第二章

常用穴位
快速取穴法

本章介绍了370多个临床常用穴位的快速取穴方法，所介绍的取穴方法简单、快速、准确，均为作者经过20多年临床实践证实准确、可靠的快速简易取穴方法。同时，本章真实地还原了每个穴位的取穴过程，每一取穴步骤都配有真实彩照，让您可以"依样画葫芦"地找到穴位。

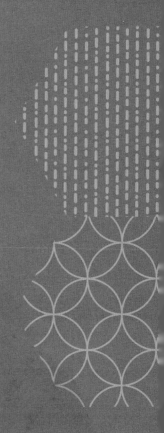

手 阳 明 大 肠 经

扶 突

扶，两旁相扶；突，高起之处。此穴位于二筋高突相合之处，二筋相合形同挽扶，故名。

FUTU
（LI18）

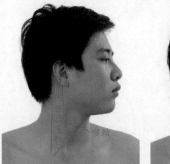
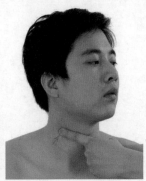

快速取穴 正坐位。头微侧，手指置于平喉结的胸锁乳突肌肌腹中点，按压有酸胀感处即为此穴。

▶ 标准定位

在颈外侧部，喉结旁，当胸锁乳突肌的前、后缘之间。

▶ 功效主治

清咽消肿，理气降逆。针灸此穴可以治疗甲状腺肿、甲状腺功能亢进、咽喉炎等；经常按摩此穴，对喘息、咳嗽有奇效。此穴还为甲状腺手术常用麻醉穴之一。

▶ 穴位应用

①甲状腺肿：按揉对侧扶突穴，按揉时心中默数5下，连做5次，再换另一只手。②咽喉炎：用艾条温和灸扶突、合谷穴各5分钟，以局部温热为度。每日1次，连续灸7次后休息2~3日再灸。

手 阳 明 大 肠 经

迎 香

此穴可令鼻塞得通，则为香为臭可迎而知之，故名。

YING XIANG
（LI20）

【温馨提示】此穴不宜直接灸。

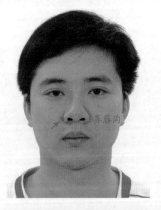

快速取穴 正坐位。用手指从鼻翼沿鼻唇沟向上推，至中点处可触及一凹陷，按压有酸胀感处即为此穴。

▶ 标准定位

在面部，鼻翼外缘中点旁鼻唇沟中凹陷处。

▶ 功效主治

通鼻窍，散风邪，清气火。针刺或按摩此穴，对各种鼻病有一定的防治作用，对面神经麻痹、三叉神经痛等也有疗效；坚持按摩此穴还可缓解便秘。此穴也是治疗胆道蛔虫症的经验穴。

▶ 穴位应用

①感冒、鼻炎：用两手的示指按住鼻翼两侧的迎香穴，并且按照顺时针和逆时针的方向各搓摩30次。②便秘：用示指按揉迎香、支沟穴各3分钟，以局部酸胀为度。每日2次。

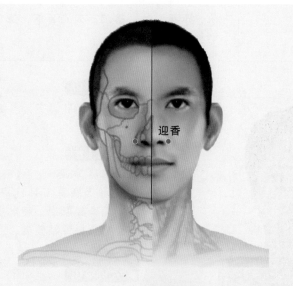

迎香

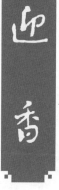
迎香

头颈部穴位

上肢部穴位

下肢部穴位

胸腹部穴位

腰背部穴位

臀部穴位

迎香穴位于面部，在鼻翼外缘中点旁，鼻唇沟中。

扫一扫，
精彩视频马上看！

取穴步骤

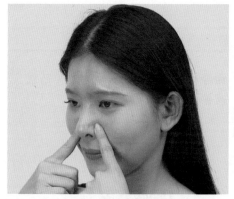

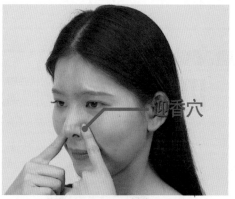

迎香穴

①正坐位，用手指从鼻翼沿鼻唇沟向上推。②推至鼻唇沟中点处可触及一凹陷，按压有酸胀感处即为此穴。

按摩手法

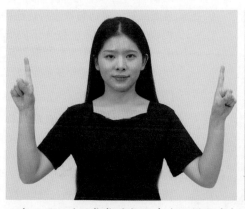

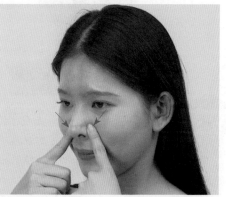

正坐，用双手示指指腹按压左右两侧迎香穴1~3分钟，每日2次。

承 泣

承，承接；泣，落泪。穴在目下，泣下则相承，故名。

【温馨提示】此穴不宜直接灸。

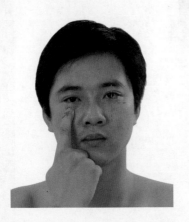

快速取穴

正坐或仰卧位。直视前方，此时瞳孔正下方眼球与眼眶下缘之间的眶骨边缘处即为此穴。

▶ **标准定位**

在面部，瞳孔直下，当眼球与眶下缘之间。

▶ **功效主治**

散风清热，明目止泪。针刺或按摩此穴可缓解眶下神经痛、面肌痉挛、面神经麻痹；经常按摩此穴，可治疗急慢性结膜炎、近视等眼部疾病。

▶ **穴位应用**

①面神经麻痹：左手推动眼球向上固定，右手持针沿眶下缘缓慢刺入患侧承泣穴0.5～1.0寸，不宜提插、捻转。每日1次。②近视：用示指按揉承泣、攒竹、睛明穴各3分钟，以局部酸胀为度。每日2次。

四 白

四，四方；白，光明。穴在目下，治眼病，改善视觉，明见四方，故名。

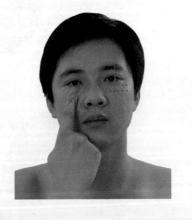

快速取穴

正坐或仰卧位。直视前方，瞳孔直下，沿眼眶骨向下约2厘米可触及一凹陷（眶下孔），按压有酸胀感处即为此穴。

▶ **标准定位**

在面部，瞳孔直下，当眶下孔凹陷处。

▶ **功效主治**

祛风明目，通经活络。针刺或按摩此穴，对三叉神经痛、面神经麻痹等面部神经疾病有特效；对近视、青光眼等眼部疾病也有一定的调理作用。此穴为眼科手术针麻常用穴之一，也是治疗胆道蛔虫的经验穴。

▶ **穴位应用**

①三叉神经痛：用针直刺或向外上方斜刺四白穴0.3～0.5寸，局部有酸胀感。每日1次。②近视：用中指轻轻点揉四白、睛明、攒竹穴各3分钟，以局部酸胀为度。每日2次。

巨 髎

巨，大；髎，骨空处。此穴位于颧骨与下颌骨间的较大凹陷处，故名。

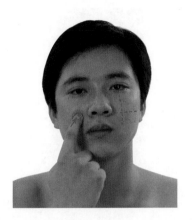

快速取穴

正坐或仰卧位。直视前方，沿瞳孔直下垂直线向下轻推，至与鼻翼下缘水平线的交点处，按之有凹陷处即为此穴。

▶ **标准定位**

在面部，瞳孔直下，平鼻翼下缘处，当鼻唇沟外侧。

▶ **功效主治**

清热熄风，明目退翳。针灸此穴可治疗面神经麻痹、面肌痉挛、三叉神经痛；坚持按摩此穴，对五官疾病等也有很好的疗效。

▶ **穴位应用**

①三叉神经痛：用针直刺巨髎穴0.5～0.8寸，以局部酸胀为度；或用艾条温和灸该穴5分钟，以局部温热、潮红为度。每日1次。②牙痛：用中指按揉巨髎、颊车、合谷穴各3分钟，以局部酸胀为度。每日2次。

常用穴位快速取穴法 第二章

31

头颈部穴位

上肢部穴位

下肢部穴位

胸腹部穴位

腰背部穴位

臀部穴位

地 仓

地，即下部；仓，为收藏粮食之处。此穴位于面之下部，口腔附近，且口腔为容纳水谷食物之所，故名。

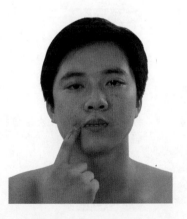

快速取穴

①正坐或仰卧位。直视前方，沿瞳孔直下垂直线向下轻推，至与口角水平线相交处，按压有酸胀感，即为此穴。②沿口角向外侧轻压，在距口角0.4寸左右，按压有酸胀感处即为此穴。

▶ **标准定位**

在面部，口角外侧，上直对瞳孔。

▶ **功效主治**

祛风止痛，舒筋活络。坚持针灸此穴，对面部疾病，如面神经麻痹、面肌痉挛、三叉神经痛等有一定的疗效；经常按摩此穴可治疗口角炎、小儿流涎等。

▶ **穴位应用**

①面神经麻痹：用针直刺地仓穴0.2寸，或用艾条温和灸该穴5分钟，以局部温热为度。每日1次。②小儿流涎：用示指点揉地仓穴3分钟。每日2次。

大 迎

大，大小之大；迎，迎接。该穴在大迎脉（面动脉）旁，故名。

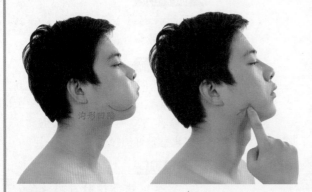

▶ 标准定位

在下颌角前方，咬肌附着部的前缘，当面动脉搏动处。

▶ 功效主治

祛风通络，消肿止痛。针灸或按摩此穴可治疗头面部疾病，如龋齿痛、眼睑痉挛、颈淋巴结结核、面神经麻痹、面肌痉挛、三叉神经痛等。

▶ 穴位应用

①龋齿痛：用中指点揉大迎穴3分钟，以局部酸胀为度。每日2次。
②三叉神经痛：用针直刺大迎穴0.3～0.5寸，以局部酸胀为度；或用艾条温和灸该穴10～15分钟，以局部温热为度。每日1次。

快速取穴　正坐或仰卧位。闭口鼓气，下颌角前下方即出现一沟形凹陷，此凹陷下端按之有搏动感处即为此穴。

颊 车

颊，颊部；车，指牙关。穴在颊部咬肌处，故名。

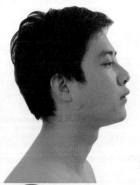
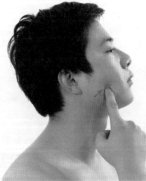

▶ 标准定位

在面颊部，下颌角前上方约1横指，当咀嚼时咬肌隆起按之凹陷处。

▶ 功效主治

祛风清热，开关通络。此穴对面神经麻痹、三叉神经痛有特效，坚持针灸此穴可缓解症状；经常在此穴刮痧或按摩，对冠周炎、下颌关节炎、腮腺炎也有一定的防治作用。

▶ 穴位应用

①面神经麻痹：用艾条温和灸该穴10分钟，以局部温热为度。每日1次。②冠周炎：用中指点按颊车穴3分钟，以局部酸胀为度。每日2次。

快速取穴　正坐或仰卧位。上下齿咬紧时，隆起的咬肌高点处，按之凹陷、有酸胀感处即为此穴。

下关

下，下方；关，关界，指颧弓。此穴位于颧弓之下缘，故名。

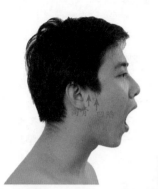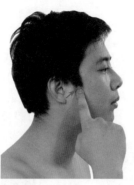

▶ 标准定位

在面部耳前方，当颧弓与下颌切迹所形成的凹陷中。

▶ 功效主治

消肿止痛，聪耳通络。针灸或按摩此穴能防治牙痛、下颌关节炎、面神经麻痹、三叉神经痛、腮腺炎、耳鸣耳聋、足跟痛等；长期按摩此穴还可辅助治疗高血压。

▶ 穴位应用

①下颌关节炎：用针直刺下关穴0.3寸，以局部酸胀为度。每日1次。②牙痛：用中指按揉下关、合谷穴各3分钟，以局部酸胀为度。每日2次。

快速取穴

正坐或仰卧位。由耳屏向前1横指可触及一高骨，其下方有一凹陷，若张口则该凹陷闭合并突起，按之酸胀，此凹陷处即为此穴。

头维

头，头部；维，额角。穴在头部额角，故名。

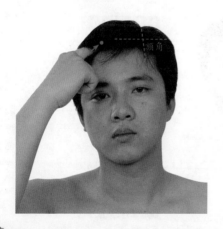

▶ 标准定位

在头侧部，当额角发际上0.5寸，头正中线旁4.5寸。

▶ 功效主治

清头明目，止痛镇痉。在此穴针灸、按摩或刮痧，对头痛如偏头痛、前额神经痛等有特效；坚持针灸此穴，对眼部疾病如结膜炎、视力减退等也有一定的调理作用；长期按摩此穴还可辅助治疗高血压。

▶ 穴位应用

①前额神经痛：用针平刺头维穴0.5寸，有局部胀痛感向周围扩散。每日1次。②偏头痛：用刮痧板点刮头维穴，至头部发热为度。隔日1次。

快速取穴

正坐或仰卧位。从额角向发际里轻推约1指宽，动嘴，可觉肌肉也会动之处即为此穴。

常用穴位快速取穴法 第二章

33

头颈部穴位

上肢部穴位

下肢部穴位

胸腹部穴位

腰背部穴位

臀部穴位

人 迎

人，人类；迎，迎接。穴在人迎脉旁，故名。

【温馨提示】此穴不宜灸。

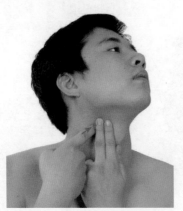

快速取穴

正坐或仰卧位。头微侧，从喉结往外侧2横指，可感胸锁乳突肌前缘颈部动脉搏动处即为此穴。

▶ **标准定位**

在颈部，喉结旁，当胸锁乳突肌的前缘，颈总动脉搏动处。

▶ **功效主治**

利咽散结，理气降逆。针刺或刮痧此穴，可治疗头痛、心脏神经官能症及呼吸系统疾病等；经常按摩此穴，对高血压、咽喉炎、甲状腺功能亢进、甲状腺肿大等有缓解作用。

▶ **穴位应用**

①头痛：避开颈总动脉用针直刺人迎穴0.3~0.8寸，局部有酸胀感，可向肩部发散。每日1次。②哮喘：用刮痧板点刮人迎、肺俞、肾俞穴，以局部发红或出痧为度。隔3日1次。

水 突

水，水谷饮食；突，通道。穴在食管旁，故名。

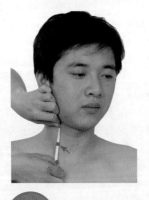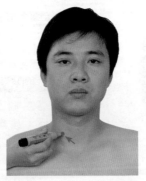

快速取穴

正坐或仰卧位。先确定人迎穴和气舍穴的位置，取一标明二等分的弹性皮筋，拉长皮筋，使其两端点分别对应人迎和气舍，皮筋的中点对应处（处于胸锁乳突肌的前缘），按压有酸痛感处即为此穴。

▶ **标准定位**

在颈部，胸锁乳突肌的前缘，当人迎与气舍连线的中点。

▶ **功效主治**

清热利咽，降逆平喘。针刺或按摩此穴，对缓解支气管炎、哮喘、喉头炎及声带疾病、咽炎、扁桃腺炎等有效；刮痧此穴还可治疗甲状腺肿大。

▶ **穴位应用**

①支气管炎：用针直刺水突穴0.3~0.5寸，局部有酸胀感，不宜深刺，以免伤及颈总动脉和颈外动脉分支。每日1次。②咽炎：按揉水突、少商、商阳穴各3分钟。每日2次。

气 舍

气，空气；舍，宅舍。穴在气管旁，犹如气之宅舍，故名。

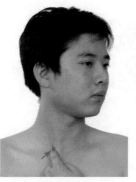

快速取穴

正坐或仰卧位。用力侧转头，可见颈部明显隆起的胸锁乳突肌，在胸锁乳突肌的胸骨头、锁骨头和锁骨根部围成的凹陷中，按压有痛感处即为此穴。

▶ 标准定位

在颈部，当锁骨内侧端的上缘，胸锁乳突肌的胸骨头与锁骨头之间。

▶ 功效主治

清咽利肺，理气散结。坚持针灸此穴，对咽炎、扁桃体炎、支气管炎、哮喘及甲状腺肿大等有较好疗效；经常按摩此穴可治疗落枕、颈椎病等；指压此穴对不停打嗝也非常有效。

▶ 穴位应用

①咽炎：用针直刺气舍穴0.3～0.5寸，局部有酸胀感，不宜深刺。每日1次。②支气管炎：用艾灸温和灸气舍、肺俞穴各5分钟，以局部温热为度。每日1次。

颧 髎

颧，颧部；髎，骨隙。穴在颧部骨隙中，故名。

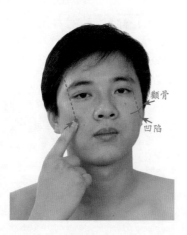

颧骨

凹陷

快速取穴

正坐或仰卧位。在面部，颧骨最高点下缘可触及一凹陷，按压有明显酸胀感处即为此穴。

▶ 标准定位

在面部，当目外眦直下，颧骨下缘凹陷处。

▶ 功效主治

祛风镇痉，清热消肿。针灸此穴可治疗面部疾病，如面神经麻痹、面肌痉挛、三叉神经痛等；按摩此穴可缓解鼻炎、鼻窦炎、牙痛等。

▶ 穴位应用

①面神经麻痹：用艾条温和灸颧髎、地仓、颊车穴各5分钟，以局部温热为度。每日1次。②牙痛：按揉颧髎、合谷穴各3分钟，以局部酸胀为度。

常用穴位快速取穴法 第二章

35

头颈部穴位

上肢部穴位

下肢部穴位

胸腹部穴位

腰背部穴位

臀部穴位

听 宫

耳司听，宫居中。穴在耳屏前中央，故名。

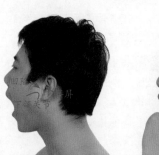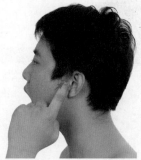

▶ 标准定位

在面部，耳屏前，下颌骨髁状突的后方，张口时呈凹陷处。

▶ 功效主治

聪耳开窍。此穴是治疗耳部疾病的特效穴，针灸此穴可治疗耳鸣、耳聋、中耳炎、外耳道炎等；按摩此穴还可调理失音症、聋哑等。

▶ 穴位应用

①耳聋：用艾条温和灸听宫、翳风穴各5～10分钟，以局部温热为度。每日1次。②失音症：点按听宫穴3分钟，以局部酸胀为度。每日2次。

快速取穴 侧坐位。微张口，在耳屏与下颌关节之间可触及一凹陷处即为此穴。

睛 明

此穴有使眼睛明亮的功效，故名。

【温馨提示】此穴不宜灸。

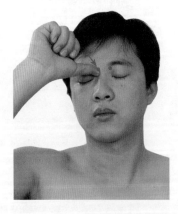

▶ 标准定位

在面部，目内眦角稍上方凹陷处。

▶ 功效主治

泻热明目，祛风通络。此穴是治疗眼部疾病的经验穴，针灸此穴可治疗近视眼、视神经炎、视神经萎缩、青光眼、夜盲等；按摩此穴还可有效缓解腰痛。

▶ 穴位应用

①小儿假性近视：按揉睛明、攒竹穴各3分钟，以局部酸胀为度。每日2次。②急性腰扭伤：按揉睛明穴3分钟，以局部酸胀为度，同时缓慢活动腰部，直至腰部恢复正常。

快速取穴 正坐位。合眼，手指置于内侧眼角稍上方，轻轻按压可感有一凹陷处即为此穴。

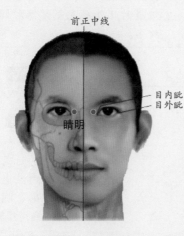

前正中线

目内眦
目外眦

睛明

常用穴位快速取穴法　第二章

37

头颈部穴位

上肢部穴位

下肢部穴位

胸腹部穴位

腰背部穴位

臀部穴位

睛

明

睛明穴位于面部，目内眦上方眶内侧壁凹陷中。

扫一扫，
精彩视频马上看！

取穴步骤

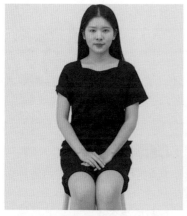

①正坐位，目视前方。

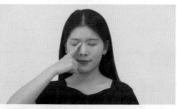

②手置于内侧眼角稍上方。

③按压有一凹陷处，且有酸胀感即为此穴。

按摩手法

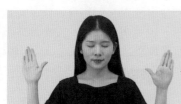

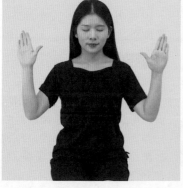

①正坐位，轻闭双眼，双手的手指朝上。

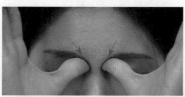

②拇指之间轻轻掐按睛明穴。

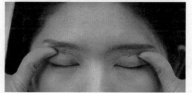

③然后在眼眶骨上轻轻刮揉，按揉1~3分钟，每日1次。

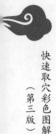

攒 竹

攒，聚集；竹，形容眉毛。穴居眉头，皱眉时此处眉毛簇聚，形如细竹攒集，故名。

CUAN ZHU (BL2)

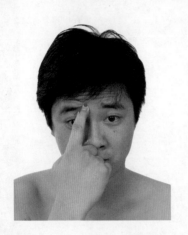

快速取穴

正坐或侧卧位。皱眉，可见眉毛内侧端有一隆起处即为此穴。

▶ **标准定位**

在面部，当眉头陷中，眶上切迹处。

▶ **功效主治**

清热明目，祛风通络。此穴主治眼部疾病，针灸或按摩此穴可改善近视、视力减退、急性结膜炎等；面神经麻痹、呃逆或腰背肌扭伤时，按揉此穴可缓解症状。

▶ **穴位应用**

①防治各种眼病：自我保健可用两手拇指端分别置于两侧攒竹穴，按揉30~50次。②呃逆、急性腰扭伤：按揉攒竹穴，以局部酸胀为度。呃逆者配合憋气半分钟；腰痛者配合缓慢活动腰部，直至腰部恢复正常。

眉 冲

眉，眉头；冲，直上。穴当眉头直上入发际处，故名。

MEI CHONG (BL3)

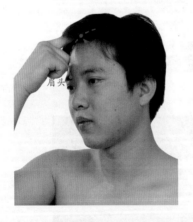

眉头

快速取穴

正坐或仰卧位。手指自眉头向上推，在入发际半横指，按压有痛感处即为此穴。

▶ **标准定位**

在头部，当攒竹直上入发际0.5寸，神庭与曲差连线之间。

▶ **功效主治**

散风清热，镇痉宁神。经常针灸或按摩此穴，对头痛、眩晕、癫痫有一定的防治作用；按摩此穴还可缓解鼻塞。

▶ **穴位应用**

①眩晕：用针平刺眉冲穴0.3~0.5寸，以局部酸痛为度。每日1次。②头痛：用艾条温和灸眉冲、百会穴各5分钟，以局部温热为度。每日1次。③鼻塞：按揉眉冲、迎香、合谷穴各5分钟，以局部酸胀为度。

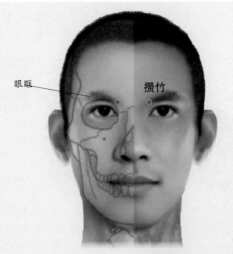

眼眶

攒竹

攒竹

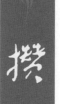

扫一扫，
精彩视频马上看！

攒竹穴位于头部，眉头凹陷中，
框上切迹处。

常用穴位快速取穴法 第二章

39

头颈部穴位

上肢部穴位

下肢部穴位

胸腹部穴位

腰背部穴位

臀部穴位

取穴步骤

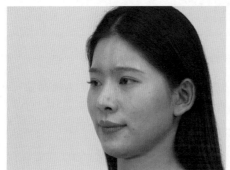

①正坐位，目视前方。

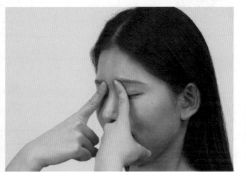

②在眉毛内侧端有一隆起处，按压有酸胀感
即为此穴。

按摩手法

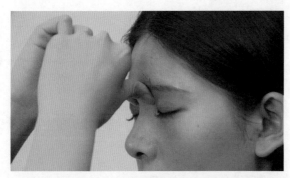

正坐，闭上双眼，双手拇指指腹轻轻按揉两侧攒竹穴
30~50次。

曲 差

曲，弯曲；差，不齐。本经脉气至此穴弯曲而向后，表现为参差不齐，故名。

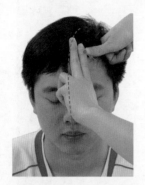
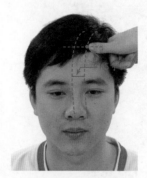

快速取穴

正坐或仰卧位。从前发际正中直上半横指，再旁开2横指，适对鼻侧直上，按压有痛感处即为此穴。

▶ **标准定位**

在头部，当前发际正中直上0.5寸，旁开1.5寸，即神庭与头维连线的内1/3与中1/3交点处。

▶ **功效主治**

清热明目，安神利窍。在此穴刮痧可缓解头痛、眩晕等情况；针灸此穴可改善癫痫、三叉神经痛等；经常按摩此穴还可治疗鼻炎、鼻窦炎、眼睑痉挛、结膜炎等。

▶ **穴位应用**

①头痛、眩晕：用刮痧板点刮曲差、百会穴，以局部发红或出痧为度。隔日1次。②三叉神经痛：用艾条温和灸曲差穴5分钟，以局部温热为度。每日1次。

五 处

处，居处、部位。从此穴起至玉枕共五穴，故名。

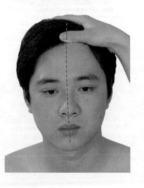
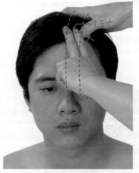

快速取穴

正坐或仰卧位。从前发际正中直上1横指，再旁开2横指，适对鼻侧直上，按压有痛感处即为此穴。

▶ **标准定位**

在头部，当前发际正中直上1寸，旁开1.5寸。

▶ **功效主治**

清热散风，明目镇痉。按摩此穴可缓解头痛、面神经麻痹、三叉神经痛、小儿惊厥等；针灸此穴还能治疗视力减退、鼻出血、鼻炎、鼻息肉、感冒等。

▶ **穴位应用**

①小儿惊厥：指摩五处穴至症状缓解，以局部酸胀为度。②头痛：按揉五处、合谷、太冲穴各5分钟，以局部酸胀为度。每日1~2次。

承 光

承，承受；光，阳光。穴居头顶部，为承受阳光之处，故名。

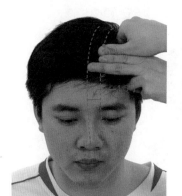

▶ 标准定位

在头部，当前发际正中直上2.5寸，旁开1.5寸。

▶ 功效主治

清热明目，安神利窍。针灸或按摩此穴，对头痛、眩晕、癫痫、三叉神经痛等有较好的疗效；坚持针灸此穴还可治疗鼻炎、鼻窦炎、眼睑痉挛、结膜炎。

▶ 穴位应用

①头痛：按揉承光、百会穴各3分钟，以局部酸胀为度。每日1~2次。
②眼睑痉挛：用艾灸温和灸承光、五处、攒竹、太阳穴各5~10分钟，以局部温热为度。每日1次。

快速取穴

①正坐或仰卧位。从鼻侧直上入前发际3横指即为此穴。②正坐或仰卧位。从前发际正中直上3横指，再旁开2横指，按压有痛感处即为此穴。

通 天

通，通达；天，指高位。穴在足太阳膀胱经最高处，故名。

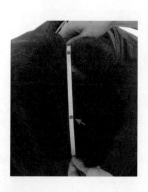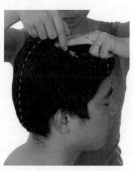

▶ 标准定位

在头部，当前发际正中直上4寸，旁开1.5寸。

▶ 功效主治

清热祛风，通利鼻窍。此穴主治头面五官及脑部疾病，针灸或按摩此穴，对脑血管病后遗症、头痛、面神经麻痹、鼻炎、鼻窦炎等有较好疗效。

▶ 穴位应用

①头痛、鼻炎：用艾条温和灸通天穴5~10分钟，以局部温热为度。每日1次，头痛配百会穴，鼻炎配迎香、合谷穴。②脑血管病后遗症：按揉通天、百会、合谷、涌泉穴各3分钟，以局部酸胀为度。每日2次。

快速取穴

正坐位。取一标明三等分的弹性皮筋，拉长皮筋，使其两端点分别对应前后发际起点，从前发际方向往后1/3点处旁开2横指，按压有痛感处即为此穴。

络 却

络，联络；却，返回。本经脉气由此穴入里联络于脑，然后又返回体表，故名。

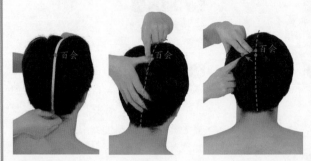

快速取穴

正坐位。取一标明二等分的弹性皮筋，拉长皮筋，使其两端点分别对应前后发际起点，从中点（即百会）往前发际方向半横指，再旁开2横指，按压有痛感处即为此穴。

▶ 标准定位

在头部，当前发际正中直上5.5寸，旁开1.5寸。

▶ 功效主治

清热安神，平肝熄风。此穴主治神经精神系统疾病，针灸或按摩此穴可治疗头痛、眩晕、面神经麻痹、精神病、抑郁症等。

▶ 穴位应用

①头痛、眩晕：用针平刺络却穴0.3寸，以局部酸痛为度；或用艾条温和灸络却、风池、太冲穴各5分钟，以局部温热为度。每日1次。②近视：按揉络却、睛明、攒竹穴各5分钟，以局部酸胀为度。每日2次。

玉 枕

枕骨，古名"玉枕骨"，穴居其上，故名。

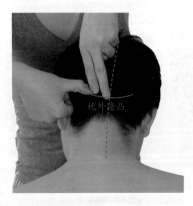

快速取穴

正坐位。沿后发际正中向上轻推至触及枕骨，由此旁开2横指，在骨性隆起（枕外隆凸）的外上缘可及一凹陷处即为此穴。

▶ 标准定位

在后头部，当后发际正中直上2.5寸，旁开1.5寸，平枕外隆凸上缘的凹陷处。

▶ 功效主治

清热明目，通经活络。此穴善治神经系统及五官疾病，针灸此穴可缓解枕神经痛、视神经炎、嗅觉减退、青光眼、近视、鼻炎、口疮等。

▶ 穴位应用

①枕神经痛：用艾条温和灸玉枕、风府、大椎穴各5分钟，以局部温热为度。每日1次。②近视：按揉玉枕、睛明、攒竹、四白穴各3分钟，以局部酸胀为度。每日2次。

头颈部穴位

上肢部穴位

下肢部穴位

胸腹部穴位

腰背部穴位

臀部穴位

足太阳膀胱经

天 柱

天，头部；柱，柱子。喻项肌隆起如擎天之柱一般，穴居其上，故名。

TIAN ZHU
（BL10）

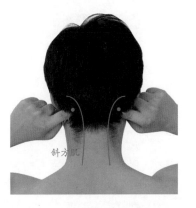

斜方肌

快速取穴

正坐位。低头，触摸颈后部，有两条大筋（斜方肌），在该大筋外侧缘、后发际缘可触及一凹陷处，相当于从后发际正中旁开2横指按压有酸胀感处即为此穴。

▶ **标准定位**

在项部，斜方肌外缘之后发际凹陷中，约当后发际正中旁开1.5寸。

▶ **功效主治**

清头明目，强筋壮骨。坚持按摩此穴，可减轻头痛、癔症、神经衰弱、失眠等症状；针灸此穴可治疗慢性鼻炎、鼻出血、咽喉炎、颈椎病、腰扭伤、感冒等。

▶ **穴位应用**

①后头痛：按揉天柱、风池、大椎穴各3分钟，以局部酸胀为度。每日2次。②颈椎病、落枕：用刮痧板点刮天柱、大椎、风池、后溪穴，以局部发红或出痧为度。

手少阳三焦经

翳 风

翳，遮蔽；风，风邪。穴在耳垂后方，为遮蔽风邪之处，故名。

YIFENG
（TE17）

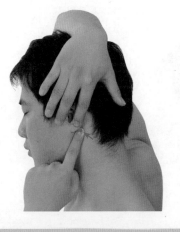

快速取穴

正坐或侧伏坐位。将耳垂向后按，正对耳垂的边缘，按压有凹陷处（张口时凹陷更明显）即为此穴。

▶ **标准定位**

在耳垂后方，当乳突与下颌角之间的凹陷处。

▶ **功效主治**

聪耳通窍，散风泄热；坚持按摩此穴，对耳聋耳鸣、头痛、牙痛、腮腺炎有很好的疗效；针灸此穴可治疗腮腺炎、下颌关节炎、面神经麻痹、面肌痉挛等。

▶ **穴位应用**

①耳鸣耳聋：按揉翳风、听宫、中渚、太溪穴各5分钟，以局部酸胀为度。每日2次。②面神经麻痹：用艾条温和灸翳风、太阳、合谷穴各5分钟，以局部温热为度。每日1次。

瘛 脉

瘛，抽搐；脉，络脉。穴在耳后络脉处，又主小儿惊痫抽搐诸症，故名。

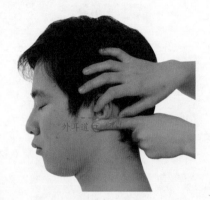

外耳道

快速取穴 正坐或侧伏坐位。耳后发际与外耳道口平齐处即为此穴。

▶ **标准定位**

在头部，耳后乳突中央，当角孙至翳风之间，沿耳轮连线的中、下1/3的交点处。

▶ **功效主治**

熄风解痉，活络通窍。坚持针灸此穴，对耳聋耳鸣、视物不清有一定疗效；按摩此穴可缓解小儿惊痫抽搐；在此穴刮痧还可减轻偏头痛。

▶ **穴位应用**

①耳聋耳鸣：用艾条温和灸瘛脉、听宫、中渚穴各5~10分钟，以局部温热为度。每日1次。②小儿惊痫：按揉瘛脉、长强、太冲穴各5分钟，以局部酸胀为度。每日1次。

颅 息

颅，头颅；息，安宁。穴在头颅部，可安脑宁神，故名。

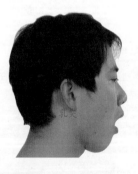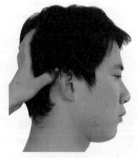

快速取穴 正坐或侧伏坐位。可见耳后有一凸起高骨，即耳后乳突，在其前上缘，按压有酸痛感处即为此穴。

▶ **标准定位**

在头部，当角孙至翳风之间，沿耳轮连线的上、中1/3的交点处。

▶ **功效主治**

通窍聪耳，泄热镇惊。此穴善治头面部疾病，针灸此穴可缓解耳鸣耳聋、中耳炎、头痛等症状；按摩此穴还可改善小儿惊风、哮喘、身热、胁肋痛等。

▶ **穴位应用**

①耳聋耳鸣：用针平刺颅息穴0.3~0.5寸，局部有酸胀感。每日1次。②偏头痛：用艾条温和灸颅息、风池、太阳穴各5分钟，以局部温热为度。每日1次。

角孙

角，耳上角；孙，孙络。穴在耳上角对应处，布有孙络，故名。

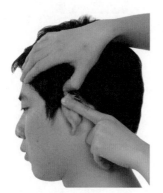

▶ **标准定位**

在头部，折耳郭向前，当耳尖直上入发际处。

▶ **功效主治**

清热消肿，散风止痛。针灸此穴可治疗头痛项强、腮腺炎、牙龈炎、视神经炎、眼部疾病等；按摩此穴可明显缓解眩晕症状。

▶ **穴位应用**

①头痛：用艾灸温和灸角孙、太阳、风池穴各5~10分钟，以局部温热为度。每日1次。②眩晕：按揉角孙、风池、足临泣穴各3分钟，以局部酸胀为度。每日2次。

快速取穴

正坐或侧伏坐位。将耳翼向前方折曲，当耳翼尖所指之发际，张口时有一凹陷处即为此穴。

耳门

穴当耳前，犹如门户，故名。

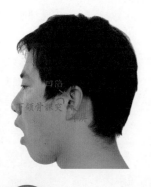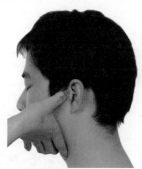

▶ **标准定位**

在面部，当耳屏上切迹的前方，张口有凹陷处。

▶ **功效主治**

开窍聪耳，泻热活络。此穴是治疗耳部疾病的经验穴，针刺此穴可改善耳聋耳鸣、中耳炎、牙痛、下颌关节炎、口周肌肉痉挛等。

▶ **穴位应用**

①耳鸣耳聋：按揉耳门、听宫、翳风穴各3分钟，以局部酸胀为度。每日2次。②下颌关节炎：用艾条温和灸耳门、下关、合谷穴各5~10分钟，以局部温热为度。每日1次。

快速取穴

正坐或侧伏坐位。手指置于耳屏上方、下颌骨髁状突后缘，轻轻按压有一浅凹处，张口时浅凹更明显即为此穴。

常用穴位快速取穴法 第二章

45

头颈部穴位

上肢部穴位

下肢部穴位

胸腹部穴位

腰背部穴位

臀部穴位

丝竹空

丝竹，形容眉毛；空，孔穴。穴在眉梢之旁的孔穴处，故名。

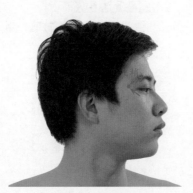

▶ 标准定位
在面部，当眉梢凹陷处。

▶ 功效主治
疏风，明目。经常按摩此穴可治疗眼部及头部疾病，如头痛、头晕、目眩、目赤疼痛等；坚持针灸此穴可缓解颜面神经麻痹、牙齿疼痛等。

▶ 穴位应用
①头痛：用针平刺丝竹空穴1.5寸，局部有酸痛感。每日1次。②目赤疼痛：按揉丝竹空、太阳、攒竹、合谷穴各3分钟，以局部酸胀为度。每日2次。③牙痛：用艾条温和灸丝竹空、下关、颊车、合谷穴各5分钟，以局部温热为度。每日1次。

快速取穴
正坐或侧卧位。手指沿眉毛走行从内向外后推，至眉梢处可触及一凹陷处，按压有酸胀感，即为此穴。

瞳子髎

瞳子，即瞳孔；髎，骨隙。穴在外眼角外方骨隙中，横对瞳孔，故名。

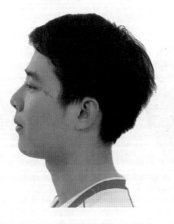

▶ 标准定位
在面部，目外眦旁，眼眶外侧缘处。闭眼，当外眼角纹头尽处。

▶ 功效主治
祛风，泻热，明目。此穴主治眼部疾病，经常按摩此穴，对结膜炎、角膜炎、近视有很好的保健作用；针灸此穴还可治疗头痛、面神经麻痹、面肌痉挛、三叉神经痛等。

▶ 穴位应用
①小儿假性近视：点揉瞳子髎、睛明、太阳穴各3分钟，以局部酸胀为度。每日2次。②面神经麻痹：用艾条温和灸瞳子髎、地仓、颧髎穴各5分钟，以局部温热为度。每日1次。

快速取穴
正坐或侧卧位。目外眦旁，外眼角纹头尽处。

听会

听，听觉；会，聚会。穴在耳前，功司听闻，为耳部经气会聚之处，故名。

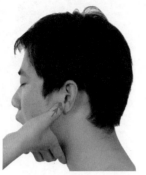

▶ 标准定位

在面部，当耳屏间切迹的前方，下颌骨髁状突的后缘，张口有凹陷处。

▶ 功效主治

开窍聪耳，通经活络。按摩此穴可缓解突发性耳聋、中耳炎、颞关节功能紊乱、腮腺炎、牙痛、咀嚼肌痉挛等；坚持针灸此穴，对面神经麻痹、脑血管后遗症也有一定的调理作用。

▶ 穴位应用

①中耳炎：用针直刺听会穴0.5寸，以局部酸胀为度。每日1次。②突发性耳聋：按揉听会、翳风、侠溪穴各3分钟，以局部酸胀为度。每日2次。

快速取穴

正坐或侧伏坐位。在耳前，手指置于耳屏下方，下颌骨髁状突后缘，按压有一浅凹处，张口时该浅凹深陷，即为此穴。

上关

位于耳前颧弓上缘正中，当牙关上方，与下关相对，故名。

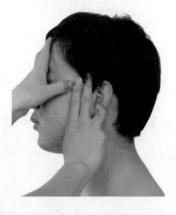

▶ 标准定位

在耳前，下关直上，当颧弓的上缘凹陷处。

▶ 功效主治

聪耳镇痉，散风活络。经常按摩此穴，对耳鸣耳聋、中耳炎、牙痛、下颌关节炎、颞颌关节功能紊乱有较好的疗效；针灸此穴可治疗面神经麻痹、面肌痉挛、偏头痛、眩晕等。

▶ 穴位应用

①上牙疼：按揉患侧上关穴3分钟，以局部酸胀为度。每日2次。②颞颌关节功能紊乱：按揉上关、下关、合谷穴各3分钟，以局部酸胀为度。每日2次。

快速取穴

正坐或侧伏坐位。在耳屏前2横指，耳前颧骨弓上侧可触及一凹陷，按压有酸痛感处即为此穴。

常用穴位快速取穴法 第二章

47

头颈部穴位

上肢部穴位

下肢部穴位

胸腹部穴位

腰背部穴位

臀部穴位

穴位特写

听会

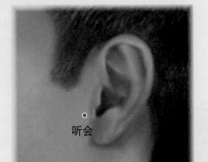

听会

听会穴位于面部，耳屏间切迹的前方，下颌骨髁状突后缘。

扫一扫，
精彩视频马上看！

取穴步骤

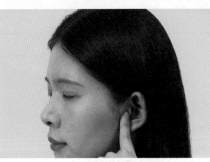

①正坐位，手放置于耳屏下方、下颌骨髁状突后缘。

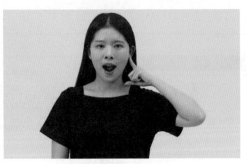

②按压有一凹陷处张口时凹陷更加明显，按压有酸胀感即为此穴。

按摩手法

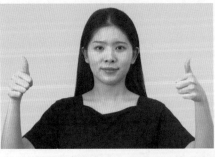

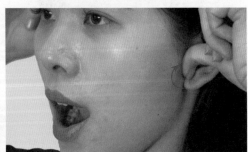

张口，用双手拇指指腹，稍用力按揉两侧听会穴3分钟。

颔 厌

颔，下颌；厌，顺从。穴在颞颥部，随咀嚼顺从下颌运动，故名。

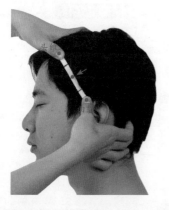

▶ 标准定位

在头部鬓发上，当头维与曲鬓弧形连线的上1/4与下3/4交点处。

▶ 功效主治

清热散风，通络止痛。针灸此穴可治疗神经系统疾病，如偏头痛、三叉神经痛、眩晕、癫痫、面神经麻痹等；耳鸣、结膜炎、牙痛时，按摩此穴也有一定的调理作用。

▶ 穴位应用

①眩晕：用针平刺颔厌穴0.5～0.8寸，以局部酸胀为度。每日1次。
②偏头痛：用艾条温和灸颔厌、角孙、中渚穴各5分钟，以局部温热为度。每日1次。

快速取穴

正坐或侧伏坐位。先确定头维穴和曲鬓穴的位置，取一标明四等分的弹性皮筋，拉长皮筋，使其两端点分别与头维和曲鬓对应，在该皮筋上1/4与下3/4交点对应处即为此穴。

悬 颅

悬，悬挂；颅，头颅。穴在颞部，如悬挂在头颅之两侧，故名。

▶ 标准定位

在头部鬓发上，当头维与曲鬓弧形连线的中点处。

▶ 功效主治

通络消肿，清热散风。此穴主治神经系统疾病，坚持按摩此穴可改善热病头痛、三叉神经痛等情况；针灸此穴可缓解神经衰弱、偏头痛等；在此穴刮痧，对牙痛、鼻炎、结膜炎、角膜炎也有较好的调理作用。

▶ 穴位应用

①热病头痛：按揉悬颅、曲池、合谷穴各3分钟，以局部酸胀为度。每日2次。②牙痛：用刮痧板点刮悬颅、合谷穴，以局部发红或出痧为度。

快速取穴

正坐或侧伏坐位。先确定头维穴和曲鬓穴的位置，取一标明二等分的弹性皮筋，拉长皮筋，使其两端点分别与头维和曲鬓对应，在该皮筋的中点对应处即为此穴。

常用穴位快速取穴法 第二章

49

头颈部穴位

上肢部穴位

下肢部穴位

胸腹部穴位

腰背部穴位

臀部穴位

悬 厘

悬，悬垂；厘，同"毛"，指头发。穴在颞颥部，位于悬垂的长发之中，故名。

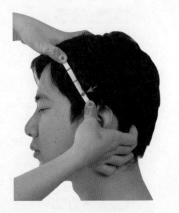

▶ 标准定位

在头部鬓发上，当头维与曲鬓弧形连线的上3/4与下1/4交点处。

▶ 功效主治

通络解表，清热散风。此穴主治神经系统及头面部疾病，针灸此穴可缓解神经衰弱、偏头痛、三叉神经痛等；经常按摩此穴也可治疗耳鸣、结膜炎、鼻炎、牙痛等。

▶ 穴位应用

①神经衰弱：用针平刺悬厘穴0.5～0.8寸，以局部酸胀为度。每日1次。②偏头痛：用艾条温和灸悬厘、率谷、外关穴各5分钟，以局部温热为度。每日1次。

快速取穴　正坐或侧伏坐位。先确定头维穴和曲鬓穴的位置，取一标明四等分的弹性皮筋，拉长皮筋，使其两端点分别与头维和曲鬓对应，在该皮筋上3/4与下1/4交点处即为此穴。

曲 鬓

曲，弯曲；鬓，鬓发。穴在耳上鬓发边际的弯曲处，故名。

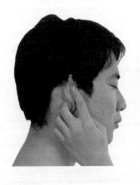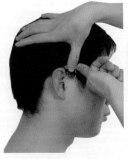

▶ 标准定位

在头部，当耳前鬓角发际后缘的垂线与耳尖水平线交点处。

▶ 功效主治

清热止痛，活络通窍。针灸此穴可改善三叉神经痛、偏头痛、面神经麻痹等症状；颞肌痉挛、牙痛时，按摩此穴可缓解症状。

▶ 穴位应用

①三叉神经痛：用针平刺曲鬓穴0.5～0.8寸，以局部酸胀为度。每日1次。②头痛：用艾条温和灸曲鬓、率谷、外关穴各5分钟，以局部温热为度。③颞肌痉挛：点按曲鬓、太阳、合谷穴各3分钟，以局部酸胀为度。

快速取穴　正坐或侧伏坐位。将耳翼向前方折曲，当耳翼尖所指之发际处是角孙，从角孙向前拇指1横指，在鬓发边上，按压有凹陷处即为此穴。

率谷

率，循也；谷，山谷。循发际向上按压，穴处四陷如山谷，故名。

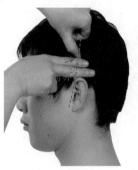

▶ 标准定位

在头部，当耳尖直上入发际1.5寸，角孙直上方。

▶ 功效主治

平肝熄风，通经活络。此穴主治神经系统疾病，经常按摩此穴可改善偏头痛、三叉神经痛、面神经麻痹、眩晕等症状；针灸此穴也可缓解顶骨部疼痛、胃炎、小儿高热惊厥等。

▶ 穴位应用

①三叉神经痛：用针平刺率谷穴0.5～0.8寸，局部酸胀感可扩散至颞侧头部。每日1次。②偏头痛：按揉率谷、角孙、风池、外关穴各3分钟，以局部酸胀为度。每日2次。

快速取穴

正坐或侧伏坐位。将耳翼向前方折曲，当耳翼尖所指之发际处是角孙，从角孙直上入发际约2横指处，按压有酸痛感，即为此穴。

天冲

天，此指头部；冲，冲出。穴在头部两侧，本经气血在此穴冲向巅顶，故名。

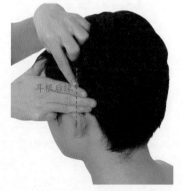

耳根后缘

▶ 标准定位

在头部，当耳根后缘直上入发际2寸，率谷后0.5寸处。

▶ 功效主治

祛风定惊，清热消肿。针灸此穴可改善头痛、癫痫等；牙龈炎、耳鸣耳聋时，按摩此穴有较好的疗效。

▶ 穴位应用

①头痛：用艾条温和灸天冲、风池穴各5分钟，以局部温热为度。每日1次。②癫痫：用针平刺天冲穴0.5～0.8寸，局部酸胀感可扩散至颞侧头部。每日1次。③耳鸣耳聋：按揉天冲、听宫、翳风、中渚穴各3分钟，以局部酸胀为度。每日2次。

快速取穴

正坐或侧伏坐位。从耳根后缘直上入发际3横指处，按压有酸痛感，即为此穴。

常用穴位快速取穴法　第二章

51

头颈部穴位

上肢部穴位

下肢部穴位

胸腹部穴位

腰背部穴位

臀部穴位

足少阳胆经

浮 白

浮，浮浅；白，光明。穴在体表浮浅部位，有清头明目之功，故名。

FUBAI
（GB10）

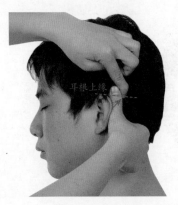

快速取穴

正坐或侧伏坐位。从耳根上缘向后入发际1横指，按压有凹陷处即为此穴。

▶ 标准定位

在头部，当耳后乳突的后上方，天冲至完骨的弧形连线的上1/3与下2/3交点处。

▶ 功效主治

散风止痛，理气散结。针灸此穴可减轻头痛、牙痛、耳鸣耳聋、甲状腺肿、支气管炎、扁桃体炎等症状；按摩此穴可改善脑血管病后遗症。

▶ 穴位应用

①耳鸣耳聋：用针平刺浮白穴0.5～0.8寸，以局部酸胀为度。每日1次。②头痛：用艾条温和灸浮白、率谷、外关穴各5分钟，以局部温热为度。每日1次。

足少阳胆经

头窍阴

窍，指五官七窍，穴在其后方，所以称阴，故名。

TOU
QIAOYIN
（GB11）

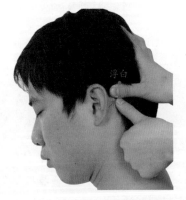

快速取穴

正坐或侧伏坐位。在耳后乳突的后上方，先确定浮白穴的位置，从浮白向后下1横指，按压有凹陷处即为此穴。

▶ 标准定位

在头部，当耳后乳突的后上方，天冲与完骨弧形连线的上2/3与下1/3交点处。

▶ 功效主治

平肝镇痛，开窍聪耳。此穴善治头面部疾病，针灸此穴可治疗头痛、三叉神经痛、脑膜炎、脑血管病等；经常按摩此穴，对神经性耳鸣、耳聋等有一定疗效。

▶ 穴位应用

①头痛：用艾条温和灸头窍阴穴各5分钟，以局部温热为度。每日1次。②神经性耳鸣：按揉头窍阴、听宫穴各3分钟，以局部酸胀为度。每日2次。

完 骨

完骨，耳后高骨，即颞骨乳突。穴在其后下方凹陷中，故名。

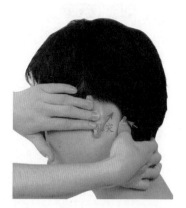

快速取穴
正坐或侧伏坐位。在耳后高骨（乳突）后下方可触及一凹陷，用力按压，有明显酸胀感处即为此穴。

▶ 标准定位
在头部，当耳后乳突的后下方凹陷处。

▶ 功效主治
通络宁神，祛风清热。针灸此穴可治疗头痛、失眠、癫痫、面神经麻痹、失语等；坚持按摩此穴，对腮腺炎、齿龈炎、中耳炎、扁桃体炎、牙痛等也有很好的缓解作用。

▶ 穴位应用
①面神经麻痹：用艾条温和灸完骨、翳风、地仓穴各5分钟，以局部温热为度。每日1次。②中耳炎：按揉完骨、听宫、中渚穴各3分钟，以局部酸胀为度。每日1次。

本 神

本，根本；神，神志。穴在神庭穴之旁，内为脑之所在，脑为元神之府，主神志，为人之根本，故名。

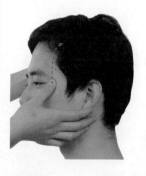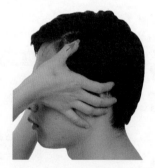

快速取穴
正坐或侧伏坐位。从外眼角直上入发际半横指，按压有酸痛感处即为此穴。

▶ 标准定位
在头部，当前发际上0.5寸，头正中线旁开3寸，神庭与头维连线的内2/3与外1/3的交点处。

▶ 功效主治
祛风定惊，安神止痛。此穴主治神经系统疾病，经常按摩此穴，对神经性头痛、眩晕、癫痫有很好的疗效；针灸此穴也可治疗脑卒中、脑血管病后遗症等。

▶ 穴位应用
①神经性头痛：按揉本神穴3分钟，以局部酸胀为度。每日2次。②失眠：用艾条温和灸本神、印堂穴各10分钟，以局部温热为度。每日1次。

阳白

阳，阴阳之阳；白，光明。头为阳，穴在头面部，有明目之功，故名。

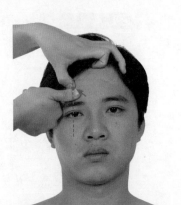

快速取穴　正坐或仰卧位。眼向前平视，自眉中（正对瞳孔）直上1横指处即为此穴。

▶ **标准定位**

在前额部，当瞳孔直上，眉上1寸。

▶ **功效主治**

清头明目，祛风泻热。针灸此穴可治疗眼科疾病；长期按摩此穴，对面神经麻痹、面肌痉挛、眶上神经痛也有改善作用。

▶ **穴位应用**

①目赤肿痛、视物昏花：用艾条温和灸阳白、太阳、睛明穴各5分钟，以局部温热为度。每日1次。②面神经麻痹：按揉阳白、颧髎、颊车、地仓、合谷穴各3分钟，以局部酸胀为度。每日1次。

头临泣

头，头部；临，调治；泣，流泪。穴在头部，可调治流泪等病，故名。

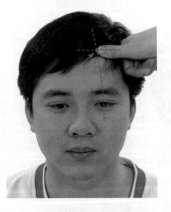

快速取穴　正坐或仰卧位。眼向前平视，自眉中（正对瞳孔）直上入前发际半横指处即为此穴。

▶ **标准定位**

在头部，当瞳孔直上入前发际0.5寸，神庭与头维连线的中点处。

▶ **功效主治**

明目，祛风，清神。此穴善治头面五官疾病，按摩此穴可改善头痛、目眩、目赤痛、流泪等症状；针灸此穴可治疗鼻塞、鼻窦炎、耳聋、近视、眶上神经痛等。

▶ **穴位应用**

①头痛：按揉头临泣、百会穴各3分钟，以局部酸胀为度。每日2次。②眶上视经痛：用艾条温和灸头临泣、阳白、攒竹穴各5分钟，以局部温热为度。每日1次。

目 窗

目，眼睛；窗，窗户。穴在眼的上方，犹如眼目之窗，故名。

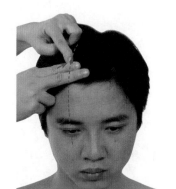

快速取穴

正坐或仰卧位。自眉中（正对瞳孔）直上入发际2横指，按压有酸胀感处即为此穴。

▶ 标准定位

在头部，当前发际上1.5寸，头正中线旁开2.25寸。

▶ 功效主治

明目开窍，祛风定惊。经常按摩此穴可减轻神经性头痛、眩晕等症状；结膜炎、视力减退、牙痛、感冒时，针灸此穴也有较好的疗效。

▶ 穴位应用

①头痛、眩晕：按揉目窗、关冲、风池穴各3分钟，以局部酸胀为度。每日2次。②视力减退：用艾条温和灸目窗、攒竹、四白、光明穴各5分钟，以局部温热为度。每日1次。

脑 空

脑，脑髓；空，空窍。穴在枕骨外侧，内通脑窍，主治脑病，故名。

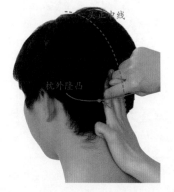

头正中线

枕外隆凸

快速取穴

正坐或俯卧位。从头正中线沿枕外隆凸（枕后最高骨）上缘向外3横指，稍外方可触及一凹陷处即为此穴。

▶ 标准定位

在头部，当枕外隆凸的上缘外侧，头正中线旁开2.25寸，平脑户。

▶ 功效主治

醒脑宁神，散风清热。艾灸此穴可减轻感冒、哮喘症状；坚持按摩此穴，对癫痫、精神病、头痛等也有缓解作用。此穴还可治疗耳鸣、鼻炎、鼻出血、心悸、肩颈部肌肉痉挛等。

▶ 穴位应用

①感冒：用艾条温和灸脑空、风池、大椎穴各5分钟，以局部温热为度。每日1次。②头痛：按揉脑空、风池、列缺穴各3分钟，以局部酸胀为度。每日2次。

头颈部穴位

上肢部穴位

下肢部穴位

胸腹部穴位

腰背部穴位

臀部穴位

风池

穴在项侧，凹陷如"池"，为风邪易侵之处，也是治疗风证的要穴，故名。

FENG CHI (GB20)

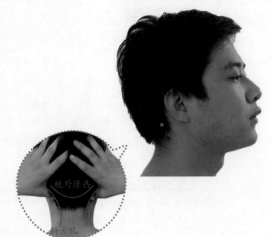

快速取穴

正坐或俯卧位。在后头骨下两条大筋外缘陷窝中，大致与耳垂齐平处，用力按压有酸胀、脑部沉重感，即为此穴。

▶ 标准定位

在项部，当枕骨之下，与风府相平，胸锁乳突肌与斜方肌上端之间的凹陷处。

▶ 功效主治

平肝熄风，祛风解毒，通利官窍。此穴为治疗眼、耳、口、鼻、脑、神志疾病，以及上肢疾病的常用要穴。经常按摩此穴，对预防感冒、脑卒中、高血压、头痛、脑动脉硬化、无脉症等具有良好的效果；坚持针灸此穴可治疗视神经萎缩、视物不清、鼻炎、耳聋、耳鸣、吞咽困难等；在此穴刮痧，对癫痫、失眠、落枕、肩周炎、中风后遗症、感冒也有一定的调理作用。

▶ 穴位应用

①预防感冒：用双手拇指分别按住风池穴，用力按压至稍感酸胀，并有发热感，每日坚持，就能收到很好的效果。②头痛：按揉风池、百会、合谷穴各3分钟，以局部酸胀为度。每日2次。③视物不清：用艾条温和灸风池、攒竹、光明穴各5分钟，以局部温热为度。每日1次。④落枕：用刮痧板点刮风池、天柱、大椎穴，以局部发红或出痧为度。

▶ 穴位应用举例

头痛
头痛为日常生活中最常见的症状之一，如精神紧张、用脑过度或神经系统疾病等都有可能发生头痛，这时您可以通过自我按摩以下几个简单的穴位来缓解疼痛。

1

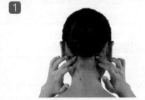

用两手中指分别按在同侧风池穴上，由轻到重按揉3分钟，每日2次。

2

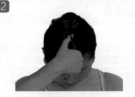

用拇指按揉百会穴3分钟，力度适中，每日2次。

3

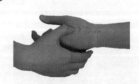

用一手拇指指尖放在另一手的合谷穴上，用力掐揉20次，双手交替进行。

天 突

天，天空；突，突出。穴在气管上段，喻为肺气上通于天的部位，故名。

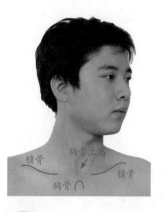
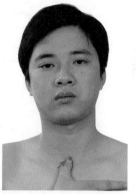

锁骨　胸骨上窝　锁骨　胸骨

▶ 标准定位

在颈部，当前正中线上，胸骨上窝中央。

▶ 功效主治

宣通肺气，消痰止咳。此穴主治呼吸系统疾病，针灸此穴可治疗暴暗、扁桃体炎、咳嗽、支气管哮喘、支气管炎等；经常按摩此穴，对甲状腺肿大、呃逆等也有一定的调理作用。

快速取穴

仰卧或仰靠坐位。由喉结直下可摸到一凹窝（即胸骨上窝），在此凹窝中央，按压有酸胀感处即为此穴。

▶ 穴位应用

①呃逆：按揉天突穴10次，配合憋气半分钟，若无效再按压1次。②咽痛：用刮痧板点刮天突穴，以局部潮红或出痧为度。隔3日1次。

廉 泉

廉，同"隔"，潮水；泉，水泉。穴近舌下腺，与津液有关，又为"脉气所发"如泉处，故名。

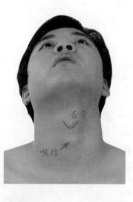
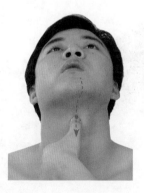

舌骨　喉结

▶ 标准定位

在颈部，当前正中线上，喉结上方，舌骨上缘凹陷处。

▶ 功效主治

利喉舒舌，消肿止痛。此穴主治舌部疾病，针灸此穴可缓解舌下肿痛、舌根缩急、暴暗、口舌生疮等；长期按摩此穴，对咽喉炎、中风失语、舌炎、声带麻痹等也有一定的疗效。

快速取穴

仰靠坐位。从下巴沿颈前正中线向下摸，在喉结上方可触及舌骨体，舌骨上缘中点的凹陷处即为此穴。

▶ 穴位应用

①舌根缩急：用艾条温和灸廉泉、太冲、阳陵泉、风池穴各5分钟，以局部温热为度。每日1次。②咽喉炎：按揉廉泉、少商、天突穴各3分钟，以局部酸胀为度。每日2次。

常用穴位快速取穴法　第二章

57

头颈部穴位

上肢部穴位

下肢部穴位

胸腹部穴位

腰背部穴位

臀部穴位

承 浆

承，承受；浆，水浆。以穴居下唇陷中，水浆入口，下唇相承，故名。

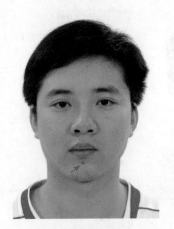

▶ 标准定位

在面部，当颏唇沟的正中凹陷处。

▶ 功效主治

疏风泻火，通利口齿。经常按摩此穴，对口腔疾病如齿痛、流涎、口舌生疮、暴喑、糖尿病口干等，有较好的调理作用；针灸此穴可治疗神经系统疾病，如癫痫、面瘫、神经痛、癔症性失语等。

▶ 穴位应用

①口舌生疮：按揉承浆、通里、合谷穴各3分钟，以局部酸胀为度。每日2次。②面瘫：用艾条温和灸承浆、地仓、颊车、合谷穴各5分钟，以局部温热为度。每日1次。

快速取穴

仰靠坐位。颏唇沟的正中，按压有凹陷处即为此穴。

大 椎

颈背部以第7颈椎棘突隆起最高，所以称为"大椎"。穴居其下，故名。

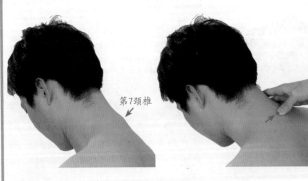

第7颈椎

▶ 标准定位

在后正中线上，第7颈椎棘突下凹陷中。

▶ 功效主治

清热解表，截疟止痫。在此穴拔罐可治疗感冒、发热、头痛、眩晕、咳嗽、气喘、风疹等；在此穴刮痧可缓解肩颈疼痛、落枕等。

▶ 穴位应用

①感冒：用气罐抽吸大椎、肺俞穴，留罐5分钟。隔2日1次。②落枕：用刮痧板点刮大椎、悬钟、落枕穴，以局部发红或出痧为度。③颈椎病：按揉大椎、天柱、后溪穴各3分钟，以局部酸胀为度。每日2次。

快速取穴

俯卧位或坐位。低头，可见颈背部交界处椎骨有一高突，并能随颈部左右摆动而转动者即是第7颈椎，其棘突下凹陷处即为此穴。

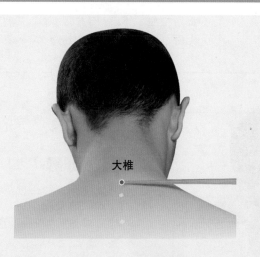

穴位特写

大椎

大椎

大椎穴位于脊柱区，后正中线上，第7颈椎棘突下凹陷中。

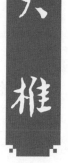

扫一扫，精彩视频马上看！

取穴步骤

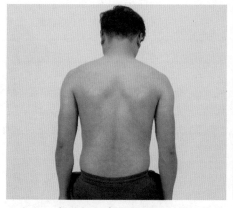

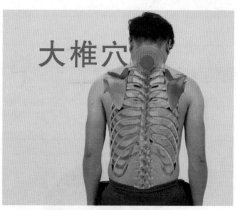

大椎穴

①坐位，在颈部与背部交界处、椎骨的最高点便是第7颈椎。

②在第7颈椎的下缘凹陷处即为此穴。

按摩手法

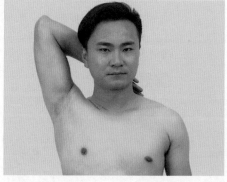

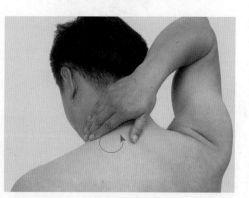

①手扶着颈部。

②用拇指指腹，环形按揉大椎穴1~3分钟。

第二章 常用穴位快速取穴法

59

头颈部穴位

上肢部穴位

下肢部穴位

胸腹部穴位

腰背部穴位

臀部穴位

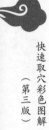

哑 门

哑，喑哑；门，门户。此穴深刺可以致哑，也可治哑，比喻为喑哑的门户，故名。

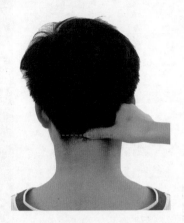

快速取穴

正坐低头或俯卧位。从后发际正中直上半横指，按压有酸胀感处即为此穴。

▶ **标准定位**

在项部，当后发际正中直上0.5寸，第1颈椎下。

▶ **功效主治**

散风熄风，开窍醒神。针灸此穴能有效改善舌强不语、暴喑、癫痫症状；按摩此穴还可治疗头痛、颈肌痉挛等。

▶ **穴位应用**

①中风失语：按揉哑门、风池、风府穴各3分钟，以局部酸胀为度。每日2次。②头痛：用艾条温和灸哑门、风池、百会穴各5分钟，以局部温热为度。③颈肌痉挛：用刮痧板点刮哑门、风府、天柱穴，以局部发红或出痧为度。隔2日1次。

风 府

风，风邪；府，处所。此穴为治风邪之处，故名。

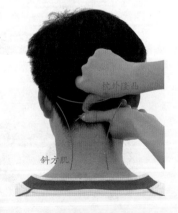

枕外隆凸

斜方肌

快速取穴

正坐低头或俯卧位。于枕部可摸到一突出的隆起（枕外隆凸），在该隆起下、后发际两条大筋（斜方肌）之间可触及一凹陷，按压有酸胀感处即为此穴。

▶ **标准定位**

在项部，当后发际正中直上1寸，枕外隆凸直下，两侧斜方肌之间凹陷中。

▶ **功效主治**

散风熄风，通关开窍。针灸此穴可改善中风、癫狂、神经性头痛、癔症等；在此穴刮痧能治疗感冒、眩晕、颈项强急等；坚持按摩此穴还可缓解舌急不语、咽喉肿痛、失音等。

▶ **穴位应用**

①神经性头痛：用艾条温和灸风府、风池穴各5分钟，以局部温热为度。每日1次。②颈项强急：用刮痧板点刮风府、天柱、大椎穴，以局部发红或出痧为度。隔2日1次。

脑　户

穴近枕骨大孔，为脑的门户，故名。

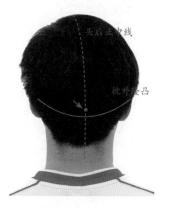

头后正中线

枕外隆凸

> **快速取穴**
> 正坐低头或俯卧位。在枕部可摸到一突出的隆起（枕外隆凸），在该隆起的上缘可触及一凹陷，按压有酸痛感处即为此穴。

▶ **标准定位**

在头部，后发际正中直上2.5寸，风府上1.5寸，枕外隆凸的上缘凹陷处。

▶ **功效主治**

醒神开窍，平肝熄风。此穴主治头面部疾病，针灸此穴可缓解头痛头重、面赤目黄等症状；经常按摩此穴，对减轻眩晕也有一定的疗效。

▶ **穴位应用**

①头重头痛：用艾条温和灸脑户、通天、百会穴各5～10分钟，以局部温热为度。每日1次。②眩晕：按揉脑户、百会、风池穴各3分钟，以局部酸胀为度。每日2次。

强　间

强，坚硬；间，中间。枕骨甚坚，穴当其中，故名。

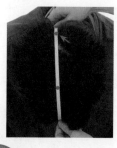

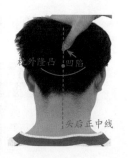

枕外隆凸　凹陷

头后正中线

> **快速取穴**
> ①正坐伏案低头或俯卧位。取一标有三等分的弹性皮筋，将皮筋的两头与前后发际正中点对齐拉紧，在皮筋靠后发际的1/3处，按压有酸痛感，即为此穴。②正坐伏案低头或俯卧位。在枕部可摸到一突出的隆起（枕外隆凸），在该隆起的上缘可触及一凹陷，从此凹陷沿正中线向上2横指，按压有酸痛感处即为此穴。

▶ **标准定位**

在头部，当后发际正中直上4寸（脑户上1.5寸）。

▶ **功效主治**

醒神宁心，平肝熄风。针灸此穴能够治疗头痛、目眩、颈项强直等；经常按摩此穴还可调理心烦、失眠等。

▶ **穴位应用**

①头痛、目眩：用艾条温和灸强间、后溪、至阴穴各5～10分钟，以局部温热为度。每日1次。②心烦、心痛：按揉强间、阴郄穴各3分钟，以局部酸胀为度。每日2次。

常用穴位快速取穴法　第二章

61

头颈部穴位

上肢部穴位

下肢部穴位

胸腹部穴位

腰背部穴位

臀部穴位

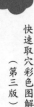

后 顶

穴在头顶，当百会穴之后，故名。

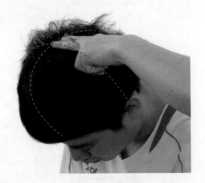

快速取穴

正坐或俯卧位。先确定头顶百会穴的位置，再由百会沿正中线向后2横指处即为此穴。

▶ **标准定位**

在头部，当后发际正中直上5.5寸（脑户上3寸）。

▶ **功效主治**

醒脑安神，熄风止痉。针灸此穴可缓解眩晕、偏头痛、癫痫、神经性头痛等；按摩此穴对颈项肌肉痉挛也有很好疗效。

▶ **穴位应用**

①眩晕：用艾条温和灸后顶、百会、风池穴各5分钟，以局部温热为度。每日1次。②颈项肌肉痉挛：按揉后顶、风府、天柱穴各3分钟，以局部酸胀为度。每日2次。

百 会

穴在头顶，为一身之宗，百神所会，故名。

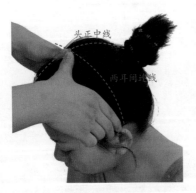

头正中线

两耳间连线

快速取穴

正坐或仰卧位。取两耳尖连线与头正中线相交处，按压有凹陷处，即为此穴。

▶ **标准定位**

在头部，当前发际正中直上5寸，或两耳尖连线的中点处。

▶ **功效主治**

熄风醒脑，升阳固脱。在此穴刮痧可改善眩晕、失眠、健忘、神经衰弱、高血压、头痛、癫痫等情况；经常按摩或针灸此穴，还可缓解脱肛、内脏下垂、腹泻等。

▶ **穴位应用**

①头痛：用刮痧板点刮百会、曲池、合谷穴，以局部发红或出痧为度。②小儿脱肛：用艾条温和灸百会、大肠俞穴各5分钟，以局部温热为度。每日1次。

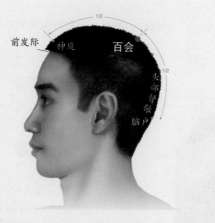

前发际　神庭　百会
1/2
头部督脉
脑户
1/2

百会

百会穴位于人体的最高点，即头部前发际正中直上5寸处。

扫一扫，
精彩视频马上看！

头颈部穴位

上肢部穴位

下肢部穴位

胸腹部穴位

腰背部穴位

臀部穴位

取穴步骤

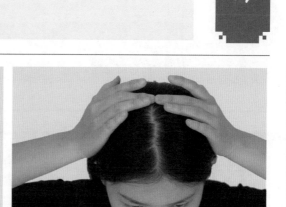

①坐位，用大小鱼际交点对准耳尖。

②两手中指向上直至触碰在头部两耳尖连线的中点按压有凹陷处即为此穴。

按摩手法

● 方法一

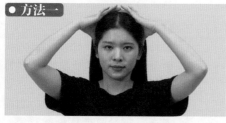

①坐位，用双手的拇指抵在耳尖处，其余四指朝上触摸头部。

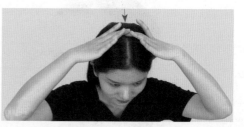

②将双手中指相交叠，稍用力按揉百会穴1~3分钟。

● 方法二

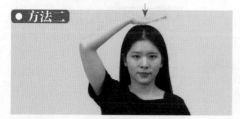

手掌并拢，掌心朝向头部，轻轻拍打百会穴20次。

前 顶

穴在头顶部，当百会穴之前，故名。

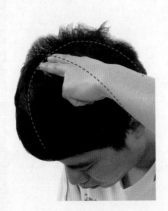

快速取穴

正坐或俯卧位。先确定头顶百会穴的位置，再自百会向前2横指处即为此穴。

▶ **标准定位**

在头部，当前发际正中直上3.5寸（百会前1.5寸）。

▶ **功效主治**

熄风醒脑，宁神镇静。针灸此穴可明显改善头晕、目眩、头顶痛等症状；在此穴刮痧可减轻目赤、鼻炎、水肿等情况；坚持按摩此穴还可治疗小儿惊风、高血压、脑血管病后遗症等。

▶ **穴位应用**

①头顶痛：用艾条温和灸前顶、百会穴各5～10分钟，以局部温热为度。每日1次。②目赤：按揉前顶、攒竹、太阳穴各3分钟，以局部酸胀为度。每日2次。

囟 会

囟，颅囟；会，会合。穴当前囟（额囟）所在处，故名。

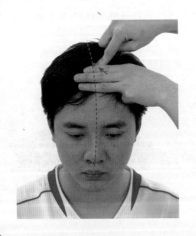

快速取穴

正坐或仰卧位。从前发际正中直上3横指处即为此穴。

▶ **标准定位**

在头部，当前发际正中直上2寸（百会前3寸）。

▶ **功效主治**

安神醒脑，清热消肿。此穴主治头面部疾病，针灸此穴对头晕目眩、头皮肿痛、鼻炎有较好的疗效；经常按摩此穴可改善惊悸、嗜睡、高血压、神经官能症、额窦炎、记忆力减退等。

▶ **穴位应用**

①头皮肿痛：用艾条温和灸囟会、百会穴各5分钟，以局部温热为度。每日2次。②高血压：按揉囟会、曲池、太冲穴各3分钟，以局部酸胀为度。每日2次。

上 星

星者，人之七窍。穴居面部七窍之上方，故名。

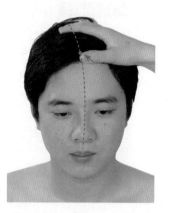

快速取穴

正坐或仰卧位。从前发际正中直上1横指处即为此穴。

▶ 标准定位

在头部，当前发际正中直上1寸。

▶ 功效主治

熄风清热，宁神通鼻。此穴善治神经系统疾病，针灸此穴可缓解眩晕、头痛、前额神经痛等症状；经常按摩此穴可改善五官疾病，如目赤肿痛、鼻炎、鼻出血、额窦炎等；在此穴刮痧，对热病汗不出也有一定的作用。

▶ 穴位应用

①鼻出血：按揉上星穴5分钟，以局部酸胀为度。待血止后再按摩3~4分钟。②前额头痛：用艾灸温和灸上星、百会、攒竹穴各5分钟，以局部温热为度。每日1次。

常用穴位快速取穴法 第二章

65

头颈部穴位

上肢部穴位

下肢部穴位

胸腹部穴位

腰背部穴位

臀部穴位

神 庭

庭，府前广场。脑为元神之府，面为神之庭，穴居其上，故名。

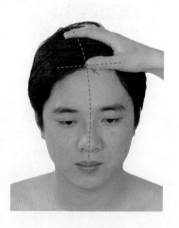

快速取穴

正坐或仰卧位。从前发际正中直上1横指，拇指指甲中点处即为此穴。

▶ 标准定位

在头部，当前发际正中直上0.5寸。

▶ 功效主治

宁神醒脑，降逆平喘。经常按摩此穴可缓解头晕目眩、鼻渊、鼻炎、流泪、目赤肿痛、夜盲等症状；针灸此穴可改善癫痫、惊悸、失眠、泪囊炎、结膜炎；在此穴刮痧还可治疗神经官能症、记忆力减退、精神分裂症等。

▶ 穴位应用

①头晕目眩：按揉神庭、百会穴各3分钟，以局部酸胀为度。每日2次。②失眠：用艾条温和灸神庭、神门、百会穴各5分钟，以局部温热为度。每日1次。

素 髎

素，鼻茎；髎，骨缝。穴在鼻茎下端的骨隙中，故名。

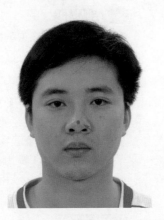

快速取穴

正坐或仰卧位。在面部鼻尖的正中央（最高点处）即为此穴。

▶ **标准定位**

在面部，当鼻尖的正中央。

▶ **功效主治**

除湿降浊。此穴主治鼻部及神经精神系统疾病，针灸此穴可改善鼻塞、鼻流清涕、鼻出血、鼻炎等症状；惊厥、昏迷时，按压此穴有一定的急救作用。

▶ **穴位应用**

①鼻塞、流涕：用艾条温和灸素髎、迎香、大椎穴各3～5分钟，以局部温热为度。每日1次。②昏迷：按压素髎、水沟、十宣穴，直至苏醒为止，无效者立即就医。

水 沟

水，水面；沟，沟渠。穴在人中沟中；人中沟形似水沟，故名。又名人中。

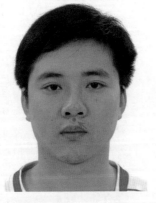

快速取穴

仰靠坐或仰卧位。面部人中沟上1/3处，用力按压有酸胀感处即为此穴。

▶ **标准定位**

在面部，当人中沟的上1/3与中1/3交点处。

▶ **功效主治**

醒神开窍，清热熄风。此穴为治疗神经精神系统疾病的特效穴，按压此穴可用于急救，如昏迷、晕厥等；针灸此穴对小儿惊风、心腹绞痛、癫痫、精神分裂症、低血压有较好疗效；急性腰扭伤时，按揉此穴可明显缓解疼痛。

▶ **穴位应用**

①昏迷急救：按压水沟（即人中）穴至苏醒为止，无效者立即就医。
②癫痫：用艾条温和灸水沟、丰隆穴各5分钟，以局部温热为度。每日1次。

印堂

古代星相家把前额部两眉头之间称为"印堂"，此穴位在前正中线上，两眉头连线的中点处，故名。

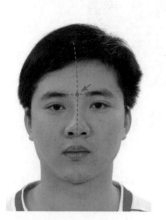

▶ **标准定位**

在额部，当两眉头之中间。

▶ **功效主治**

清头明目，通鼻开窍。针灸此穴可改善神经系统疾病，如三叉神经痛、头痛、头晕、癫痫等；按摩此穴还可缓解鼻炎、目赤肿痛、高血压等。

▶ **穴位应用**

①头痛、高血压：用拇、示指向外提捏印堂穴81次。每日1次。②鼻炎：按揉印堂、迎香、列缺、合谷穴各3分钟，以局部酸胀为度。每日2次。

快速取穴 坐位或仰卧位。两眉头连线的中点处即为此穴。

常用穴位快速取穴法 第二章

67

头颈部穴位

上肢部穴位

下肢部穴位

胸腹部穴位

腰背部穴位

臀部穴位

四神聪

神，神志；聪，聪明。因此穴处于百会前、后、左、右4个方向，具有健脑聪神之功，故名。

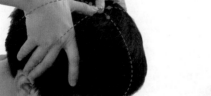

▶ **标准定位**

在头顶部，当百会前后左右各1寸，共4穴。

▶ **功效主治**

镇静安神，清头明目，醒脑开窍。针灸此穴可缓解神经精神系统疾病，如头痛、眩晕、失眠、健忘等；经常按摩此穴，对癫痫、精神病、脑血管病后遗症、大脑发育不全等也有一定的保健作用。

▶ **穴位应用**

①眩晕：用艾条温和灸四神聪、百会穴各5分钟，以局部温热为度。每日1次。②癫痫：按揉四神聪穴3分钟，以局部酸胀为度。每日2次。

快速取穴 正坐或俯卧位。先确定百会穴的位置，再自百会向前后左右各1横指处即为此穴。

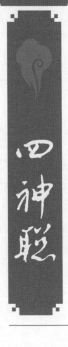

穴位特写

四神聪

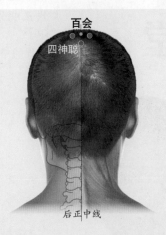

百会

四神聪

后正中线

四神聪位于头顶部，百会穴前后左右各1寸处，共有4穴。

扫一扫，
精彩视频马上看！

取穴步骤

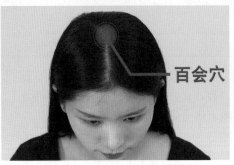

百会穴

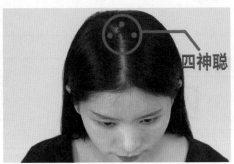

四神聪

正坐位，在百会穴前后左右旁各1寸的位置处即为此穴。

按摩手法

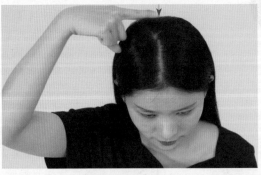

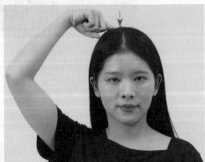

示指稍用力地按揉四神聪前后左右4个点，各5分钟即可。

当阳

此穴位处头顶太阳直射之处，故名。

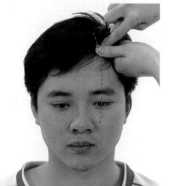

快速取穴

正坐或仰卧位。直视前方，沿过瞳孔垂直线从前发际向上1横指处即为此穴。

▶ **标准定位**

在头前部，当瞳孔直上，前发际上1寸。

▶ **功效主治**

疏风通络，清头明目。坚持针灸此穴可治疗偏、正头痛，神经性头痛，眩晕等；经常按摩此穴也可改善目赤肿痛、鼻炎等症状。

▶ **穴位应用**

①头痛：用艾条温和灸当阳、百会、风池穴各5～10分钟，以局部温热为度。每日1次。②鼻炎：按揉当阳、迎香、印堂穴各3分钟，以局部酸胀为度。每日2次。

鱼腰

人之眉毛状如鱼形，穴在其中央腰部，故名。

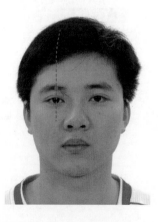

快速取穴

正坐或仰卧位。直视前方，从瞳孔直上眉毛中即为此穴。

▶ **标准定位**

在额部，瞳孔直上，眉毛中。

▶ **功效主治**

镇惊安神，疏风通络。此穴主治眼部疾病，坚持按摩此穴可改善目赤肿痛、眼睑下垂、近视、急性结膜炎等；针灸此穴可缓解面神经麻痹、三叉神经痛。

▶ **穴位应用**

①近视：按揉鱼腰、四白、睛明、太阳穴各3分钟，以局部酸胀为度。每日2次。②三叉神经痛：用艾条温和灸鱼腰、太阳穴各5～10分钟，以局部温热为度。每日1次。

常用穴位快速取穴法　第二章

69

头颈部穴位

上肢部穴位

下肢部穴位

胸腹部穴位

腰背部穴位

臀部穴位

太阳

太，高、极；阳，阴阳之阳。头颞部之微凹处，俗称太阳穴，穴居其上，故名。

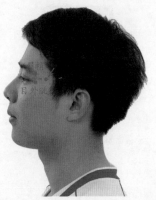

快速取穴

正坐或仰卧位。从目外眦与眉梢连线向后外1横指，可感水平正对的目外眦与眉梢连线可点处有一凹陷，用力按压有明显酸胀感，即为此穴。

▶ **标准定位**

在颞部，当眉梢与目外眦之间，向后约1横指的凹陷处。

▶ **功效主治**

清肝明目，通络止痛。经常按摩此穴有提神醒脑、促使注意力集中的养生作用，可治疗眩晕、头痛脑胀、三叉神经痛、近视、目赤肿痛、视神经萎缩等。

▶ **穴位应用**

①头痛脑胀：指揉太阳穴5分钟，以局部酸胀为度。配合百会穴效果更佳。②小儿假性近视：按揉太阳、睛明、四白、光明穴各3分钟，以局部酸胀为度，每日2次。

耳尖

其穴在耳郭之顶端，故名。

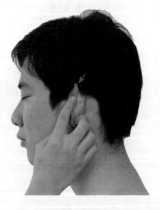

快速取穴

正坐或仰卧位。将耳郭折向前方，耳郭上方的尖端处即为此穴。

▶ **标准定位**

在耳郭的上方，当折耳向前，耳郭上方的尖端处。

▶ **功效主治**

清热祛风，解痉止痛。此穴主治各种热证，经常按摩此穴可有效改善急性结膜炎，角膜炎，偏、正头痛等。

▶ **穴位应用**

急性结膜炎：拇、示两指对捏耳尖穴，两指相对来回搓动，至此穴发热为度。配合按揉太阳、攒竹穴效果更佳。

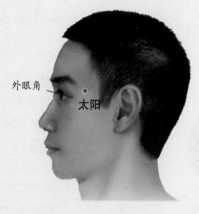

外眼角 太阳

太阳

太阳穴位于头颞部的微凹处。

扫一扫，
精彩视频马上看！

头颈部穴位

上肢部穴位

下肢部穴位

胸腹部穴位

腰背部穴位

臀部穴位

取穴步骤

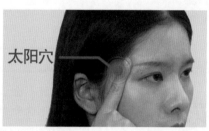

太阳穴

正坐，在头部、眉梢与目外眦之间，
向后约1横指的凹陷处，即为此穴。

按摩手法

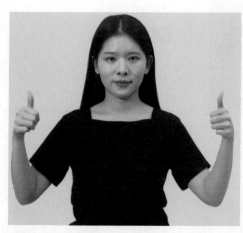

①抬起双手与眉梢平齐用。

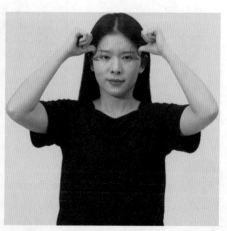

②拇指指腹环形按揉左右两侧的太阳穴1~3
分钟。

上迎香

此穴位于大肠经迎香穴的上方，故名。

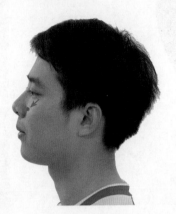

▶ 标准定位

在面部，当鼻翼软骨与鼻甲的交界处，近鼻唇沟上端处。

▶ 功效主治

清利鼻窍，通络止痛。针灸此穴可缓解鼻炎、鼻窦炎、过敏性鼻炎等；按摩此穴还可减轻头痛症状。

▶ 穴位应用

①鼻炎：用艾条温和灸上迎香、印堂穴各5分钟，以局部温热为度。每日1次。②鼻窦炎引起的头痛：按揉上迎香、印堂、神庭穴各3分钟，以局部酸胀为度。每日2次。

快速取穴

正坐或仰卧位。沿鼻侧鼻唇沟向上推，至上端尽处有一凹陷处即为此穴。

金津/玉液

津、液，指唾液；金、玉，比喻贵重。以穴在左右舌下腺开口近处，为唾液进入口腔的重要部位，故名。

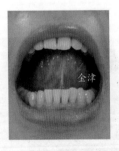
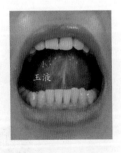

金津　玉液

▶ 标准定位

在口腔内，当舌下系带左右两侧的静脉上。

▶ 功效主治

清泻热邪，生津止渴。针刺此穴主治口腔疾病，如急性扁桃体炎、口腔溃疡、舌炎、失音、咽炎等，还可治疗因糖尿病引起的口渴等。

▶ 穴位应用

急性扁桃体炎：用三棱针点刺金津、玉液两穴，使其出血为度。每日1次，连刺4次。

快速取穴

正坐或仰卧位。张口，将舌向上转卷至后方，可见舌系带两旁的静脉青筋隐约处即为此穴。左称"金津"，右称"玉液"。

翳明

翳，遮蔽；明，明亮。因此穴主治眼疾视物不清，有使眼睛明亮的功效，故名。

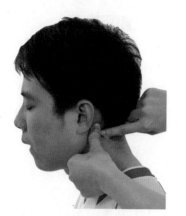

▶ 标准定位

在项部，当翳风后1寸。

▶ 功效主治

明目聪耳，宁心安神。此穴善治眼部疾病，按摩此穴可改善近视、远视、夜盲、早期白内障等；针灸此穴对头痛、眩晕、失眠、腮腺炎也有很好的疗效。

▶ 穴位应用

①近视：按揉翳明、攒竹、睛明穴各3分钟，以局部酸胀为度。每日2次。②失眠：用艾条温和灸翳明、安眠、神门穴各5分钟，以局部温热为度。每日1次。

快速取穴

正坐或俯卧位。将耳垂向后按，从正对耳垂的边缘，按压有凹陷处（张口时凹陷更明显），再向后1横指，按压有酸胀感处即为此穴。

常用穴位快速取穴法 第二章

73

头颈部穴位

上肢部穴位

下肢部穴位

胸腹部穴位

腰背部穴位

臀部穴位

颈百劳

百，即多；劳，虚劳。因此穴对各种虚劳之疾有良效，故名。

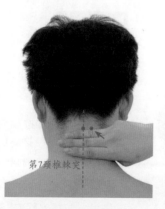

第7颈椎棘突

▶ 标准定位

在项部，当大椎直上2寸，后正中线旁开1寸。

▶ 功效主治

滋补肺阴，舒筋活络。经常按摩此穴不仅可消除疲劳，还能达到养生保健的功效；针灸此穴可治疗咳嗽、哮喘、肺结核等；在此穴刮痧还可缓解颈项强痛。

▶ 穴位应用

①疲劳：按揉颈百劳穴3～5分钟，以局部酸胀为度。②颈项强痛：用刮痧板点刮颈百劳、大椎穴，以局部发红或出痧为度。

快速取穴

正坐或屈肘俯卧位。低头，可见颈背部交界处椎骨有一高突，并能随颈部左右摆动而转动者即是第7颈椎棘突，从该椎体直上3横指，再旁开拇指1横指处，按压有酸胀感，即为此穴。

牵 正

QIAN ZHENG（EX-HN16）

牵，纠正；正，正常。因此穴主治面瘫之口眼喝斜，使之恢复正常，故名。

▶ 标准定位

在面颊部，耳垂前方0.5寸。

▶ 功效主治

祛风清热，通经活络。针灸此穴可治疗面神经麻痹、口疮等；按摩此穴还可缓解下牙痛、腮腺炎等。

▶ 穴位应用

①面神经麻痹：用艾条温和灸牵正、翳风、合谷穴各5~10分钟，以局部温热为度。每日1次。②下牙痛：按揉牵正、颊车、合谷穴各3分钟，以局部酸胀为度。

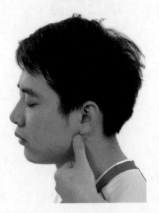

快速取穴

正坐或侧伏位。从耳垂向前半横指，按压有酸胀感处即为此穴。

安 眠

ANMIAN（EX-HN22）

此穴为治疗失眠的特效穴，故名。

▶ 标准定位

在耳后项部，在翳风和风池连线的中点，当项部肌肉隆起外缘与胸锁乳肌停止部乳突下凹陷。

▶ 功效主治

镇惊安神。经常按揉此穴可以治疗失眠、头痛等；艾灸此穴可缓解眩晕、高血压等。

▶ 穴位应用

①失眠：按揉安眠穴5分钟，以局部酸胀为度。睡前操作。配合内关、百会、神门穴效果更佳。②眩晕：用艾条温和灸安眠、风池、百会穴各5分钟，以局部温热为度。每日1次。

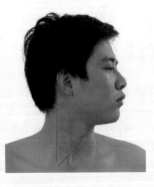 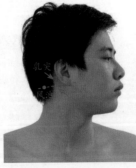

快速取穴

坐位。从耳后翳风向后推至胸锁乳突肌停止部乳突下凹陷中，按压有酸胀感处即为此穴。

夹承浆

此穴位于承浆穴两旁，故名。

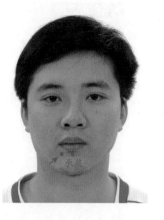

▶ 标准定位
位于下颌部，颏唇沟中点旁开1寸处。

▶ 功效主治
清热解毒，活络止痛。坚持针灸此穴可以治疗面神经麻痹、牙龈炎、牙龈溃烂等。

▶ 穴位应用
面神经麻痹：用艾条温和灸夹承浆、颊车、合谷穴各5分钟，以局部温热为度。每日1次。

快速取穴　坐位或仰卧位。先确定承浆穴的位置，由承浆旁开1横指的凹陷处即为此穴。

血压点

此穴为调理血压的特效穴，故名。

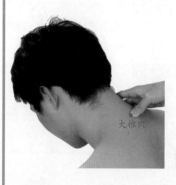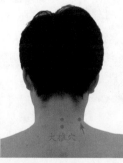

▶ 标准定位
在项部，第6颈椎棘突下旁开2寸。

▶ 功效主治
理气活血，舒筋活络。经常按揉或艾灸此穴可以调节血压，治疗高血压病、低血压病等。

▶ 穴位应用
高血压：按揉血压点、百会、合谷穴各3分钟，以局部酸胀为度。每日2次。

快速取穴　前倾坐位或俯伏位。先确定大椎穴的位置，由大椎往上推1个椎骨之棘突下，由此旁开3横指处，按压有酸胀感，即为此穴。

手太阴肺经

天 府

天，天空，指上而言；府，处所。此穴为肺气聚集之处，故名。

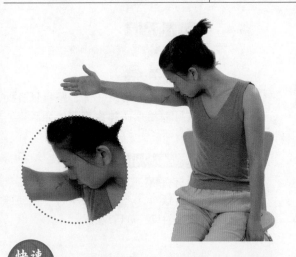

快速取穴

坐位。臂向前平举，俯头，鼻尖接触上臂内侧处即为此穴。

▶ **标准定位**

在臂内侧面，肱二头肌桡侧缘，腋前纹头下3寸处。

▶ **功效主治**

调理肺气，安神定志。按摩此穴能改善咳嗽、哮喘等；在此穴刮痧可缓解鼻出血；在此穴拔罐还可治疗肩臂部疼痛。

▶ **穴位应用**

①咳嗽：按揉天府、肺俞穴各3分钟，以局部酸胀为度。每日2次。
②鼻出血：用刮痧板点刮天府、印堂、上星穴，以局部发红或出痧为度。③手臂疼痛：用气罐抽吸天府、曲泽穴，留罐5分钟。隔2日1次。

手太阴肺经

侠 白

侠，通"夹"；白，白色，白色属肺。两臂下垂，此穴夹于肺之两旁，故名。

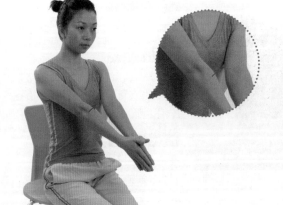

快速取穴

坐位。两手合掌向前伸直，双臂夹住乳房，此时乳头所指的手臂内侧处即为此穴。

▶ **标准定位**

在臂内侧面，肱二头肌桡侧缘，腋前纹头下4寸或肘横纹上5寸处。

▶ **功效主治**

宣肺理气，宽胸和胃。此穴主治呼吸系统疾病，针灸此穴可治疗咳嗽、支气管炎、支气管哮喘、肺炎等；在此穴刮痧可减轻上臂内侧神经痛。

▶ **穴位应用**

①咳嗽：按揉侠白、尺泽、孔最穴各3分钟，以局部酸胀为度。每日2次。②上臂内侧神经痛：用刮痧板点刮侠白、天府、尺泽穴，以局部发红或出痧为度。

尺 泽

尺,指前臂;泽,沼泽,水聚之处。以此穴为肺之合穴,属水,似乎手太阴脉气至此像水之归聚处,故名。

▶ 标准定位

在肘横纹中,肱二头肌肌腱桡侧凹陷处。

▶ 功效主治

清热和胃,通络止痛。按摩此穴对肺炎、支气管炎、支气管哮喘等有一定疗效;经常在此穴拔罐,可治疗肘关节疾病,脑血管病后遗症,皮肤过敏、瘙痒等;感冒发热时,刮痧此穴可退热。

▶ 穴位应用

①支气管哮喘:按揉尺泽、列缺穴各3分钟,以局部酸胀为度。每日2次。②感冒发热:用刮痧板点刮尺泽、大椎穴,以局部发红或出痧为度。

快速取穴

坐位。手掌向上,肘部稍微弯曲。用示指沿肘横纹从外侧向内侧触摸,在肘弯正中可摸到一条粗大的筋腱(肱二头肌肌腱),靠这条大筋的外侧肘弯横纹上凹陷处,按压有酸胀感,即为此穴。

孔 最

孔,孔隙;最,极的意思。穴为手太阴肺经郄穴,经气深聚,故名。

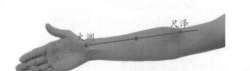

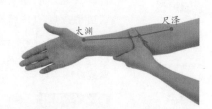

▶ 标准定位

在前臂掌面桡侧,当尺泽与太渊连线上,腕横纹上7寸。

▶ 功效主治

清热止血,润肺理气。针灸此穴可治疗肺结核、支气管炎、支气管哮喘等;坚持按摩此穴,对咽喉炎、扁桃体炎有一定的缓解作用;肘臂痛、手关节痛时,在此穴刮痧能减轻疼痛。

▶ 穴位应用

①支气管哮喘:用艾条温和灸孔最、肺俞、尺泽穴各5分钟,以局部温热为度。每日1次。②咽喉炎:按揉孔最、少商、太溪穴各3分钟,以局部酸胀为度。每日2次。

常用穴位快速取穴法 第二章

77

头颈部穴位

上肢部穴位

下肢部穴位

胸腹部穴位

腰背部穴位

臀部穴位

列缺

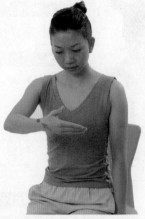

列，分解，陈列；缺，缺口，空隙。以穴在肱桡肌肌腱与拇长展肌肌腱之间手按压有分裂缺口，故名。

LIEQUE（LU）

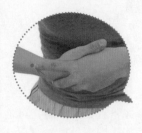

快速取穴
　　两手虎口相交，一手示指压在另一手的桡骨茎突上，示指尖端到达的凹陷处，触摸时可感有一裂隙，即为此穴。

▶ **标准定位**

在前臂掌面桡侧缘，桡骨茎突上方，腕横纹上1.5寸，在肱桡肌肌腱与拇长展肌肌腱之间。

▶ **功效主治**

止咳平喘，通经活络，利水通淋。"头项寻列缺"，经常按摩此穴，可缓解感冒、头痛、咽痛、颈椎病等头颈部疾病；在此穴艾灸或刮痧，还可治疗哮喘、咳嗽、腕关节疼痛等。

▶ **穴位应用**

①感冒：按揉列缺穴3分钟，以局部酸胀为度。每日2次。②腕关节疼痛：用艾条温和灸列缺、大陵穴各5分钟，以局部温热为度。每日1次。

经渠

经，经过；渠，沟渠。此穴为经脉之气经过的渠道，故名。

JINGQU（LU8）

桡骨茎突高点

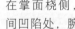

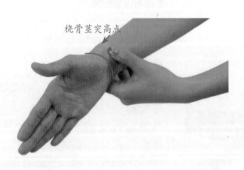

快速取穴
　　坐位。伸臂侧掌，从腕横纹上1横指桡骨茎突的高点向内侧推至骨边处，可感觉其与桡动脉之间有一凹陷处即为此穴。

▶ **标准定位**

在掌面桡侧，桡骨茎突与桡动脉之间凹陷处，腕横纹上1寸。

▶ **功效主治**

宣肺利咽，降逆平喘。经常按摩此穴可治疗呼吸系统疾病，如支气管炎、哮喘、肺炎、扁桃体炎等；坚持艾灸此穴，对膈肌痉挛、桡神经痛或麻痹等也有较好疗效。

▶ **穴位应用**

①咳嗽：按揉经渠、中府、尺泽穴各3分钟，以局部酸胀为度。每日2次。②桡神经痛：用艾条温和灸经渠、阳溪、曲池穴各5~10分钟，以局部温热为度。每日1次。

太渊

太，盛大；渊，水深处。穴当寸口动脉，血气旺盛，故名。

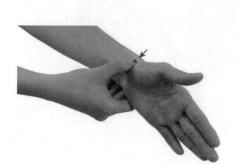

快速取穴

坐位。伸臂侧掌，在腕横纹桡侧轻触桡动脉，从感觉到搏动处稍往桡侧移动，至凹陷处即为此穴。此穴正对经渠穴上方。

▶ **标准定位**

在腕掌侧横纹桡侧，桡动脉搏动处。

▶ **功效主治**

止咳化痰，通调血脉。经常针灸此穴可治疗心动过速、无脉症、脉管炎、桡腕关节及周围软组织疾病、膈肌痉挛等；长期按摩此穴，对呕吐、扁桃体炎、肺炎咳嗽有一定的调理作用。

▶ **穴位应用**

①心动过速：用艾条温和灸太渊、心俞穴各5分钟，以局部温热为度。每日1次。②呕吐：指压太渊穴5分钟，以局部酸胀为度。③咳嗽：按揉太渊、列缺、肺俞、中府穴各3分钟，以局部酸胀为度。每日2次。

鱼际

鱼，鱼腹；际，边缘。掌中屈拇肌隆起似鱼腹，穴在其边缘，故名。

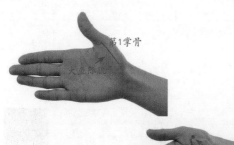

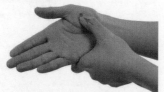

快速取穴

坐位。仰掌，在第1指关节后，第1掌骨中点，掌后白肉隆起（大鱼际肌）的边缘（赤白肉际处），按压有酸胀处即为此穴。

▶ **标准定位**

在手拇指本节（第1掌指关节）后凹陷处，约当第1掌骨中点桡侧赤白肉际处。

▶ **功效主治**

清热，利咽。针灸此穴能治疗呼吸系统疾病，如感冒、扁桃体炎、支气管炎、支气管哮喘等；鼻出血、手指肿痛时，艾灸此穴可明显缓解症状。

▶ **穴位应用**

①哮喘：按揉鱼际穴5分钟，以局部酸胀为度。每日2次。②感冒：用艾条温和灸鱼际穴10分钟，以局部温热为度。每日1次。

常用穴位快速取穴法　第二章

79

头颈部穴位

上肢部穴位

下肢部穴位

胸腹部穴位

腰背部穴位

臀部穴位

鱼际

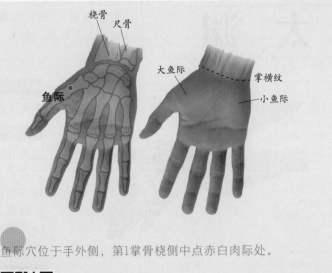

桡骨　尺骨

大鱼际　掌横纹

鱼际　小鱼际

鱼际穴位于手外侧，第1掌骨桡侧中点赤白肉际处。

扫一扫，
精彩视频马上看！

取穴步骤

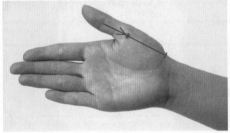

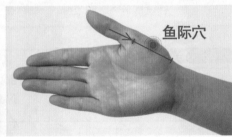

鱼际穴

伸手仰掌，在第1掌指关节（拇指关节）后，第1掌骨（拇指根部与手腕间）的中点，掌后白肉（大鱼际肌）隆起的边缘赤白肉际处，按压有酸胀感处，即为此穴。

按摩手法

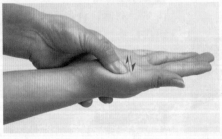

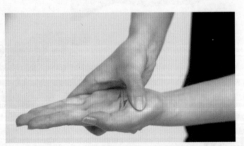

伸出右手仰掌，用左手拇指指尖轻轻掐按鱼际穴1~3分钟，而后依样掐按右侧穴位。

少 商

少，小；商，为五音（宫、商、角、徵、羽）之一。肺音为商，此穴为手太阴经之井穴，因脉气初出而十分细小，故名。

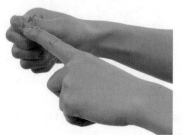

▶ **标准定位**

在手拇指末节桡侧，距指甲角0.1寸处。

▶ **功效主治**

解表清热，通利咽喉，苏厥开窍。此穴为治疗高热、昏迷的特效穴；针灸此穴缓解咽痛、支气管炎、牙龈出血、小儿惊风、手指挛痛等；经常按摩此穴，对失眠、癔症也有一定的疗效。

▶ **穴位应用**

①高热：用三棱针点刺少商穴，使其出血为度。②手指挛痛：用艾条温和灸少商穴5分钟，以局部温热为度。每日1次。③咽喉肿痛：按揉少商、合谷穴各3分钟，以局部酸胀为度。每日2次。

快速取穴

坐位。伸指俯掌，沿手指指甲底部与外（桡）侧缘引线（即掌背交界线或称赤白肉际处）的交点处，距指甲角0.1寸，即为此穴。

商 阳

商，五音之一，属金。因穴在手太阴肺经少商穴的外侧，为"阳"，故名。

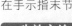
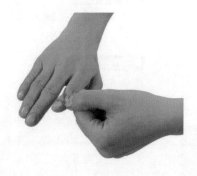

▶ **标准定位**

在手示指末节桡侧，距指甲角0.1寸。

▶ **功效主治**

清热解表，苏厥开窍。长期按摩此穴可治疗牙痛、咽喉炎、扁桃体炎等；针灸此穴还具有退热、止泻的功效。

▶ **穴位应用**

①慢性咽炎：用艾条温和灸少商、商阳穴各5分钟，以局部温热为度。每日1次。②发热：按揉少商、曲池、大椎穴各3分钟，以局部酸胀为度。每日2次。③腹泻：用艾条温和灸少商、天枢穴各5分钟，以局部温热为度。每日1次。

快速取穴

坐位。伸指俯掌，沿手示指指甲底部与拇（桡）侧缘引线（即掌背交界线或称赤白肉际处）的交点处，距指甲角0.1寸，即为此穴。

常用穴位快速取穴法 第二章

81

头颈部穴位

上肢部穴位

下肢部穴位

胸腹部穴位

腰背部穴位

臀部穴位

二 间

二，第二；间，间隙。此穴为大肠经第2个穴位，居隙陷处，故名。

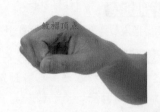

皱褶顶点

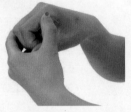

快速取穴

坐位。微握拳，手示指第2掌指关节前缘桡侧皮肤皱褶顶点，触之有凹陷处即为此穴。

▶ **标准定位**

微握拳，在手示指本节（第2掌指关节）前，桡侧凹陷处。

▶ **功效主治**

解表，清热，利咽。坚持按摩此穴可治疗咽喉炎、牙痛、鼻出血、麦粒肿、扁桃体炎等；经常艾灸此穴，对肩周炎也有一定的缓解作用。

▶ **穴位应用**

①牙痛：按揉患侧二间穴3分钟，以局部酸胀为度。②鼻出血：用艾条温和灸二间穴10分钟，以局部温热为度。③肩周炎：用艾条温和灸二间、肩髃、曲池穴各5分钟，以局部温热为度。每日1次。

三 间

三，第三；间，间隙。此穴为大肠经第3个穴位，居隙陷处，故名。

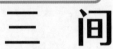

凹陷

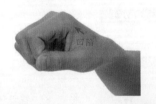

皱褶顶点

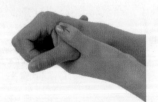

快速取穴

坐位。微握拳，沿示指桡侧的掌背交界线（赤白肉际处）轻推，至示指第2掌指关节后缘可触及一凹陷处即为此穴。

▶ **标准定位**

微握拳，在手示指本节（第2掌指关节）后桡侧凹陷处。

▶ **功效主治**

泻热止痛，利咽。针灸此穴可缓解牙痛、急性结膜炎、青光眼等五官疾病；经常按摩此穴还可治疗三叉神经痛、扁桃体炎、手指肿痛、肩关节周围炎等。

▶ **穴位应用**

①结膜炎：按揉三间、攒竹、四白穴各3分钟，以局部酸胀为度。每日2次。②手指肿痛：用艾条温和灸三间穴5分钟，以局部温热为度。每日1次。

合 谷

合，会合；谷，山谷。穴在拇、示两指会合处呈山谷样凹陷内，故名。

【温馨提示】孕妇不宜用此穴。

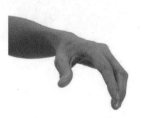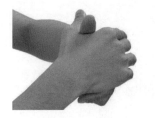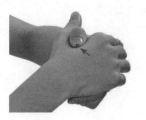

▶ **标准定位**

在手背，第1、2掌骨间，当第2掌骨桡侧的中点处。

▶ **功效主治**

镇静止痛，通经活络，清热解表。"面口合谷收"，此穴为治疗头面部疾病的特效穴，如感冒、头痛、咽炎、扁桃体炎、鼻炎、牙痛、耳鸣、面神经麻痹等；针灸此穴可治疗癫痫、中风偏瘫、小儿惊厥等；在此穴拔罐还可缓解腰扭伤、落枕、腕关节痛。另外，此穴对痛经、膈肌痉挛也有效。

▶ **穴位应用**

①感冒：按揉左右合谷穴各5分钟，按摩完后再喝一杯热开水出汗即可。②头痛：按揉合谷、太阳穴各3分钟，以局部酸胀为度。③牙痛：按揉患侧合谷、颊车穴各30～50次，以局部酸胀为度。④落枕：用气罐抽吸合谷、外关穴，同时缓慢活动颈部，留罐5分钟。

快速取穴

拇、示两指张开，以另一手的拇指指间横纹正对虎口指蹼缘上，屈指，拇指尖所指之处，按压有明显酸胀感，即为此穴。

▶ **穴位应用举例**

 牙痛

牙痛是口腔科牙齿疾病最常见的症状之一，其表现为牙龈红肿、遇冷热刺激痛、面颊部肿胀等。牙痛发作时，按摩以下两个穴位可缓解症状。

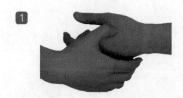

① 用拇指指尖用力掐揉患侧合谷穴30～50次。

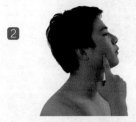

② 用示指稍用力按揉患侧颊车穴30～50次。

常用穴位快速取穴法 第二章

83

头颈部穴位

上肢部穴位

下肢部穴位

胸腹部穴位

腰背部穴位

臀部穴位

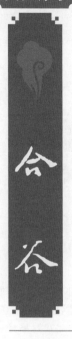

穴位特写

合谷

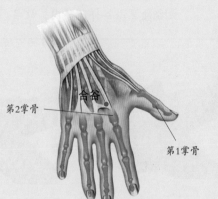

第2掌骨　合谷

第1掌骨

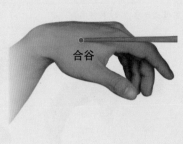

合谷

合谷穴位于手背，第1、2掌骨间，当第2掌骨桡侧处的中点处。

扫一扫，
精彩视频马上看！

取穴步骤

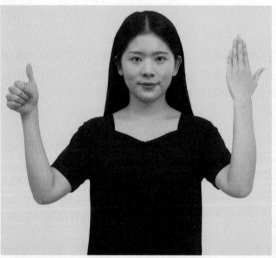

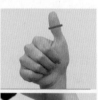

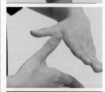

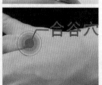

①将一手拇指指间关节横纹放在另一手拇、示指间指蹼缘上。

②屈指，拇指尖所指之处即为此穴。

按摩手法

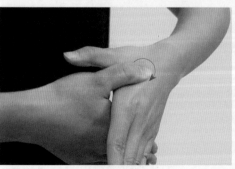

①按揉合谷穴，每次按揉3～5分钟，双手交替。

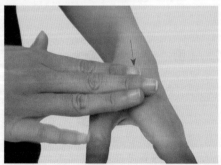

②用手掌轻轻拍打合谷穴，每次3～5分钟，双手交替。

阳溪

阳，指穴居手背属阳；溪，山溪。此穴在筋骨间凹陷处，犹如山间小溪，故名。

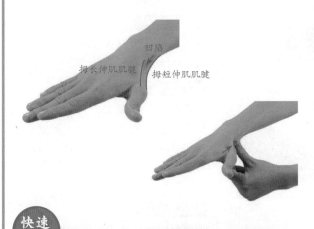

拇长伸肌肌腱　拇短伸肌肌腱　凹陷

▶ 标准定位

在腕背横纹桡侧，手拇指向上翘起时，当拇短伸肌肌腱与拇长伸肌肌腱之间的凹陷中。

▶ 功效主治

清热散风，通利关节。经常按摩此穴，对鼻炎、扁桃体炎、耳鸣、结膜炎等具有一定的调理作用；坚持艾灸此穴可缓解腕关节及周围软组织疾病。

▶ 穴位应用

①扁桃体炎：按揉阳溪、少商穴各3分钟，以局部酸胀为度。每日2次。
②腕部腱鞘炎：用艾条温和灸阳溪、列缺穴各5分钟，以局部温热为度。每日1次。

快速取穴

坐位。伸臂俯掌，拇指向上翘，可见腕横纹前鼓起一根筋（即拇长伸肌肌腱），同时手掌缘也有稍微鼓起一根筋（即拇短伸肌肌腱），两筋与腕骨、桡骨茎突所形成的凹陷处即为此穴。

偏历

偏，偏离；历，行经。此穴为手阳明经络穴，大肠经从这里分出络脉。偏行肺经，故名。

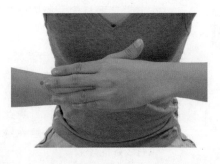

▶ 标准定位

屈肘，在前臂背面桡侧，当阳溪与曲池连线上，腕横纹上3寸。

▶ 功效主治

清热利尿，通经活络。此穴主治头面五官疾病，针灸此穴对鼻出血、结膜炎、耳聋、耳鸣、牙痛有很好的疗效；在此穴刮痧还可治疗面神经麻痹、扁桃体炎、前臂神经疼痛等。

▶ 穴位应用

①牙痛：按揉偏历、合谷穴各3分钟，以局部酸胀为度。②前臂神经疼痛：用刮痧板点刮偏历穴，以局部发红或出痧为度。隔日1次。

快速取穴

坐位。两手虎口垂直交叉，当中指端落于前臂背面，所指处有一凹陷处即为此穴。

第二章　常用穴位快速取穴法

85

头颈部穴位

上肢部穴位

下肢部穴位

胸腹部穴位

腰背部穴位

臀部穴位

温 溜

温，指阳气；溜，通流。此穴为手阳明大肠经郄穴，本经脉气流注至此而深入，故名。

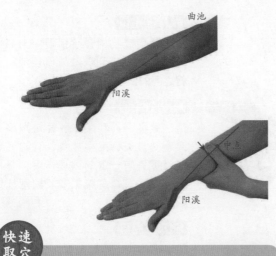

快速取穴

坐位。伸臂，掌向下。先确定阳溪穴与曲池穴的位置，从阳溪与曲池连线的中点处向下1横指处即为此穴。

▶ 标准定位

屈肘，在前臂背面桡侧，当阳溪与曲池连线上，腕横纹上5寸。

▶ 功效主治

清热理气。按摩此穴可治疗头面部疾病，如口腔炎、舌炎、腮腺炎、扁桃体炎等；在此穴拔罐可缓解前臂疼痛。另外，消化道溃疡穿孔时，此穴常有压痛。

▶ 穴位应用

①扁桃体炎：按揉温溜、少商穴各3分钟，以局部酸胀为度。每日2次。
②前臂疼痛：用气罐抽吸温溜穴，留罐5～10分钟。隔2日1次。

下 廉

廉，棱角，边缘。穴在前臂桡骨边缘，上廉之下方，故名。

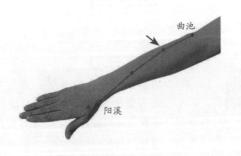

快速取穴

坐位。伸臂，掌向下，先确定阳溪穴与曲池穴的位置，在阳溪与曲池连线的上1/3与下2/3交界处即为此穴。

▶ 标准定位

在前臂背面桡侧，当阳溪与曲池连线上，肘横纹下4寸。

▶ 功效主治

调理肠胃，通经活络。经常在此穴拔罐，可治疗网球肘；按摩此穴可缓解肘关节炎；坚持针灸此穴，对腹痛、肠鸣音亢进、急性脑血管病也有较好的疗效。

▶ 穴位应用

①网球肘：用气罐抽吸下廉穴，留罐5分钟。隔2日1次。②肘关节炎：按揉下廉、曲池穴各3分钟，以局部酸胀为度。每日2次。

上 廉

廉，棱角、边缘。穴在前臂桡骨边缘，下廉之上方，故名。

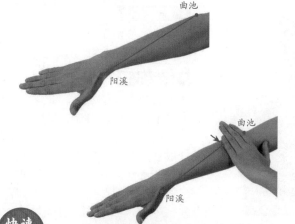

▶ 标准定位

在前臂背面桡侧，当阳溪与曲池连线上，肘横纹下3寸。

▶ 功效主治

调理肠胃，通经活络。在此穴刮痧可缓解肩周炎、网球肘的疼痛情况；艾灸此穴对脑血管病遗留的上肢偏瘫有一定的疗效；经常按摩此穴还可改善肠鸣腹痛。

▶ 穴位应用

①肩周炎：用刮痧板点刮上廉、肩髃、肩髎穴，以局部发红或出痧为度。隔日1次。②上肢偏瘫：艾条温和灸上廉、曲池、肩髃穴各5分钟，以局部温热为度。每日1次。

快速取穴

坐位。伸臂俯掌，先确定阳溪穴与曲池穴的位置，从肘横纹沿阳溪与曲池的连线向下4横指处即为此穴。

手三里

里，在此即寸也。此穴在手部，又位肱骨外上髁下3寸处，故名。

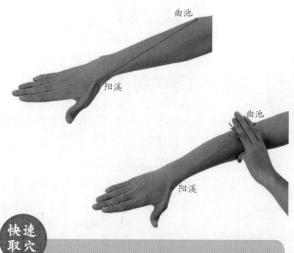

▶ 标准定位

在前臂背面桡侧，当阳溪与曲池连线上，肘横纹下2寸。

▶ 功效主治

通经活络，清热明目，调理肠胃。在此穴拔罐可改善腰痛、肩臂痛、上肢麻痹、半身不遂等；针灸此穴可治疗消化系统疾病；按摩此穴还可治疗牙痛、口腔炎、感冒、乳腺炎等。

▶ 穴位应用

①上肢偏瘫：用气罐抽吸手三里、曲池、合谷穴，留罐5分钟。隔2日1次。②消化不良：用艾条温和灸手三里、足三里穴各5分钟，以局部温热为度。每日1次。

快速取穴

坐位。伸臂俯掌，先确定阳溪穴与曲池穴的位置，从曲池沿阳溪与曲池的连线向下3横指处即为此穴。

常用穴位快速取穴法　第二章

87

头颈部穴位

上肢部穴位

下肢部穴位

胸腹部穴位

腰背部穴位

臀部穴位

曲池

曲，屈曲；池，凹陷。此穴在屈肘纹头外凹陷如池处，故名。

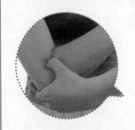

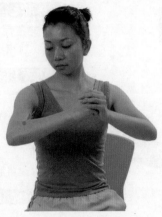

▶ **标准定位**

在肘横纹外侧端，屈肘，当尺泽与肱骨外上髁连线中点。

▶ **功效主治**

清热和营，降逆活络。针灸此穴可治疗脑血管病后遗症、肩周炎、肘关节炎；在此穴拔罐，对皮肤病、过敏性疾病有一定的疗效；在此穴刮痧还可治疗感冒、肺炎、咽炎、牙痛、甲状腺肿大等；经常按摩此穴，对高血压、乳腺炎也有好处。

▶ **穴位应用**

①感冒：用刮痧板点刮曲池、合谷穴，以局部发红或出痧为度。②高血压：按揉曲池穴3分钟，以局部酸胀为度。每日2次。

快速取穴

坐位。屈肘成直角（形如拱手作揖），肘弯横纹尽头处即为此穴。

肘髎

髎，骨边、孔穴。此穴居肘上肱骨旁之凹陷处，故名。

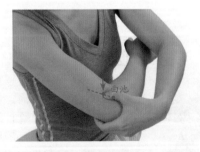

曲池

▶ **标准定位**

在臂外侧，屈肘，曲池上方1寸，当肱骨边缘处。

▶ **功效主治**

舒筋活络。针灸或按摩此穴可改善肩周炎、肱骨外上髁炎等肘关节病的症状。

▶ **穴位应用**

①肩周炎：按揉肘髎、肩髃、肩髎、外关穴各3分钟，以局部酸胀为度。每日2次。②肱骨外上髁炎：用艾条温和灸肘髎、曲池、手三里、手五里穴各5～10分钟，以局部温热为度。每日1次。

快速取穴

坐位。屈肘，先确定曲池穴，从曲池向外上方轻推，至肱骨外侧髁上缘可触及一凹陷处即为此穴。

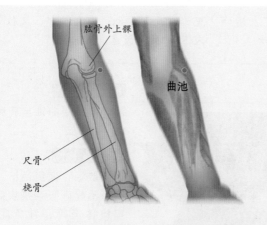

肱骨外上髁

曲池

尺骨

桡骨

穴位特写

常用穴位快速取穴法 第二章

89

头颈部穴位

上肢部穴位

下肢部穴位

胸腹部穴位

腰背部穴位

臀部穴位

曲

池

曲池穴位于肘横纹外侧端，屈肘，当尺泽与肱骨外上髁连线中点。

扫一扫，精彩视频马上看！

取穴步骤

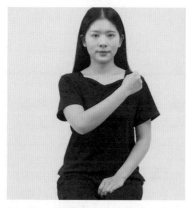

①正坐，手臂内弯曲约90度。

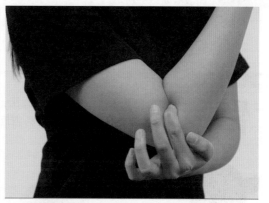

②肘横纹外侧端外凹陷中，按压有酸胀感处，即为曲池穴。

按摩手法

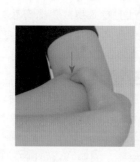

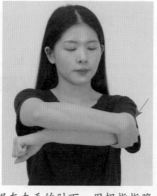

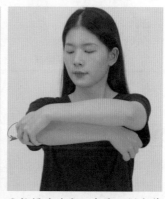

①掐按曲池穴。右手轻轻握在左手的肘下，用拇指指腹垂直掐按曲池穴。

②按揉曲池穴。每次两侧交替各按揉1~3分钟，每日2次。

手五里

里，在此即寸也。穴在手部，又位天府穴下5寸处，故名。

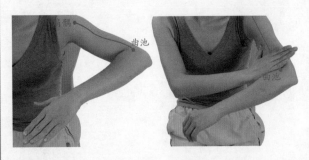

快速取穴

坐位。抬臂屈肘，先取曲池穴与肩髃穴的位置，从曲池沿曲池与肩髃连线向上4横指，所及肱骨桡侧缘的凹陷处即为此穴。

▶ **标准定位**

臂外侧，当曲池与肩髃连线上，曲池上3寸处。

▶ **功效主治**

理气散结，通经活络。坚持按摩此穴可治疗呼吸系统疾病，如肺炎、扁桃体炎等；针灸此穴可改善偏瘫、上肢疼痛等。

▶ **穴位应用**

①扁桃体炎：按揉手五里、少商穴各3分钟，以局部酸胀为度。每日2次。②上肢疼痛：用艾条温和灸手五里、外关穴各5～10分钟，以局部温热为度。每日1次。

臂 臑

臂，上肢；臑，上臂肌肉隆起处。穴在上肢肌肉隆起处，故名。

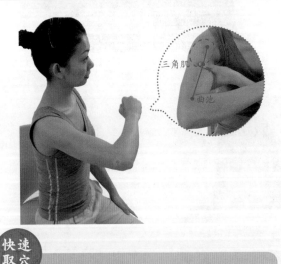

快速取穴

坐位。屈肘，紧握拳，上肢用力令其紧张，则上臂可见明显隆起即三角肌，在三角肌下端偏内侧处，按压有酸胀感，即为此穴。

▶ **标准定位**

在臂外侧，三角肌止点处，当曲池与肩髃连线上，曲池上7寸。

▶ **功效主治**

清热明目，通经活络。长期按摩此穴，对上肢瘫痪或疼痛有较好的疗效；在此穴拔罐还可改善肩周炎、颈项强痛等。

▶ **穴位应用**

①上肢疼痛：按揉臂臑、曲池、外关穴各3分钟，以局部酸胀为度。每日2次。②肩周炎：用气罐抽吸臂臑、肩髎、肩髃穴，留罐5分钟。隔2日1次。

极 泉

极，尽端、深凹处；泉，水泉。穴居腋窝尽端，局部凹陷如泉，故名。

JIQUAN
（HT1）

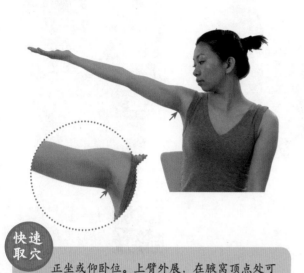

快速取穴
正坐或仰卧位。上臂外展，在腋窝顶点处可触摸到动脉搏动（腋动脉），按压有酸胀感处即为此穴。

▶ **标准定位**
在腋窝顶点，腋动脉搏动处。

▶ **功效主治**
宽胸宁神。针灸此穴能治疗肘臂冷痛、心包炎、脑血管病后遗症、肋间神经痛、狐臭、肩周炎等；平时弹拨此穴可预防冠心病发作，按揉此穴可减少心悸发作。

▶ **穴位应用**
①脑血管病后遗症：用艾条温和灸极泉、内关、合谷穴各5分钟，以局部温热为度。每日1次。②冠心病：弹拨极泉穴4～6次，以酸麻感向心脏方向传递为佳。隔日1次。

青 灵

青，肝之色，指穴内气血的运行为风的横行；灵，灵巧。此穴的气血运行为风木的横向运行方式，故名。

QING
LING
（HT2）

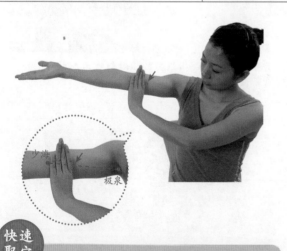

快速取穴
正坐或仰卧位。伸臂，先确定少海穴与极泉穴的位置，从少海沿少海与极泉连线向上4横指，按压有酸胀感处即为此穴。

▶ **标准定位**
在臂内侧，当极泉与少海的连线上，肘横纹上3寸，肱二头肌的内侧沟中。

▶ **功效主治**
理气止痛，宽胸宁心。按摩此穴对神经系统、心血管系统疾病有较好的保健作用，如心绞痛、神经性头痛、肋间神经痛等；针灸此穴还可缓解肩胛及前臂肌肉痉挛等。

▶ **穴位应用**
①预防心绞痛：平时按揉青灵、内关穴各3分钟，以局部酸胀为度。每日2次。②前臂肌肉痉挛：用艾条温和灸青灵、肩髃、曲池穴各5分钟，以局部温热为度。每日1～2次。

常用穴位快速取穴法　第二章

91

头颈部穴位

上肢部穴位

下肢部穴位

胸腹部穴位

腰背部穴位

臀部穴位

穴位特写

极泉

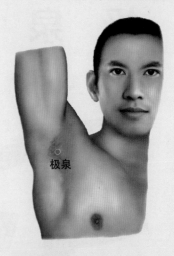

极泉

扫一扫，
精彩视频马上看！

极泉穴位于腋区，腋动脉搏动处。

取穴步骤

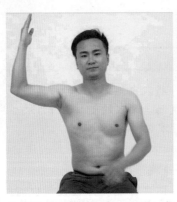

①正坐，一只手平伸，屈肘，掌心对着自己的头部。

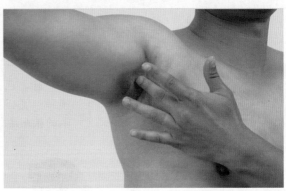

②用另一只手的中指指尖按压对侧腋窝正中凹陷处，按压有酸胀感处即为此穴。

按摩手法

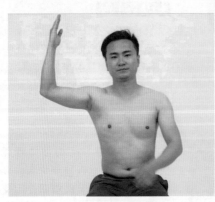

①正坐，一只手平伸，举掌向上，屈肘，掌心对着自己头部。

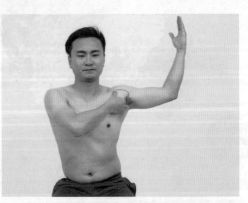

②用另一只手的中指指尖环形按揉极泉穴，两侧穴位各按摩1~3分钟。

少 海

少，指手少阴心经；海，指脉气汇集处，指此穴为手少阴心经之合穴，故名。

▶ 标准定位

屈肘，在肘横纹内侧端与肱骨内上髁连线的中点处。

▶ 功效主治

理气通络，益心安神。针灸此穴可治疗神经系统疾病，如神经衰弱、头痛、眩晕、三叉神经痛、肋间神经痛等；坚持按摩此穴可缓解落枕、前臂麻木及肘关节周围软组织疾病等。

▶ 穴位应用

①神经衰弱：用艾条温和灸少海、神门、内关穴各5分钟，以局部温热为度。每日1次。②肘臂疼痛：按揉少海、后溪、手三里穴各3分钟，以局部酸胀为度。每日2次。

快速取穴

坐位。屈肘成直角，肘横纹内侧端可触及一凹陷，按压有酸麻感处即为此穴。

灵 道

灵，神灵；通，通道。此穴有宁心安神之功，为手少阴经脉气出入之所在，故名。

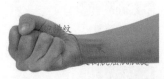

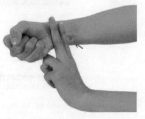

▶ 标准定位

在前臂掌侧，当尺侧腕屈肌肌腱的桡侧缘，腕横纹上1.5寸。

▶ 功效主治

宁心，安神，通络。经常艾灸此穴可防治心绞痛；按摩此穴能改善失眠、失语等；在此穴刮痧可减轻肘关节神经麻痹或疼痛。

▶ 穴位应用

①心绞痛：用艾条温和灸灵道、内关、心俞穴各5分钟，以局部温热为度。每日1次。②失眠：按揉灵道、百会穴各3分钟，以局部酸胀为度。睡前操作。③前臂疼痛：用刮痧板点刮灵道穴，以局部发红或出痧为度。

快速取穴

坐位。伸肘仰掌，用力握拳，在手前臂内侧可触摸到一条大筋（尺侧腕屈肌肌腱），从腕横纹沿此肌腱的外侧向上2横指，按压有酸胀感处即为此穴。

常用穴位快速取穴法　第二章

93

头颈部穴位

上肢部穴位

下肢部穴位

胸腹部穴位

腰背部穴位

臀部穴位

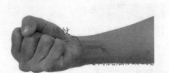

通 里

TŌNGLÌ
（HT5）

通，通达；里，虚里，指心。穴属手少阴心经，与心相应，故名。

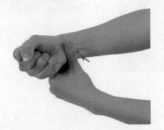

快速取穴

坐位。伸肘仰掌，用力握拳，在手前臂内侧可触摸到一条大筋（尺侧腕屈肌肌腱），从腕横纹沿此肌腱的外侧向上1横指，按压有酸胀感处即为此穴。

▶ **标准定位**

在前臂掌侧，当尺侧腕屈肌肌腱的桡侧缘，腕横纹上1寸。

▶ **功效主治**

清热安神，通经活络。坚持针灸此穴，对神经精神系统疾病有较好疗效，如头痛、眩晕、神经衰弱等；经常按摩此穴也可改善心绞痛、心动过缓等；在此穴刮痧还可缓解扁桃腺炎、咳嗽、哮喘等。

▶ **穴位应用**

①头痛：用艾条温和灸通里、列缺穴各5分钟，以局部温热为度。②心动过缓：按揉通里、内关穴各3分钟，以局部酸胀为度。每日1次。

阴 郄

YĪNXÌ
（HT6）

阴，即手少阴经；郄，缝隙，为气血深聚之处。此穴为手少阴经之郄穴，故名。

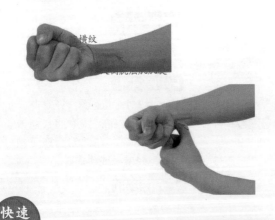

▶ **标准定位**

在前臂掌侧，当尺侧腕屈肌肌腱的桡侧缘，腕横纹上0.5寸。

▶ **功效主治**

清心安神。坚持艾灸此穴可调理心绞痛、神经衰弱、癫痫等；鼻出血时，按揉此穴可帮助止血。

▶ **穴位应用**

①神经衰弱：用艾条温和灸阴郄、神门穴各5分钟，以局部温热为度。每日1次。②鼻出血：按揉阴郄、上星穴，直至出血停止。③心绞痛：按揉阴郄、内关穴各3分钟，以局部酸胀为度。每日2次。

快速取穴

坐位。伸肘仰掌，用力握拳，在手前臂内侧可触摸到一条大筋（尺侧腕屈肌肌腱），从腕横纹沿此肌腱的外侧向上拇指半横指，拇指指甲中点所对，按压有酸胀感处即为此穴。

神 门

神，神明，心藏神；门，门户。此穴为心经之原穴，犹如神明出入之门户，故名。

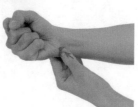

腕豆骨
尺侧腕屈肌肌腱

▶ 标准定位

在腕部，腕掌侧横纹尺侧端，尺侧腕屈肌肌腱的桡侧凹陷处。

▶ 功效主治

益心安神，通经活络。此穴对心脏及神经精神系统疾病有较好的疗效，长期按摩此穴，对防治心悸、心绞痛有一定的保健功效；坚持艾灸此穴可改善神经衰弱、癔症、痴呆等。

▶ 穴位应用

①健忘、失眠：按揉神门、百会、失眠穴各3分钟，以局部酸胀为度。每日1次。②神经衰弱：用艾条温和灸神门、足三里、心俞穴各5分钟，以局部温热为度。每日1次。

快速取穴

坐位。伸肘仰掌，于手掌小鱼际肌近腕部可摸到一突起圆骨（腕豆骨），在该圆骨下方、掌后第1横纹上、尺侧腕屈肌肌腱（手前臂内侧可触摸到的大筋）的桡侧缘可触及一凹陷处，按压有酸胀感，即为此穴。

少 府

少，指手少阴心经；府，指神气所居处。穴属手少阴心经荥穴，居神门之后手掌中，故名。

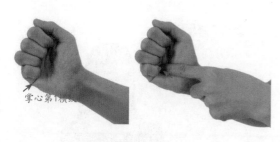

掌心第1横纹

▶ 标准定位

在手掌面，第4、5掌骨之间，握拳时，当小指尖处。

▶ 功效主治

清心泻热，理气活络。针灸此穴可治疗心脏病、冠心病、心绞痛、癔症等；经常按摩此穴也可治疗肋间神经痛、臂神经痛、遗尿、尿潴留、阴道炎、月经过多等。

▶ 穴位应用

①心绞痛：掐揉少府穴20次，每次持续1秒钟。②冠心病：用艾条温和灸少府、内关、心俞穴各5分钟，以局部温热为度。每日1次。

快速取穴

坐位。伸手半握拳，以无名指、小指的指尖切压在掌心内的第1横纹上，在两指尖之间，按压有酸胀感处即为此穴。

常用穴位快速取穴法　第二章

95

头颈部穴位

上肢部穴位

下肢部穴位

胸腹部穴位

腰背部穴位

臀部穴位

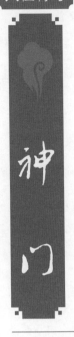

穴位特写

神门

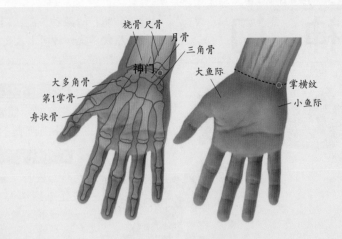

桡骨 尺骨
月骨
三角骨
神门
大多角骨
第1掌骨
舟状骨
大鱼际
掌横纹
小鱼际

在腕部，腕掌侧横纹尺侧端，尺侧腕屈肌肌腱的桡侧凹陷处。

扫一扫，
精彩视频马上看！

取穴步骤

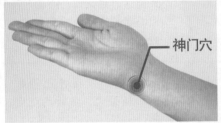

神门穴

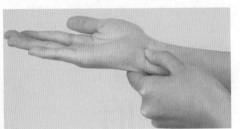

仰掌，在腕骨后缘，尺侧腕屈肌肌腱的桡侧缘可触及一凹陷处即为此穴。掌后第1横纹上即是神门穴。

按摩手法

● 方法一

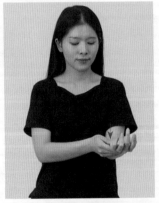

伸手，手掌朝上。用拇指指尖先后掐按左右两侧神门穴各3~5分钟。

● 方法二

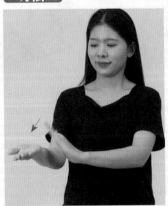

五指并拢，以腕关节发力。用手掌拍打神门穴30次。

少 冲

少，指手少阴心经；冲，重要通道。穴属手少阴心经井穴，居小指之端，故名。

▶ 标准定位

小指末节桡侧，距指甲角0.1寸处。

▶ 功效主治

开心窍，清神志，苏厥逆，泻邪热。此穴为常用的急救穴，用于癫狂、热病、昏迷的急救；针灸或按摩此穴可防治心悸、心痛、头痛、胸胁痛、手挛臂痛等。

▶ 穴位应用

①头痛：按揉少冲穴5分钟，以局部酸胀为度。②心悸：用艾条温和灸少冲、内关穴各5分钟，以局部温热为度。每日1次。③昏迷：掐按少冲、中冲穴，直至苏醒为止。无效者应立即送医。

快速取穴

坐位。俯掌伸指，沿手小指指甲底部与小指桡侧缘引线（即掌背交界线或称赤白肉际处）的交点处，距指甲角约0.1寸，即为此穴。

少 泽

少，小；泽，水泽凹陷处。穴居指端，为手太阳小肠经井穴，脉气初出而微小，与少冲并列，故名。

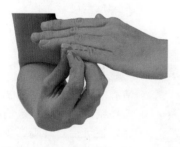

▶ 标准定位

在手小指末节尺侧，距指甲角0.1寸处。

▶ 功效主治

清热利咽，通乳开窍。此穴为急救穴之一，对昏迷、中暑有一定的急救效果；按压此穴可缓解热证、扁桃体炎、咽炎、结膜炎、头痛等；针灸此穴对于乳腺炎、乳汁分泌不足、前臂神经痛也有一定的保健作用。

▶ 穴位应用

①昏迷：按揉少泽、水沟穴至苏醒为止。无效者应立即送医。②乳汁分泌不足：用艾条温和灸少泽、乳根穴各5分钟，以局部温热为度。每日1次。

快速取穴

坐位。俯掌伸指，沿手小指指甲底部与小指尺侧缘引线（即掌背交界线或称赤白肉际处）的交点处，距指甲角约0.1寸，即为此穴。

常用穴位快速取穴法 第二章

97

头颈部穴位

上肢部穴位

下肢部穴位

胸腹部穴位

腰背部穴位

臀部穴位

前 谷

前，前方；谷，山谷。穴居小指本节前凹陷处，故名。

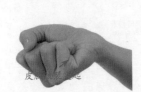
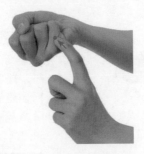

▶ **标准定位**

在手掌尺侧，微握拳，当小指本节（第5掌指关节）前的掌指横纹头赤白肉际处。

▶ **功效主治**

清利头目，安神定志，通经活络。坚持艾灸此穴可缓解前臂神经痛、手指麻木等；按压此穴还可调理产后无乳、乳腺炎、扁桃体炎、腮腺炎等。

▶ **穴位应用**

①手指麻木：用艾条温和灸前谷、八邪、劳宫穴各5分钟，以局部温热为度。每日1次。②产后无乳：按揉前谷、少泽、乳根穴各3分钟，以局部酸胀为度。每日2次。

快速取穴

坐位。仰掌握拳，手掌尺侧，在小指掌指关节（第5掌指关节）前，有一皮肤皱襞突起，其尖端（掌指横纹头掌背交界线或称赤白肉际处）即为此穴。

后 溪

握拳时，尺侧横纹头处即为此穴，犹如沟溪，故名。

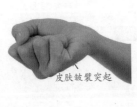
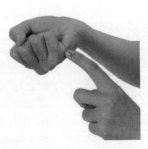

皮肤皱襞突起

▶ **标准定位**

在手掌尺侧，微握拳，当小指本节（第5掌指关节）后的远侧掌横纹头赤白肉际处。

▶ **功效主治**

清心安神，通经活络。此穴对神经精神系统疾病有一定的疗效；针灸此穴还可治疗耳鸣、麦粒肿等；落枕、肩臂痛时，按摩此穴可明显缓解症状。

▶ **穴位应用**

①耳鸣：用艾条温和灸后溪、翳风、听宫穴各5分钟，每日1次。②落枕：按揉后溪、天柱、外劳宫穴各3分钟，同时缓慢活动颈部，以局部酸胀为度。

快速取穴

坐位。仰掌握拳，手掌尺侧，在小指掌指关节（第5掌指关节）后，有一皮肤皱襞突起，其尖端（远侧掌指横纹头赤白肉际处）即为此穴。

腕骨

穴近腕骨，故名。

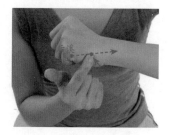

▶ **标准定位**

在手掌尺侧，当第5掌骨基底与钩骨之间的凹陷处，赤白肉际处。

▶ **功效主治**

祛湿退黄，增液止渴。艾灸此穴可减轻腕、肘及指关节炎的疼痛；经常按摩此穴，对五官疾病如口腔炎、角膜白斑、耳鸣等有调理作用。

▶ **穴位应用**

①腕关节疼痛：用艾条温和灸腕骨、阳溪、阳池穴各5分钟，以局部温热为度。每日1次。②耳鸣：按揉腕骨、听宫穴各3分钟，以局部酸胀为度。每日2次。

快速取穴

坐位。微握拳，掌心向胸，由后溪穴向腕部推可摸到两块骨头（第5掌骨基底与三角骨），在两骨的结合部、掌背面交界处可触及一凹陷处即为此穴。

阳谷

阳，阴阳之阳；谷，山谷。外为阳。腕外骨隙形如山谷，穴在其中，故名。

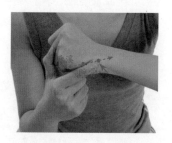

▶ **标准定位**

在手腕尺侧，当尺骨茎突与三角骨之间的凹陷处。

▶ **功效主治**

明目安神，通经活络。针灸此穴对精神病、癫痫、肋间神经痛、尺神经痛等有较好疗效；经常按摩此穴，对五官疾病如神经性耳聋、耳鸣、口腔炎、牙龈炎、腮腺炎等也有一定的疗效。

▶ **穴位应用**

①腕关节疼痛：用艾条温和灸阳谷、阳池穴各5分钟，以局部温热为度。每日1次。②神经性耳聋：按揉阳谷、听宫穴各3分钟，以局部酸胀为度。每日2次。

快速取穴

坐位。屈腕，掌心向胸，由腕骨穴向腕部推，相隔一骨（三角骨）的凹陷处即为此穴。

常用穴位快速取穴法 第二章 99

头颈部穴位

上肢部穴位

下肢部穴位

胸腹部穴位

腰背部穴位

臀部穴位

养 老

养，供养；老，老人。此穴主治老年疾病，故名。

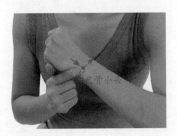

快速取穴

坐位。屈腕，掌心向胸，在手腕小指侧可摸到一凸起高骨（尺骨小头），沿高骨的最高点往桡侧推，可触及一骨缝，按之有酸胀感处即为此穴。

▶ **标准定位**

在前臂背面尺侧，当尺骨小头近端桡侧凹陷中。

▶ **功效主治**

清头明目，舒筋活络。坚持艾灸此穴可治疗脑血管病后遗症、肩臂部神经痛、近视等；急性腰扭伤、落枕时，按摩此穴可明显缓解症状。

▶ **穴位应用**

①肩臂痛：按揉养老穴5分钟，以局部酸胀为度。每日2次。②视物模糊：用艾条温和灸养老、足三里穴各5分钟，以局部温热为度。每日1次。③急性腰扭伤：按揉养老穴，配合腰部缓慢活动，直至腰部恢复正常。

支 正

支，即上肢；正，正中。穴当前臂之中，故名。

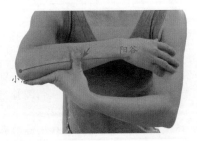

快速取穴

坐位。屈肘俯掌，先确定阳谷与小海的位置，取阳谷与小海连线的中点处再向下1横指处即为此穴。

▶ **标准定位**

在前臂背面尺侧，当阳谷与小海的连线上，腕背横纹上5寸。

▶ **功效主治**

安神定志，清热解表，通经活络。此穴善治神经精神系统疾病，艾灸此穴可改善神经衰弱、眩晕、神经性头痛等；刮痧此穴还可治疗麦粒肿、十二指肠溃疡等。

▶ **穴位应用**

①眩晕：用艾条温和灸支正、百会、风府穴各5分钟，以局部温热为度。每日1次。②麦粒肿：用刮痧板点刮支正、太阳、大椎穴，以局部发红或出痧为度。

小海

小，指小肠经；海，指脉气汇集处。此穴为手太阳小肠经合穴，脉气深大如水流入海处，故名。

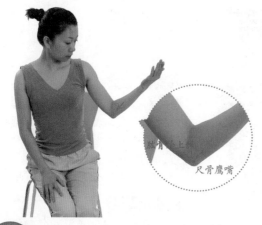

肱骨内上髁

尺骨鹰嘴

▶ **标准定位**

在肘内侧，当尺骨鹰嘴与肱骨内上髁之间凹陷处。

▶ **功效主治**

安神定志，清热通络。针灸此穴可减轻头痛、癫痫、精神分裂症等神经精神系统疾病；按摩此穴也可缓解牙龈炎、网球肘等。

▶ **穴位应用**

①头痛：用艾条温和灸小海、百会穴各5分钟，以局部温热为度。每日1次。②肘臂疼痛：按揉小海、手三里穴各3分钟，以局部酸胀为度，每日2次。

快速取穴

坐位屈肘，在肘尖（尺骨鹰嘴）最高点与肘部内侧高骨（肱骨内上髁）最高点之间可触及一凹陷，按压有酸麻感处即为此穴。

天泉

天，指上部；泉，水涌出处。穴居上臂，上接天池，脉气下行，浅出如泉，故名。

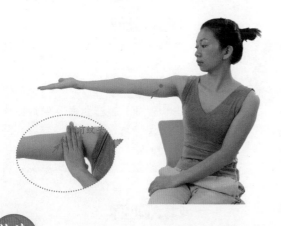

腋前纹头

▶ **标准定位**

在臂内侧，当腋前纹头下2寸，肱二头肌的长、短头之间。

▶ **功效主治**

宽胸理气，活血通脉。此穴主治心脏疾病，按摩此穴可改善心绞痛、心动过速、心内膜炎等；针灸此穴还可缓解支气管炎、上臂内侧痛、膈肌痉挛、视力减退等。

▶ **穴位应用**

①心动过速：按揉天泉、内关穴各3分钟，以局部酸胀为度。②上臂内侧痛：用艾条温和灸天泉穴5分钟，以局部温热为度。每日1次。

快速取穴

坐位。伸肘仰掌，从腋前纹头直下3横指，在肱二头肌肌腹（屈肘，手臂内侧可见一凸起）间隙中，按压有酸胀感处即为此穴。

常用穴位快速取穴法 第二章

101

头颈部穴位

上肢部穴位

下肢部穴位

胸腹部穴位

腰背部穴位

臀部穴位

曲泽

曲，弯曲；泽，沼泽。穴居肘弯凹陷处，经气流注至此，犹如水进沼泽，故名。

QUZE（PC3）

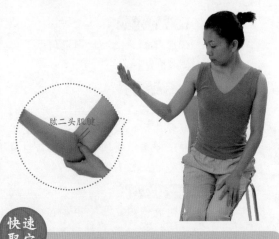

肱二头肌肌腱

快速取穴

坐位。伸肘仰掌，肘部稍弯曲，在肘弯里可摸到一条大筋（即肱二头肌肌腱），在其内侧（尺侧）肘弯横纹上可触及一凹陷，按压有酸胀感处即为此穴。

▶ **标准定位**

在肘横纹中，当肱二头肌肌腱的尺侧缘。

▶ **功效主治**

清暑泻热，和胃降逆，清热解毒。针灸此穴可防治心绞痛、风湿性心脏病、心肌炎等；在此穴按摩或拔罐，可调理急性胃肠炎、支气管炎；中暑时，在此穴刮痧可改善症状。

▶ **穴位应用**

①心胸痛：用艾条温和灸曲泽、内关、大陵穴各5分钟，以局部温热为度。每日1次。②支气管炎：按揉曲泽、鱼际穴各3分钟，以局部酸胀为度。每日2次。

郄门

郄，孔隙；门，门户。穴为手厥阴心包经之郄穴，为神气出入之门户，故名。

XIMEN（PC4）

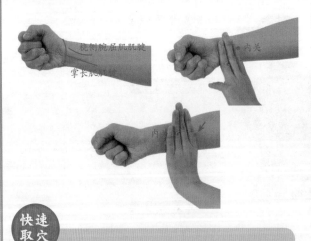

桡侧腕屈肌肌腱
掌长肌肌腱
内关
内关

快速取穴

坐位。伸肘仰掌，微屈腕握拳，从腕横纹向上3横指，掌长肌肌腱与桡侧腕屈肌肌腱（手臂内侧可触摸到两条索状筋，握拳用力屈腕时明显可见）之间是内关穴，再向上4横指处即为此穴。

▶ **标准定位**

在前臂掌侧，当曲泽与大陵的连线上，腕横纹上5寸。

▶ **功效主治**

宁心安神，清营止血。经常按摩此穴不仅可防治心绞痛、心悸、膈肌痉挛，还可调理癔症、精神病等；艾灸此穴对乳腺炎、胸膜炎、胃出血等也有保健作用。

▶ **穴位应用**

①心悸：按揉郄门、膻中穴各3分钟，以局部酸胀为度。②乳腺炎：用艾条温和灸郄门、少泽、乳根穴各5分钟，以局部温热为度。每日1次。

间使

间，间隙；使，臣使。穴属心包经，位于两筋之间隙，心包为臣使之官，故名。

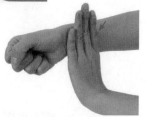

▶ 标准定位

在前臂掌侧，当曲泽与大陵的连线上，腕横纹上3寸，掌长肌肌腱与桡侧腕屈肌肌腱之间。

▶ 功效主治

宽胸和胃，清心安神，截疟。此穴主治心胸疾病，按摩此穴可改善心脏病、心绞痛、胸胁疼痛等；经常在此穴刮痧，对癫痫、癔症等有较好疗效；艾灸此穴还可缓解感冒、荨麻疹等。

快速取穴

坐位。伸臂仰掌，微屈腕握拳，从腕横纹向上4横指，在掌长肌肌腱和桡侧腕屈肌肌腱（手臂内侧可触摸到两条索状筋，握拳用力屈腕时明显可见）之间的凹陷中，按压有酸胀感处即为此穴。

▶ 穴位应用

①胸胁疼痛：按揉间使、膻中穴各3分钟，以局部酸胀为度。②癫痫：用刮痧板点刮间使、水沟穴，以局部发红或出痧为度。

内关

内，内外之内；关，关隘。穴在前臂内侧要处，犹如关隘，故名。

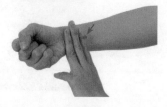

▶ 标准定位

在前臂掌侧，当曲泽与大陵的连线上，腕横纹上2寸，掌长肌肌腱与桡侧腕屈肌肌腱之间。

▶ 功效主治

宁心安神，和胃降逆，理气止痛。"内关心胸应"，针灸或按摩此穴对一切胸部疾病都有较好疗效；长期在此穴刮痧，还可改善癫痫、失眠、头痛、膈肌痉挛等。

快速取穴

坐位。伸臂仰掌，微屈腕握拳，从腕横纹向上3横指，在掌长肌肌腱与桡侧腕屈肌肌腱（手臂内侧可触摸到两条索状筋，握拳用力屈腕时明显可见）之间的凹陷中，按压有酸胀感处即为此穴。

▶ 穴位应用

①冠心病：用艾条温和灸内关、心俞穴各5分钟，以局部温热为度。每日1次。②胃炎：按揉内关、胃俞穴各5分钟，以局部酸胀为度。每日2次。

常用穴位快速取穴法 第二章

103

头颈部穴位

上肢部穴位

下肢部穴位

胸腹部穴位

腰背部穴位

臀部穴位

穴位特写

内关

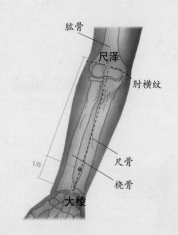

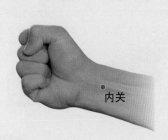

肱骨
尺泽
肘横纹
1/6
尺骨
桡骨
大棱
内关

内关穴位于前臂前区，腕掌侧远端横纹上2寸，掌长肌肌腱与桡侧腕屈肌肌腱之间。

扫一扫，
精彩视频马上看！

取穴步骤

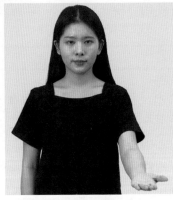

①伸手肘时，掌心朝上。

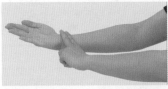

②微微弯曲手腕，从腕横纹上量约2横指处。

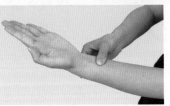

③掌长肌肌腱与桡侧腕屈肌肌腱之间的凹陷中，按压有酸胀感处。

按摩手法

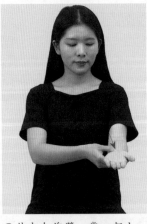

①伸出左前臂，掌心朝上，右手握住左手手腕。

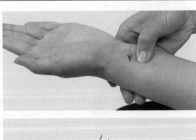

②用拇指指尖掐按内关穴。

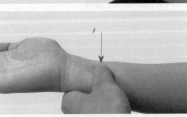

③掐按1~3分钟后，换至右手穴位，每日2次。

大 陵

大，大小之大；陵，丘陵。掌根突起部如同丘陵，穴在其腕侧凹陷中，故名。

常用穴位快速取穴法 第二章

105

头颈部穴位

上肢部穴位

下肢部穴位

胸腹部穴位

腰背部穴位

臀部穴位

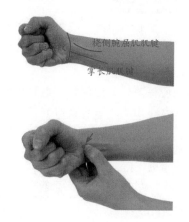

桡侧腕屈肌肌腱
掌长肌肌腱

快速取穴

坐位。伸肘仰掌，微屈腕握拳，在掌后第1横纹上，可触及两筋（手臂内侧可触摸到两条索状筋，握拳用力屈腕时明显可见），在两筋之间的凹陷中（相当于腕掌横纹的中点处），按压有酸胀感处即为此穴。

▶ **标准定位**

在腕掌横纹的中点处，当掌长肌腱与桡侧腕屈肌腱之间。

▶ **功效主治**

宁心安神，和营通络，宽胸和胃。坚持在此穴针灸、按摩或刮痧，除了可治疗心绞痛、心肌炎、心动过速外，还可调理神经衰弱、失眠、癫痫、肋间神经痛、腕关节及周围软组织疾病等；消化系统疾病，按摩此穴也有一定的保健作用。

▶ **穴位应用**

①失眠：按揉大陵、涌泉穴各3分钟，以局部酸胀为度。睡前操作。②心绞痛：用艾条温和灸大陵、劳宫穴各10~15分钟，以局部温热为度。每日1次。③腕管综合征：用艾条回旋灸大陵穴10分钟，以局部温热为度。每日1次。④神经衰弱：用刮痧板点刮大陵、神庭、足三里穴，以局部发红或出痧为度。

▶ **穴位应用举例**

失眠

失眠主要由精神心理因素所致，主要表现为经常不易入睡，或入睡困难，或睡眠不深，严重者彻夜不眠。失眠时，不妨按摩以下两个穴位来助眠。

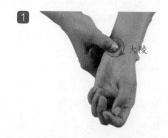

按揉大陵穴3分钟，以局部酸胀为度，睡前操作。

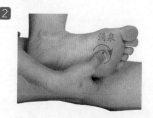

按揉涌泉穴3分钟，以局部酸胀为度，睡前操作。

劳宫

劳，劳作；宫，中央。穴位所在，正当劳动时手掌握住把柄之处，故名。

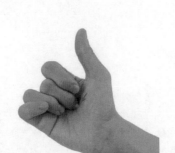

▶ 标准定位

在手掌心，当第2、3掌骨之间偏于第3掌骨，握拳屈指时中指尖处。

▶ 功效主治

清心泻热，开窍醒神，消肿止痒。此穴可用于中暑昏迷时的急救；经常按摩此穴还可治疗癫症、精神病、小儿惊厥等；坚持针灸此穴，对食欲不振、口腔炎、牙龈炎、手指麻木、高血压等也有一定的疗效。

▶ 穴位应用

①中暑昏迷：重按劳宫、水沟穴，直至苏醒即止。无效者应立即送医。②手指麻木：用艾条温和灸劳宫、八邪穴各5分钟，以局部温热为度。每日1次。

快速取穴

坐位。握拳屈指，中指尖所指掌心处，按压有酸痛感，即为此穴。

中冲

中，中指；冲，冲动，涌出。穴居中指端，心包经之井穴，经气由此涌出，沿经脉上行，故名。

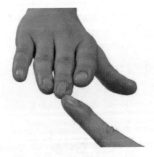

▶ 标准定位

在手中指末节尖端中央。

▶ 功效主治

苏厥开窍，清心泻热。按压此穴可用于急救，如昏迷、休克、脑出血、中暑、癫痫、小儿惊风等；坚持艾灸此穴可调理高血压、心绞痛、心肌炎、小儿消化不良、舌炎、结膜炎等。

▶ 穴位应用

①中风昏迷：重按中冲、水沟、劳宫穴，直至苏醒即止。无效者应立即送医。②小儿惊风：用艾条温和灸中冲、大椎、外关穴各5~10分钟，以局部温热为度。每日1次。

快速取穴

坐位。俯掌，在手中指尖端的中央处即为此穴。

关 冲

关，通"弯"，此处代表环指；冲，冲动，涌出。穴居环指之端，三焦经之井穴，经气由此涌出，沿经脉上行，故名。

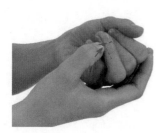

▶ **标准定位**

在手环指末节尺侧，距指甲角0.1寸。

▶ **功效主治**

泻热开窍，清利喉舌，活血通络。经常按摩此穴可治疗头面部疾病，如头痛、喉炎、结膜炎、角膜白斑等；针刺此穴还可改善脑血管病、热病、小儿消化不良等；此穴也为急救穴之一。

▶ **穴位应用**

①头痛：按揉关冲、列缺、风池穴各3分钟，以局部酸胀为度。②小儿消化不良：用艾条温和灸关冲、足三里、内关穴各5分钟，以局部温热为度。每日1次。

快速取穴

坐位。仰掌虚握拳，沿手环指指甲底部与环指小指（尺）侧缘引线（即掌背交界线或称赤白肉际处）的交点处即为此穴。

液 门

液，水液；门，门户。此为本经荥穴，属水，有通调水道之功，犹如水气出入之门户，故名。

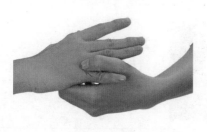

▶ **标准定位**

在手背部，当第4、5指间，指蹼缘后方赤白肉际处。

▶ **功效主治**

清头目，利三焦，通络止痛。此穴善治头面部疾病，如头痛、咽喉炎、耳疾、牙龈炎、角膜白斑等；经常针灸或按摩此穴还可治疗前臂肌痉挛、手背痛、颈椎病、肩关节周围炎等。

▶ **穴位应用**

①咽喉炎：按揉液门、少商穴各3分钟，以局部酸胀为度。每日1次。②手背痛：用艾条温和灸液门、合谷穴各5分钟，以局部温热为度。每日1次。

快速取穴

坐位。抬臂俯掌，在手背部第4、5指指缝间掌指关节前可触及一凹陷，用力按压有酸胀感处即为此穴。

中渚

中，中间；渚，水中小洲。穴在五输流注穴之中间，经气如水循渚而行，就像河中的小洲，故名。

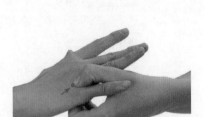

▶ **标准定位**

在手背部，当环指本节（掌指关节）的后方，第4、5掌骨间凹陷处。

▶ **功效主治**

清热通络，开窍益聪。坚持针灸此穴，对耳聋、头痛头晕、角膜白斑等有较好的疗效；经常按摩此穴可治疗肘腕关节炎、肋间神经痛、肩背部筋膜炎等劳损性疾病；在此穴刮痧还可缓解喉头炎、喉咙痛等。

▶ **穴位应用**

①耳聋：用艾条温和灸中渚、听宫穴各5分钟，以局部温热为度。每日1次。②腕指关节疾痛：按揉中渚、外关穴各3分钟，以局部酸胀为度。每日1次。

快速取穴

坐位。抬臂俯掌，在手背部第4、5指指缝间掌指关节后可触及一凹陷，用力按压有酸胀感处即为此穴。

阳 池

腕背属阳，浅凹为"池"，穴在腕背陷凹中，故名。

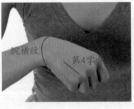
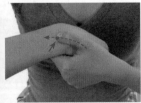

腕横纹　第4掌

▶ **标准定位**

在腕背横纹中，当指伸肌肌腱的尺侧缘凹陷处。

▶ **功效主治**

清热通络，通调三焦，益阴增液。经常按摩此穴，对耳聋、目红肿痛、喉炎有较好疗效；手腕部损伤、前臂及肘部疼痛、颈肩部疼痛时，在此穴拔罐可明显缓解疼痛；针刺此穴还可治疗流行性感冒、风湿病、糖尿病等。

▶ **穴位应用**

①目红肿痛：按揉阳池、太阳穴各3分钟，以局部酸胀为度。每日2次。②前臂疼痛：用气罐抽吸阳池、曲池穴，留罐5分钟。隔2日1次。

快速取穴

坐位。抬臂垂腕，腕关节背面，由第4掌骨向上推至腕关节横纹，可触及一凹陷处（相当于腕背横纹中点处）即为此穴。

外 关

外，内外的外；关，关隘。穴在前臂外侧要处犹如关隘，故名。

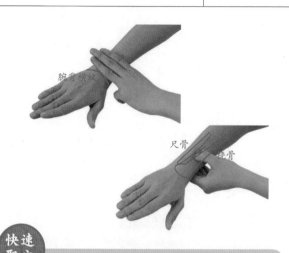

腕背横纹

尺骨
桡骨

快速取穴

坐位。抬臂俯掌，从掌腕背横纹中点直上3横指，在前臂两骨头之间的凹陷处，按压有酸胀感，即为此穴。

▶ 标准定位

在前臂背侧，当阳池与肘尖的连线上，腕背横纹上2寸，尺骨与桡骨之间。

▶ 功效主治

清热解表，通经活络。针灸此穴不仅可治疗头面五官疾病，还可治疗上肢关节炎、急性腰扭伤、落枕等；按摩此穴可缓解腹痛、便秘等；在此穴刮痧，对感冒、高血压、失眠、脑血管后遗症等有一定的保健作用。

▶ 穴位应用

①感冒：按揉外关穴5分钟，以局部温热为度。每日2次。②落枕：用艾条温和灸外关、落枕穴各5分钟，以局部温热为度。

支 沟

支，指上肢；沟，指前臂伸肌桡侧凹陷处。穴居其中，故名。

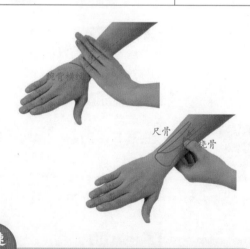

腕背横纹

尺骨
桡骨

快速取穴

坐位。抬臂俯掌，从掌腕背横纹中点处直上4横指，在前臂两骨头之间的凹陷处，按压有酸胀感，即为此穴。

▶ 标准定位

在前臂背侧，当阳池与肘尖的连线上，腕背横纹上3寸，尺骨与桡骨之间。

▶ 功效主治

清利三焦，通腑降逆。针灸此穴可治疗五官疾病，如咽肿、耳聋耳鸣、目赤目痛等；坚持按摩此穴可改善便秘；在此穴刮痧还可缓解上肢麻痹瘫痪、肩背部软组织损伤、急性腰扭伤等。另外，此穴为针麻常用穴之一。

▶ 穴位应用

①便秘：按揉支沟、天枢穴各3分钟，以局部酸胀为度。每日2次。②上肢麻痹瘫痪：用刮痧板点刮支沟、曲池、合谷穴，以局部发红或出痧为度。

常用穴位快速取穴法 第二章

109

头颈部穴位

上肢部穴位

下肢部穴位

胸腹部穴位

腰背部穴位

臀部穴位

会 宗

会，会合；宗，集聚。此穴为本经郄穴，是经气会聚之处，故名。

HUI ZONG (TE7)

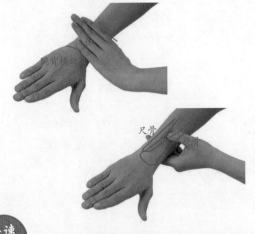

腕背横纹

尺骨

快速取穴
坐位。抬臂俯掌，从腕背横纹向上4横指，在尺骨的桡侧（拇指侧）缘，按压有酸胀感处即为此穴。

▶ **标准定位**

在前臂背侧，当腕背横纹上3寸，支沟尺侧，尺骨的桡侧缘。

▶ **功效主治**

清利三焦，安神定志，疏通经络。坚持针灸此穴，对耳聋、耳鸣有一定的疗效；经常按摩此穴能调理癫痫；在此穴拔罐还可改善上肢肌肉痛等。

▶ **穴位应用**

①耳鸣：用艾条温和灸会宗、听宫穴各5分钟，以局部温热为度。每日1次。②癫痫：按揉会宗、百会穴各3分钟，以局部酸胀为度。每日2次。

三阳络

手部三条阳经在此穴相联络，故名。

SAN YANG LUO (TE8)

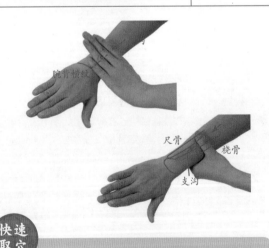

腕背横纹

尺骨

桡骨

支沟

快速取穴
坐位。抬臂俯掌。从掌腕背横纹中点处直上4横指即支沟，再从支沟直上1横指，在前臂两骨头之间可触及一凹陷，按压有酸胀感处即为此穴。

▶ **标准定位**

在前臂背侧，腕背横纹上4寸，尺骨与桡骨之间。

▶ **功效主治**

舒筋通络，开窍镇痛。针灸此穴对突发性耳聋、失音、龋齿牙痛有调理作用；在此穴刮痧可缓解腰扭伤、手臂疼痛等；在此穴拔罐还可改善感冒发热、脑血管病后遗症等。

▶ **穴位应用**

①突发性耳聋：艾条温和灸三阳络、听宫、外关穴各5分钟，以局部温热为度。每日1次。②手臂疼痛：用刮痧板点刮三阳络穴，以局部发红或出痧为度。每日1次。

天 井

天，天空，喻上为天；井，水井。穴在上肢鹰嘴窝，其陷如井，故名。

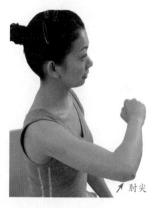

肘尖

快速取穴

屈肘，找到肘尖，在肘尖上1横指凹陷处即为此穴。

▶ 标准定位

在上臂外侧，屈肘时，肘尖直上1寸凹陷处。

▶ 功效主治

行气散结，安神通络。经常在此穴针灸或刮痧，可治疗眼睑炎、咽喉肿痛、支气管炎、偏头痛、癫痫、甲状腺肿大等；坚持按摩此穴还可缓解膈肌痉挛、恶心、肘部疼痛等。

▶ 穴位应用

①偏头痛：用艾条温和灸天井、太阳穴各5分钟，以局部温热为度。每日1次。②膈肌痉挛：按揉天井穴5分钟，以局部酸胀为度。每日2次。

臑 会

臑，指上臂；会，会合。以穴居臂臑和臑俞两穴之间，故名。

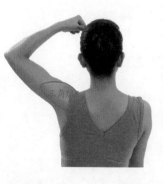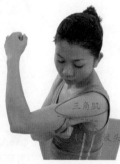

三角肌

快速取穴

坐位。抬臂屈肘，稍用力，可见上臂外侧上端有一三角形肌肉（即三角肌），该肌肉后下缘与肱骨的交点处（与腋后横纹头平齐），按压有酸胀感，即为此穴。

▶ 标准定位

在臂外侧，当肘尖与肩髎的连线上，肩下3寸，三角肌的后下缘。

▶ 功效主治

化痰散结，通络止痛。长期按摩此穴可改善甲状腺功能亢进、眼部疾病等；肩胛疼痛、腋下痛时，艾灸此穴可明显缓解疼痛；在此穴拔罐还可改善肩周炎疼痛。

▶ 穴位应用

①眼部疾病：按揉臑会、睛明穴各3分钟，以局部酸胀为度。每日1次。②肩周炎：用气罐抽吸臑会、肩髎、肩髃穴，留罐5分钟。隔2日1次。

常用穴位快速取穴法 第二章

111

头颈部穴位

上肢部穴位

下肢部穴位

胸腹部穴位

腰背部穴位

臀部穴位

二 白

ERBAI
（EX—
UE2）

此穴外侧靠近手太阴肺经，肺在色为白，一穴有二处，故名二白。

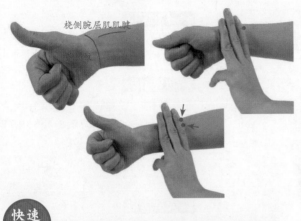

桡侧腕屈肌肌腱

▶ **标准定位**

在前臂掌侧，腕横纹上4寸，桡侧腕屈肌肌腱的两侧，一侧各1穴，一臂2穴，左右两臂共4穴。

▶ **功效主治**

调和气血，提肛消痔。针刺此穴对痔疮有特效，艾灸此穴还可改善脱肛。

▶ **穴位应用**

①痔疮：按揉二白、长强穴各3分钟，以局部酸胀为度。每日2次。
②脱肛：艾条温和灸二白、百会、长强穴各5分钟，并配合提肛运动。每日1次。

快速取穴

坐位。伸臂立掌，握拳用力，可见前臂拇指侧有一条索筋（桡侧腕屈肌肌腱）明显凸起。从腕横纹直上两个3横指，与该索筋交点两侧，用力按压有酸胀感处即为此穴。

大骨空

DAGU
KONG
（EX—
UE5）

大，指大拇指；空，空隙处。此穴在拇指近侧两指骨之间的关节空隙处，故名。

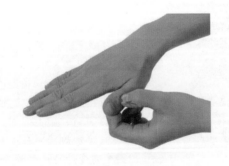

▶ **标准定位**

在拇指背侧指间关节的中点处。

▶ **功效主治**

退翳明目。艾灸此穴可治疗急性胃肠炎、鼻出血等；经常按摩此穴还可防治各种眼病。

▶ **穴位应用**

①胃炎：用艾条温和灸大骨空、足三里穴各5分钟，以局部温热为度。每日1次。②近视：按揉大骨空、攒竹、睛明穴各3分钟。每日2次。

快速取穴

坐位。抬臂俯掌，拇指指关节背侧横纹的中点处即为此穴。

小骨空

小，指小指；空，空隙处。此穴在小指近侧两指骨之间的关节空隙处，故名。

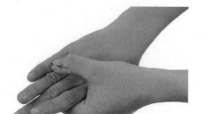

▶ 标准定位

在小指背侧近侧指间关节的中点处。

▶ 功效主治

明目止痛。针灸此穴能减轻掌指关节痛，平时按摩此穴还能防治眼病、咽喉炎等。

▶ 穴位应用

①掌指关节痛：用艾条温和灸小骨空穴5分钟，以局部温热为度。每日2次。②视物模糊：按揉小骨空、睛明穴各3分钟，以局部微痛为度。每日2次。

快速取穴

坐位。抬臂俯掌，小指背侧第2指骨关节横纹中点处即为此穴。

腰痛点

此穴为治疗腰痛的特效穴，故名。

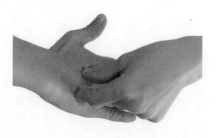

▶ 标准定位

在手背侧，当第2、3掌骨及第4、5掌骨之间，腕横纹与掌指关节中点处，一侧2穴，左右共4穴。

▶ 功效主治

舒筋通络，化瘀止痛。此穴为治疗各种原因引起的腰痛的经验穴，急性腰扭伤时，按摩此穴能明显缓解症状；另外，点刮此穴还能缓解头痛、耳鸣等。

▶ 穴位应用

①急性腰扭伤：按揉腰痛点穴3分钟，同时缓慢活动腰部，直至腰部疼痛消失、活动正常。②后头痛：用刮痧板点刮腰痛点、风池穴，以局部发红或出痧为度。

快速取穴

坐位。抬臂俯掌，一穴在手背第2、3掌骨间当掌骨长度之中点；另一穴在手背第4、5掌骨间当掌骨长度之中点，用力按压有明显酸胀感。

常用穴位快速取穴法 第二章

113

头颈部穴位

上肢部穴位

下肢部穴位

胸腹部穴位

腰背部穴位

臀部穴位

外劳宫

穴在手背，与手厥阴心包经经穴劳宫相对，故名。

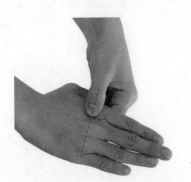

快速取穴

坐位。伸臂俯掌，在手背第2、3掌骨间，从掌指关节向后半横指处即为此穴。

▶ **标准定位**

在手背侧，第2、3掌骨之间，掌指关节后0.5寸处。

▶ **功效主治**

通经活络，祛风止痛。此穴又称落枕穴，为治疗落枕的特效穴；针灸此穴可治疗消化系统疾病；经常按摩此穴，对颈椎病、落枕也有好处；在此穴刮痧还可改善手指麻木等情况。

▶ **穴位应用**

①落枕：按揉外劳宫穴3分钟，同时缓慢活动颈部，直到颈部活动正常、疼痛消失。②手指麻木：用刮痧板点刮外劳宫、合谷穴，以局部发红为度。每日1次。

八 邪

八，数词；邪，病邪。此穴有8个，善于治疗外邪病患，故名。

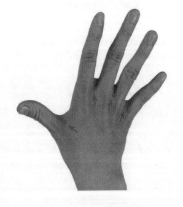

快速取穴

坐位。伸臂俯掌，手背掌指关节前，第1至第5指间的缝纹端后方掌背交界线（即赤白肉际处），即为此穴，左右共8个。

▶ **标准定位**

在手背侧，第1至第5指间，指蹼缘后方赤白肉际处，一手4穴，左右共8穴。

▶ **功效主治**

祛风通络，清热解毒。针灸此穴对手指关节疾病，如手指麻木等有较好疗效；按摩此穴还可改善头痛、咽痛等。

▶ **穴位应用**

①手指麻木：用艾条温和灸八邪穴，每穴各3分钟，以局部温热为度。每日1次。②头痛：按揉八邪、风池穴各3分钟，以局部酸胀为度。每日1次。

四 缝

缝，缝隙，指近侧指间关节横纹。一手有4穴，故名。

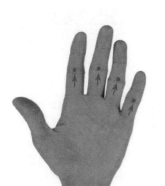

▶ 标准定位

在第2指至第5指掌侧，近端指关节的中央，一手4穴，左右共8穴。

▶ 功效主治

消食导滞，祛痰化积。经常按摩或艾灸此穴，对于小儿呼吸系统、消化系统及寄生虫疾病，如疳积、气喘、咳嗽、蛔虫病、腹泻、呕吐等有效。

▶ 穴位应用

①疳积：用王不留行籽压在四缝上，再适当用力按揉。每日1次。②咳嗽：用艾条温和灸四缝、肺俞穴，以局部温热为度。每日1次。③小儿腹泻：艾灸四缝、神阙、足三里穴各5分钟，以局部温热为度。每日2次。

快速取穴

坐位。伸臂仰掌，第2指至第5指的第1指间关节横纹的中点处即为此穴。

十 宣

十，指十指尖；宣，宣散。因此穴位于十指尖端，具有宣闭开窍的功效，故名。

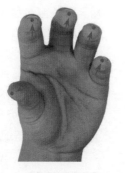

▶ 标准定位

在手十指尖端，距指甲游离缘0.1寸，左右共10个穴位。

▶ 功效主治

清热开窍。若遇昏迷、休克、中暑、惊厥等情况，掐按此穴可起到急救作用；针灸此穴对急性咽喉炎、急性胃肠炎，以及高血压、手指麻木等也有较好疗效。

▶ 穴位应用

①中暑昏迷：分别掐按十宣穴，以苏醒为度。②手指麻木：用艾条温和灸十宣穴，每穴各3分钟，以局部温热为度。每日1次。

快速取穴

坐位。仰掌，十指微屈，在手十指尖端，距指甲游离缘0.1寸处即为此穴。

常用穴位快速取穴法 第二章

115

头颈部穴位

上肢部穴位

下肢部穴位

胸腹部穴位

腰背部穴位

臀部穴位

足阳明胃经

髀关

髀，股部；关，指转动处。穴近股关节，故名。

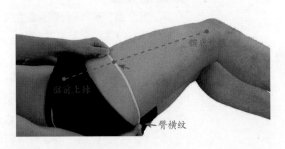

▶ 标准定位

在大腿前面，当髂前上棘与髌底外侧端的连线上，屈股时，平会阴，居缝匠肌外侧凹陷处。

▶ 功效主治

强腰膝，通经络。针灸此穴对下肢瘫痪、重症肌无力有较好疗效；在此穴刮痧可立即改善股内、外肌痉挛；经常按摩此穴还可缓解膝关节痛。

▶ 穴位应用

①下肢瘫痪：用艾条温和灸髀关、伏兔、足三里穴各5分钟，以局部温热为度。每日1次。②股内、外肌痉挛：用刮痧板点刮髀关穴，以局部发红或出痧为度。

快速取穴 仰卧位。先确定髂前上棘与髌骨底外缘的连线，该连线与过大腿根部臀横纹的弹性皮筋相交点，压之凹陷感处即为此穴。

足阳明胃经

伏兔

伏，俯伏；兔，兔子。穴位局部肌肉隆起，形如俯伏之兔，故名。

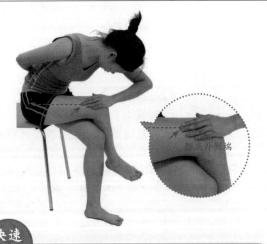

▶ 标准定位

在大腿前面，当髂前上棘与髌底外侧端的连线上，髌底上6寸。

▶ 功效主治

散寒化湿，疏通经络。平时在此穴拔罐、艾灸，可缓解风湿性关节炎、股外侧皮神经炎、下肢瘫痪、下肢痉挛等；在此穴刮痧，对荨麻疹也有一定的保健作用。

▶ 穴位应用

①下肢瘫痪：用艾条温和灸伏兔、髀关、阳陵泉穴各5分钟，以局部温热为度。每日1次。②腿膝疼痛：用气罐抽吸伏兔、髀关、犊鼻穴，留罐5分钟。待罐印消退后再拔。

快速取穴 仰卧或正坐位。屈膝成90度，以手掌后第1横纹中点按在髌骨上缘中点，手指并拢压在大腿上，当中指尖端所达处即为此穴。

阴市

阴，阴阳之阴，指寒邪；市，集市，聚散之意。穴能疏散膝部寒气，故名。

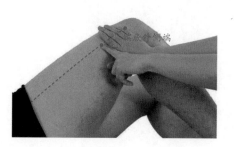

▶ 标准定位

在大腿前面，当髂前上棘与髌底外侧端的连线上，髌底上3寸。

▶ 功效主治

温经散寒，理气止痛。坚持在此穴针灸、拔罐，对下肢疾病如风湿性关节炎、髌上滑囊炎、髌骨软化症、下肢瘫痪等有特效；经常按摩此穴也可减轻下肢水肿情况。

▶ 穴位应用

①风湿性膝关节炎：用艾条温和灸阴市、足三里穴各5分钟，以局部温热为度。每日1次。②下肢瘫痪：用气罐抽吸阴市、足三里穴，留罐5分钟。待罐印消退后再拔。

快速取穴

正坐或仰卧屈膝位。先画出髂前上棘与髌底外侧端的连线，再于膝盖外上缘沿此线直上4横指，按压有痛感处即为此穴。

常用穴位快速取穴法 第二章

117

头颈部穴位

上肢部穴位

下肢部穴位

胸腹部穴位

腰背部穴位

臀部穴位

梁丘

梁，山梁；丘，丘陵。形如山梁丘陵，穴当其处，故名。

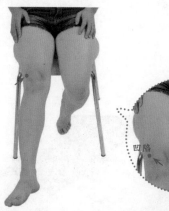
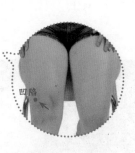

凹陷

▶ 标准定位

屈膝，在大腿前面，当髂前上棘与髌底外侧端的连线上，髌底上2寸。

▶ 功效主治

理气和胃，通经活络。此穴对胃部疾病有特效，针灸此穴可缓解胃痉挛、胃炎、腹泻等；胃痛时，按压此穴可及时止痛；在此穴拔罐或按摩可缓解风湿性关节炎、髌上滑囊炎、髌骨软化症、膝关节疾病等。

▶ 穴位应用

①胃痛：按压梁丘穴5分钟，以局部酸胀为度。②膝关节疾病疼痛：用气罐抽吸梁丘、鹤顶、阴陵泉穴，留罐5分钟。待罐印消退后再拔。

快速取穴

正坐或仰卧位。下肢用力蹬直时，髌骨外上缘上方可见一凹陷，此凹陷正中处即为此穴。

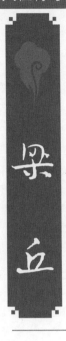

梁
丘

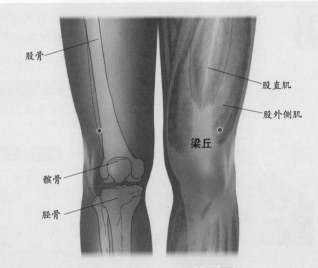

股骨

股直肌

股外侧肌

梁丘

髌骨

胫骨

梁丘穴位于股前区，髌底上2寸，股外侧肌与股直肌肌腱之间。

扫一扫，
精彩视频马上看！

取穴步骤

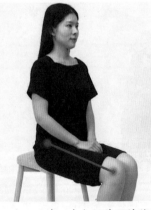

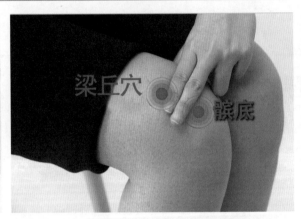

①正坐，屈膝，在大腿前面的髂前上棘（骨盆凸起处）与髌底外侧端（膝盖上方外侧）取一连线。

②在该连线上，髌底上约2横指处，即为此穴。

按摩手法

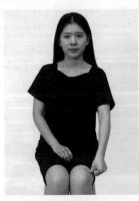

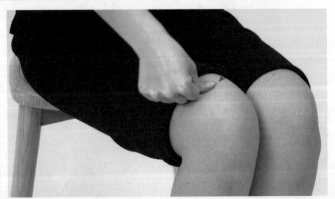

用拇指指腹稍用力按揉梁丘穴，左右穴位各按摩1~3分钟。

犊 鼻

犊，小牛。膝部髌韧带两旁凹陷宛如牛犊鼻孔，穴在其中，故名。

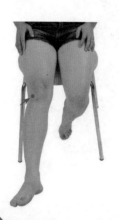
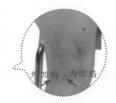

外凹陷　内凹陷

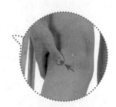

▶ 标准定位

屈膝，在膝部，髌骨与髌韧带外侧凹陷中。

▶ 功效主治

通经活络，消肿止痛。针灸此穴可治疗膝关节炎、下肢瘫痪、足跟痛等；经常按摩此穴，对肛门括约肌功能消失或减退也有很好的保健作用。

▶ 穴位应用

①膝关节麻木：用艾条回旋灸犊鼻穴10分钟，以局部温热为度。每日1次。②膝关节疼痛：按揉犊鼻、血海穴各3分钟，以痛至关节内为度，同时活动膝关节。每日2次。

快速取穴

正坐或仰卧位。下肢用力蹬直时，位于膝盖下面内外边均可见一四陷，外侧的凹陷中（一般称"外膝眼"），按压有酸胀感处即为此穴。

上巨虚

上，上方；巨，巨大；虚，空隙。胫、腓骨之间形成较大空隙，穴在此空隙上方，故名。

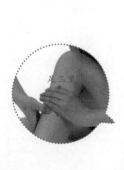

足三里

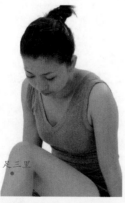

足三里

▶ 标准定位

在小腿前外侧，当犊鼻下6寸，距胫骨前缘1横指。

▶ 功效主治

调和肠胃，通经活络。针灸或按摩此穴可以治疗消化系统疾病，如胃肠炎、便秘、腹泻等；长期在此穴刮痧，对脑血管病后遗症、下肢麻痹、膝关节肿痛等有保健作用。

▶ 穴位应用

①胃肠炎：用艾条温和灸上巨虚、足三里、天枢穴各5分钟，以局部温热为度。每日1次。②便秘：按揉上巨虚、天枢、支沟穴各3分钟，以局部酸胀为度。每日2次。

快速取穴

正坐屈膝位。先确定足三里穴的位置，从足三里向下4横指，在胫、腓骨之间可触及一凹陷处即为此穴。

常用穴位快速取穴法　第二章

119

头颈部穴位

上肢部穴位

下肢部穴位

胸腹部穴位

腰背部穴位

臀部穴位

足三里

穴在膝下3寸，故名。

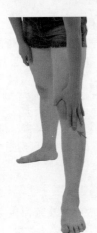
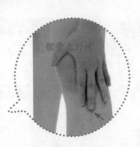

髌骨上外缘

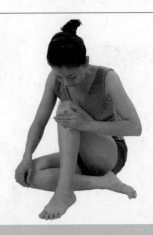

快速取穴

①站位，弯腰。用同侧手张开虎口围住髌骨上外缘，余4指向下，中指尖所指处即为此穴。②坐位屈膝。先确定犊鼻穴的位置，自犊鼻直下4横指，按压有酸胀感处即为此穴。

▶ 标准定位

在小腿前外侧，当犊鼻下3寸，距胫骨前缘1横指。

▶ 功效主治

健脾和胃，扶正培元。针灸此穴有调理脾胃、养生保健的功效，可以治疗消化系统、泌尿系统、心脑血管系统、妇科及五官科等疾病，对于预防流感、中风也有一定的作用；经常按摩此穴可以增强体质、消除疲劳、强壮神经、延缓衰老，所以也称其为长寿穴；坚持在此穴刮痧，还具有降低血脂、减肥的功效。

▶ 穴位应用

①保健养生：用艾条温和灸足三里穴10分钟，每日1次；或用拇指按同侧足三里穴，其余4指置于小腿后侧，向外用力按揉50~60次。②胃痛：稍用力按揉足三里、内关穴各50~60次，以局部酸胀为度。③消化不良：将伤湿止痛膏剪成4等份，各贴于双侧足三里、手三里穴，12小时后更换，连用7日。④高脂血症：用刮痧板点刮足三里穴，以局部发红或出痧为度。隔日1次。

▶ 穴位应用举例

胃痛 胃痛是临床上常见的一个症状，主要表现为上腹部闷痛不适，可伴随打嗝、胀气、恶心、呕吐、腹泻、胸闷等。胃痛发作时，按摩以下两个穴可缓解症状。

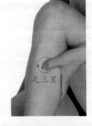

足三里

用拇指按揉足三里穴，由轻到重按揉50~60次，每日2次。

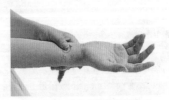

用拇指按揉内关穴，由轻到重按揉50~60次，每日2次。

犊鼻

足三里

腓骨

胫骨

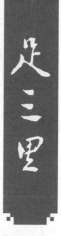

足三里

足三里位于小腿外侧，当犊鼻下3寸，距胫骨前缘1横指。

扫一扫，
精彩视频马上看！

头颈部穴位

上肢部穴位

下肢部穴位

胸腹部穴位

腰背部穴位

臀部穴位

取穴步骤

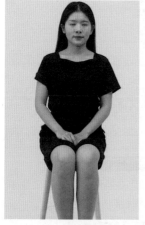

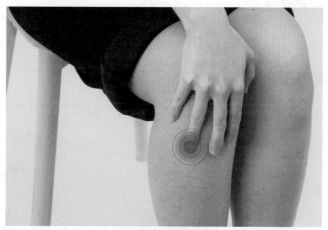

①坐位，双腿弯曲。

②掌心对准膝盖骨，微张手指，四指向下，中指位于胫骨上，环指指腹所指即为此穴。

按摩手法

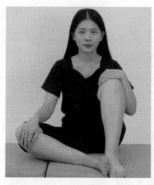

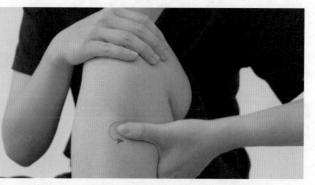

盘腿坐下，用拇指和其他手指抓住小腿上部，用拇指指腹按揉足三里穴50~60次。

条口

条，长条；口，空隙。穴在腓、胫骨之间的长条空隙之中，故名。

TIAO KOU (ST38)

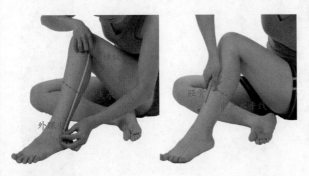

▶ 标准定位

在小腿前外侧，当犊鼻下8寸，距胫骨前缘1横指。

▶ 功效主治

舒筋活络，理气和中。此穴是治疗肩周炎的经验穴，针灸此穴还可改善膝关节炎、下肢瘫痪等症状；在此穴刮痧，对胃痉挛、肠炎、扁桃体炎也有一定的缓解作用。

▶ 穴位应用

①肩周炎：按揉条口、犊鼻穴各3分钟，以局部酸胀为度。每日2次。②膝关节炎：用艾条温和灸条口、膝眼、鹤顶穴各5分钟，以局部温热为度。每日1次。

快速取穴　正坐屈膝位。先确定腘横纹与外踝尖连线中点水平，从胫骨前缘沿该线水平向外侧1横指，在胫、腓骨之间可触及一凹陷处即为此穴。

下巨虚

下，下方；巨，巨大；虚，空隙。胫、腓骨之间形成较大空隙，穴在此空隙下方，故名。

XIAJUXU (ST39)

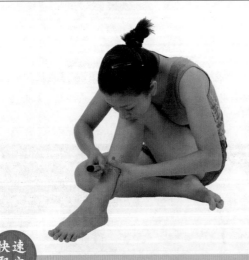

▶ 标准定位

在小腿前外侧，当犊鼻下9寸，距胫骨前缘1横指。

▶ 功效主治

调肠胃，通经络，安神志。针灸此穴对消化系统疾病，如胃肠炎、肝炎等有较好的疗效；坚持按摩此穴可改善下肢瘫痪、下肢麻痹等。

▶ 穴位应用

①慢性肠炎：用艾条温和灸下巨虚、合谷、神阙穴各5分钟，以局部温热为度。每日1次。②下肢瘫痪：按揉下巨虚、阳陵泉、足三里穴各3分钟，以局部酸胀为度。每日2次。

快速取穴　正坐屈膝位。先确定条口穴的位置，从条口向下1横指，在胫、腓骨之间可触及一凹陷处即为此穴。

丰隆

丰，丰满；隆，隆起。穴在小腿肌肉丰满隆起处，故名。

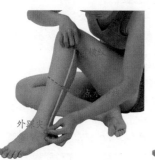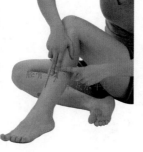

▶ **标准定位**

在小腿前外侧，当外踝尖上8寸，条口外，距胫骨前缘2横指处。

▶ **功效主治**

健脾化痰，和胃降逆，开窍。此穴是治痰要穴，可治疗一切痰浊引起的疾病，如癫症、头痛、高血压等；长期针灸此穴还可调理呼吸系统和消化系统疾病；坚持按摩此穴，对肥胖症、高脂血症、肩周炎也有一定的缓解作用。

▶ **穴位应用**

①眩晕：用艾条温和灸丰隆、风池穴各5分钟，以局部温热为度。每日1次。
②咳嗽痰多：按揉丰隆、肺俞穴各3分钟，以局部酸胀为度。每日2次。

快速取穴

正坐屈膝位。先确定腘横纹与外踝尖连线中点水平线，从胫骨前缘沿该水平线向外2横指，在腓骨略前方肌肉丰满处，按压有沉重感，即为此穴。

常用穴位快速取穴法 第二章

123

头颈部穴位

上肢部穴位

下肢部穴位

胸腹部穴位

腰背部穴位

臀部穴位

解溪

解，分解；溪，沟溪，指体表较小凹陷。穴在踝关节前骨节分解凹陷中，故名。

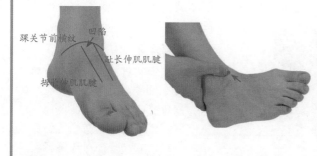

▶ **标准定位**

在足背与小腿交界处的横纹中央凹陷中，拇长伸肌肌腱与趾长伸肌肌腱之间。

▶ **功效主治**

舒筋活络，清胃化痰，镇惊安神。针灸此穴可治疗癫痫、精神病、头痛、腓神经麻痹等；经常按摩此穴，对踝关节周围组织扭伤、足下垂也有一定的疗效；在此穴刮痧还可治疗胃炎、肠炎、腹胀、高血压等。

▶ **穴位应用**

①腓神经麻痹：用艾条温和灸解溪、阳陵泉穴各5分钟，以局部温热为度。每日1次。②踝关节扭伤：按揉解溪、昆仑穴各3分钟，以局部酸胀为度。

快速取穴

正坐或仰卧位。足背屈，在足背踝关节前横纹中点、两条大筋（拇长伸肌肌腱与趾长伸肌肌腱）之间可触及一凹陷处即为此穴。

冲 阳

冲，冲要；阳，阴阳之阳。穴在冲阳脉（足背动脉）所在之处，故名。

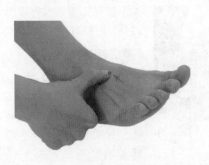

快速取穴

正坐或仰卧位。在足背最高点、两条筋（拇长伸肌肌腱与趾长伸肌肌腱）之间可触及一凹陷，按之有动脉搏动感处即为此穴。

▶ **标准定位**

在足背最高处，当拇长伸肌肌腱与趾长伸肌肌腱之间，足背动脉搏动处。

▶ **功效主治**

和胃化痰，通络宁神。胃痉挛、胃炎发作时，按摩此穴可及时缓解症状；针灸此穴对风湿性关节炎、踝扭伤也有较好疗效；牙痛、高血压眩晕发作时，刮拭此穴可减轻症状。

▶ **穴位应用**

①胃炎：按揉冲阳、足三里、中脘穴各3分钟，以局部酸胀为度。每日2次。②风湿性关节炎：用艾条温和灸冲阳、足三里穴各5分钟，以局部温热为度。每日1次。

陷 谷

陷，凹陷；谷，山谷。穴在足背第2、3跖骨间凹陷如谷处，故名。

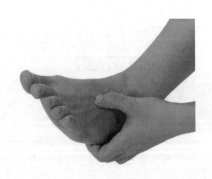

快速取穴

正坐或仰卧位。在足背第2、3跖骨结合部之前可触及一凹陷，按压有酸胀感处即为此穴。

▶ **标准定位**

在足背，当第2、3跖骨结合部前方凹陷处。

▶ **功效主治**

清热解表，和胃行水，理气止痛。经常按摩此穴可调理消化系统疾病，如胃炎、肠炎等；艾灸此穴对下肢瘫痪、踝扭伤也有一定的保健作用；在此穴刮痧还可改善肾炎、结膜炎等。

▶ **穴位应用**

①胃炎：按揉陷谷、足三里、上巨虚穴各3分钟，以局部酸胀为度。每日2次。②下肢瘫痪：用艾条温和灸陷谷、足三里、阳陵泉穴各5分钟，以局部温热为度。每日1次。

内 庭

内，里边；庭，庭院。穴处趾缝之间，犹如门内的庭院，故名。

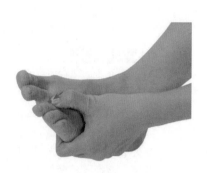

▶ 标准定位

在足背，当2、3趾间，趾蹼缘后方赤白肉际处。

▶ 功效主治

清胃泻火，理气止痛。此穴主治五官和消化系统疾病，按摩此穴能缓解牙痛、牙龈炎、扁桃体炎等；坚持针灸此穴，对胃痉挛、急慢性肠炎、三叉神经痛等也有一定疗效。

▶ 穴位应用

①牙龈肿痛：按揉患侧的内庭穴3分钟，以局部酸胀为度。②消化不良：按揉双侧内庭穴各3分钟，以局部酸胀为度。每日2次。

快速取穴　正坐或仰卧位。在足背第2、3趾的趾蹼正中略后一些（约半横指）的地方，也就是第2、3趾跖关节前，按压有酸胀感处即为此穴。

厉 兑

厉，指足部；兑，通"锐"，意为尖端。穴位于足趾的最前端，故名。

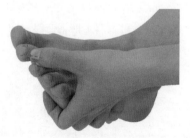

▶ 标准定位

在足第2趾末节外侧，距趾甲角0.1寸。

▶ 功效主治

清热和胃，苏厥醒神，通经活络。针灸此穴对神经精神系统疾病，如癔症、癫痫、嗜睡、面神经麻痹等有较好疗效；经常按压此穴，对五官疾病如鼻炎、牙痛等有一定的保健作用，并对胃炎及下肢麻痹也有调理作用。另外，此穴也可作为休克的急救穴。

▶ 穴位应用

①癫痫：平时用艾条温和灸厉兑、百会穴各5分钟，以局部温热为度。每日1次。②牙痛：按揉厉兑、合谷穴各3分钟，以局部酸胀为度。

快速取穴　正坐或仰卧位。在足第2趾，由足背第2趾趾甲内侧缘（即掌背交界线，又称赤白肉际）与趾甲下缘各作一垂线之交点处，距指甲角0.1寸，即为此穴。

常用穴位快速取穴法 第二章

125

头颈部穴位

上肢部穴位

下肢部穴位

胸腹部穴位

腰背部穴位

臀部穴位

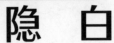

隐 白

隐，隐藏；白，指"白肉"。以其穴隐于赤白肉际处，故名。

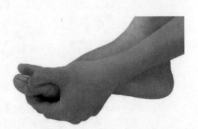

快速取穴

正坐或仰卧位。在足大趾内侧，由足大趾趾甲内侧缘（即掌背交界线，又称赤白肉际）与下缘各作一垂线之交点处，距趾甲角0.1寸，即为此穴。

▶ 标准定位

在足大趾末节内侧，距趾甲角0.1寸。

▶ 功效主治

调经统血，健脾回阳。此穴是治疗出血性疾病的经验穴，艾灸此穴可治疗功能失调性子宫出血、牙龈出血、鼻出血等；按摩此穴可调理急性胃肠炎；此穴还可作为小儿惊风、癔症、昏厥的急救穴。

▶ 穴位应用

①昏厥：重按隐白、水沟穴，直至苏醒为止。无效者应立即送医。
②功能失调性子宫出血：用艾条温和灸隐白、三阴交、关元穴各5分钟，以局部温热为度。每日1次。

大 都

大，大小之大；都，都会。穴在大趾，为经气所留聚之处，故名。

【温馨提示】孕妇禁用此穴。

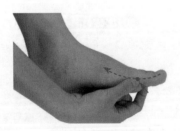

快速取穴

正坐或仰卧位。在足大趾与足掌所构成的关节（第1跖趾关节）前下方掌背交界线处可触及一凹陷，按压有酸胀感处即为此穴。

▶ 标准定位

在足内侧缘，当足大趾本节（第1跖趾关节）前下方赤白肉际凹陷处。

▶ 功效主治

泻热止痛，健脾和中。此穴善治消化系统疾病，针灸此穴可调理胃炎、胃痉挛、腹胀腹痛、肠炎等；平时按摩此穴还可改善脑血管病后遗症、小儿抽搐、足趾痛等。

▶ 穴位应用

①胃炎：用艾条温和灸大都、足三里、中脘穴各5分钟，以局部温热为度。每日1次。②脑血管病后遗足内翻：按揉大都、解溪、丘墟穴各3分钟，以局部酸胀为度。每日2次。

太 白

太，甚大；白，指"白肉"。穴在大趾白肉上，此处之白肉更为开阔，故名。

TAIBAI
（SP3）

▶ **标准定位**

在足内侧缘，当足大趾本节（第1跖趾关节）后下方赤白肉际凹陷处。

▶ **功效主治**

健脾和胃，清热化湿。经常按摩此穴可调理胃肠，对胃痉挛、胃炎、消化不良、腹胀、便秘、肠炎等有保健作用；针灸此穴还可缓解腰痛、下肢麻痹或疼痛等。

▶ **穴位应用**

①胃痛：按揉太白、足三里、中脘、内关穴各3分钟，以局部酸胀为度。②下肢麻痹或疼痛：用艾条温和灸太白、阳陵泉、足三里穴各5分钟，以局部温热为度。每日1次。

快速取穴

侧坐或仰卧位。在足大趾与足掌所构成的关节（第1跖趾关节）后下方掌背交界线处可触及一凹陷，按压有酸胀感处即为此穴。

公 孙

公，有通的意思；孙，孙络，在此特指络脉，脾经之络是从此穴通向胃经的，故名。

GONG
SUN
（SP4）

▶ **标准定位**

在足内侧缘，当第1跖骨基底部的前下方。

▶ **功效主治**

健脾胃，调冲任。此穴可调理胃肠及子宫功能，艾灸此穴能治疗胃痉挛、胃肠炎、胃溃疡及子宫内膜炎、月经不调等；经常按摩此穴，对心肌炎、胸膜炎、足跟痛也有保健作用。

▶ **穴位应用**

①胃痛、消化不良：用艾条温和灸公孙、足三里、中脘穴各5分钟，以局部温热为度。每日1次。②呕吐：按揉公孙、丰隆、膻中穴各3分钟，以局部酸胀为度。

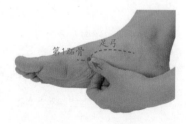
第1跖骨　足弓

快速取穴

侧坐或仰卧位。由足大趾与足掌所构成的关节（第1跖趾关节）内侧，往后用手推有一弓形骨（足弓），在弓形骨后端下缘可触及一凹陷（第1跖骨基底内侧前下方），按压有酸胀感处即为此穴。

第二章 常用穴位快速取穴法

127

头颈部穴位

上肢部穴位

下肢部穴位

胸腹部穴位

腰背部穴位

臀部穴位

商 丘

商，五音之一，属金；丘，丘陵。此穴为足太阴脾经之经穴，属金，在丘陵样内踝的前下方，故名。

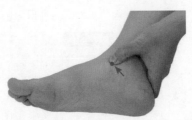

▶ **标准定位**

在足内踝前下方凹陷中，当舟骨结节与内踝尖连线的中点处。

▶ **功效主治**

健脾化湿，通调肠胃。经常艾灸此穴可缓解胃炎、肠炎、消化不良、便秘、痔疮等；小腿抽筋、踝关节及周围软组织损伤时，按摩此穴可明显改善症状；在此穴刮痧还可减轻水肿情况。

▶ **穴位应用**

①消化不良：用艾条温和灸商丘、足三里穴各5分钟，以局部温热为度。每日1次。②踝关节疼痛：按揉商丘、丘墟、昆仑穴各3分钟，以局部酸胀为度。

快速取穴

侧坐或仰卧位。足内踝前下方可触及一凹陷，按压有酸胀感处即为此穴。

三阴交

此穴为足太阴、少阴、厥阴经交会穴，故名。

【温馨提示】孕妇慎用此穴。

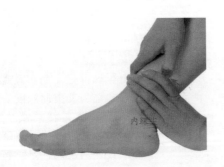

内踝尖

▶ **标准定位**

在小腿内侧，当足内踝尖上3寸，胫骨内侧缘后方。

▶ **功效主治**

健脾胃，益肝肾，调经带。此穴是治疗妇科病的特效穴，针灸此穴对消化、泌尿系统疾病也有调理作用；经常按摩此穴，对癫痫、神经衰弱等也有保健功效；在此穴拔罐还可治疗高血压、糖尿病、荨麻疹等。

▶ **穴位应用**

①月经不调：用刮痧板点刮三阴交、中极穴，以局部发红或出痧为度。②腹泻：用艾条温和灸三阴交、足三里穴各5分钟，以局部温热为度。每日1次。

快速取穴

侧坐或仰卧位。手4指并拢，小指下边缘紧靠内踝尖上，示指上缘所在水平线与胫骨后缘的交点，按压有酸胀感处即为此穴。

漏谷

漏，凹陷；谷，山谷。穴居胫骨后内侧缘山谷样凹陷中，故名。

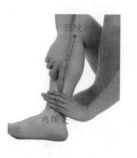
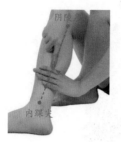

▶ 标准定位

在小腿内侧，当内踝尖与阴陵泉的连线上，距内踝尖6寸，胫骨内侧缘后方。

▶ 功效主治

健脾和胃，利尿除湿。长期按摩此穴，对胃肠炎、消化不良等有较好的疗效；下肢麻痹时，针灸此穴可明显改善症状；经常在此穴刮痧，对尿路感染、遗精等也有一定的保健功效。

▶ 穴位应用

①消化不良：按揉漏谷、足三里、合谷穴各3分钟，以局部酸胀为度。每日2次。②下肢麻痹：用艾条温和灸漏谷、阳陵泉、足三里穴各5分钟，以局部温热为度。每日1次。

快速取穴　侧坐或仰卧位。从内踝尖直上两个4横指，在胫骨内侧缘，按压有酸胀感处即为此穴。

地机

地，土地，指下肢；机，机要。穴在下肢，局部肌肉最为丰富，是小腿运动的机要部位，故名。

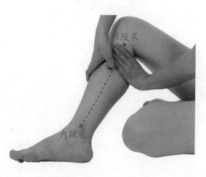

▶ 标准定位

在小腿内侧，当内踝尖与阴陵泉的连线上，阴陵泉下3寸。

▶ 功效主治

健脾渗湿，调经止带。针灸或按摩此穴可改善消化系统及妇科疾病；在此穴拔罐，对下肢痿痹、腰痛也有一定的疗效。另外，若此穴出现压痛常提示有胰腺疾病。

▶ 穴位应用

①痛经：用艾条温和灸地机、三阴交穴各5分钟，以局部温热为度。每日1次。②下肢痿痹：用气罐抽吸地机、足三里穴，留罐5分钟。待罐印消退后再拔。

快速取穴　侧坐或仰卧位。先确定阴陵泉穴的位置，从阴陵泉直下4横指，在胫骨内侧缘，按压有酸胀感处即为此穴。

常用穴位快速取穴法　第二章

129

头颈部穴位

上肢部穴位

下肢部穴位

胸腹部穴位

腰背部穴位

臀部穴位

阴陵泉

内侧为阴，突起为陵，泉出于下。穴在小腿内侧胫骨内侧髁下缘凹陷中，如山陵下之水泉，故名。

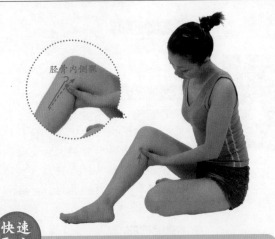

胫骨内侧髁

快速取穴

侧坐屈膝或仰卧位。用拇指沿小腿内侧骨内缘（胫骨内侧）由下往上推，至拇指抵膝关节下时，在胫骨向内上弯曲处可触及一凹陷处即为此穴。

▶ 标准定位

在小腿内侧，当胫骨内侧髁后下方凹陷处。

▶ 功效主治

清利湿热，健脾理气，益肾调经，通经活络。长期艾灸此穴可治疗泌尿系统疾病；经常按摩此穴可调理消化系统和妇科病；在此穴刮痧或拔罐，对失眠、膝关节炎也有一定的保健功效。

▶ 穴位应用

①遗尿：用艾条温和灸阴陵泉、中极穴各5分钟，以局部温热为度。每日1次。②月经不调：按揉阴陵泉、三阴交穴各3分钟，以局部酸胀为度。每日2次。

血 海

血，气血的血；海，海洋。此穴善治各种血证，犹如聚溢血重归于海，故名。

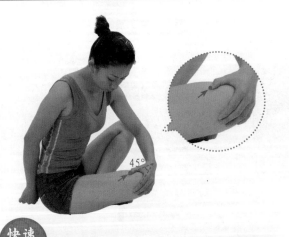

45°

快速取穴

坐位，屈膝成90度。左手手指向上，掌心对准右髌骨中央，手掌伏于膝盖上，拇指与其他4指约成45度，拇指尖所指处即为此穴。

▶ 标准定位

屈膝，在大腿内侧，髌底内侧端上2寸，当股四头肌内侧头的隆起处。

▶ 功效主治

调经统血，健脾化湿。长期按摩此穴可改善月经不调、功能失调性子宫出血等；在此穴拔罐还能治疗湿疹、荨麻疹、神经性皮炎等；经常艾灸此穴能改善膝关节炎的症状。

▶ 穴位应用

①月经不调：按揉血海、三阴交穴各3分钟，以局部酸胀为度。每日2次。②荨麻疹：用气罐抽吸血海、曲池穴，留罐5分钟，待罐印消退后再拔。

箕门

箕，簸箕；门，门户。两腿张开，席地而坐，形似簸箕，开张如门，穴在其上，故名。

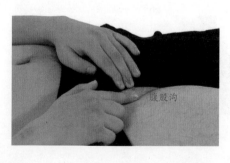

股四头肌
血海

快速取穴

坐位。绷腿，可见大腿内侧有一形似鱼的肌肉隆起（即股四头肌），鱼尾处（股四头肌尾端）可触及一凹陷，按压有酸胀感处即为此穴。

▶ **标准定位**

在大腿内侧，当血海与冲门连线上，血海上6寸。

▶ **功效主治**

健脾渗湿，通利下焦。在此穴针灸、按摩或拔罐，对泌尿生殖系统等疾病，如尿潴留、遗尿、遗精、阳痿、睾丸炎、腹股沟淋巴结炎、阴囊湿疹等有较好的调理作用。

▶ **穴位应用**

①遗尿：用艾条温和灸箕门、气海、肾俞穴各5分钟，以局部温热为度。每日1次。②阳痿：按揉箕门、关元、命门穴各3分钟，以局部酸胀为度。每日2次。

冲门

穴在动脉旁，气冲之外侧，如气冲之门，故名。

腹股沟

快速取穴

仰卧位。腹股沟外侧可触摸到搏动（即髂外动脉），此搏动处外侧按压有酸胀感处即为此穴。

▶ **标准定位**

在腹股沟外侧，距耻骨联合上缘中点3.5寸，当髂外动脉搏动处的外侧。

▶ **功效主治**

健脾化湿，理气解痉。坚持针灸此穴，对泌尿生殖系统疾病有调理作用，可治疗尿潴留、睾丸炎、精索神经痛、子宫内膜炎等；经常按摩此穴还可改善胃肠痉挛、乳腺炎等症状。

▶ **穴位应用**

①子宫内膜炎：用艾条温和灸冲门、三阴交、隐白穴各5分钟，以局部温热为度。每日1次。②胃肠痉挛：按揉冲门、中脘、天枢、足三里穴各3分钟，以局部酸胀为度。每日2次。

常用穴位快速取穴法 第二章

131

头颈部穴位

上肢部穴位

下肢部穴位

胸腹部穴位

腰背部穴位

臀部穴位

承 扶

承,承受;扶,支持。此穴位于肢体分界的臀沟中点,有支持下肢承受头身重量的作用,故名。

CHENG FU (BL36)

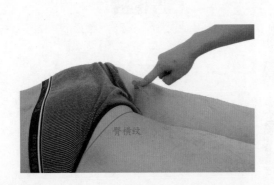

臀横纹

▶ **标准定位**

在大腿后面,臀下横纹的中点。

▶ **功效主治**

通便消痔,舒筋活络。在此穴拔罐可治疗坐骨神经痛、腰骶神经根炎、下肢瘫痪、小儿麻痹后遗症等;坚持按摩此穴,对便秘、痔疮、尿潴留等也有一定的防治作用。

▶ **穴位应用**

①腰骶疼痛、坐骨神经痛:用气罐抽吸承扶、委中穴,留罐5分钟。待罐印消退后再拔。②便秘:按揉承扶、支沟、天枢、三阴交穴各3分钟,以局部酸胀为度。每日2次。

快速取穴

仰卧位。于臀下横纹正中点,按压有酸胀感处即为此穴。

殷 门

殷,深厚、正中;门,门户。穴在大腿后正中肌肉丰厚处,为膀胱经气通过之门户,故名。

YINMEN (BL37)

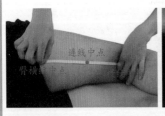

连线中点
臀横纹中点

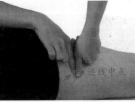

连线中点

▶ **标准定位**

在大腿后面,当承扶与委中的连线上,承扶下6寸。

▶ **功效主治**

舒筋通络,强腰膝。经常针灸或按摩此穴,对坐骨神经痛、下肢麻痹、小儿麻痹后遗症等有一定的疗效;腰背疼痛时,在此穴拔罐可缓解疼痛。

▶ **穴位应用**

①坐骨神经痛:用艾条温和灸殷门、肾俞、委中穴各5分钟,以局部温热为度。每日1次。②下肢痿痹:按揉殷门、风市、足三里穴各3分钟,以局部酸胀为度。每日2次。

快速取穴

侧卧屈膝或俯卧位。取一标有二等分标志的弹性皮筋,将皮筋两头分别对齐臀后横纹中点及腘横纹中点,从皮筋中点对应处直上1横指,按压有酸胀感处即为此穴。

浮 郄

浮，指上方；郄，指膝弯空隙处。穴在腘窝上方，故名。

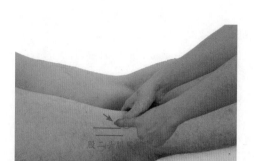

股二头肌

▶ 标准定位

在腘横纹外侧端，委阳上1寸，股二头肌肌腱的内侧。

▶ 功效主治

舒筋通络。坚持按摩此穴可缓解急性胃肠炎、便秘等；针灸此穴对膀胱炎、尿潴留等也有一定的缓解作用；在此穴刮痧还可治疗髌骨软化症、小腿抽筋等。

▶ 穴位应用

①急性胃肠炎：按揉浮郄、足三里、上巨虚、梁丘穴各3分钟，以局部酸胀为度。每日2次。②小腿抽筋：用刮痧板点刮浮郄、承山、昆仑穴，以局部发红或出痧为度。

快速取穴

俯卧位。从腘横纹外侧端向上1横指，可及一大筋（股二头肌肌腱），在该筋内侧按压有凹陷处即为此穴。

委 阳

委，弯曲；阳，指外侧。穴在膝弯正中（委中穴）外侧，故名。

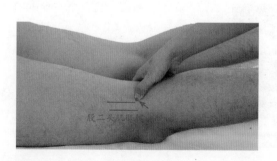

股二头肌肌腱

▶ 标准定位

在腘横纹外侧端，当股二头肌肌腱的内侧。

▶ 功效主治

舒筋活络，通利水湿。此穴主治腰背部、膝部等软组织疾病及泌尿系统疾病；长期按摩此穴可改善腰背肌痉挛、腰背痛等；在此穴刮痧，对膝部肿痛、小腿抽筋、癫痫也有疗效；针灸此穴还可治疗肾炎、膀胱炎等。

▶ 穴位应用

①腰背痛：按揉委阳、大肠俞穴各3分钟，以局部酸胀为度。每日2次。②发热：用刮痧板点刮委阳、尺泽、大椎穴，以局部发红或出痧为度。

快速取穴

俯卧位。在腘横纹外侧端可及一大筋（股二头肌肌腱），在该筋内侧按压有凹陷处即为此穴。

头颈部穴位

上肢部穴位

下肢部穴位

胸腹部穴位

腰背部穴位

臀部穴位

委　中

委，弯曲。穴当膝弯中央，故名。

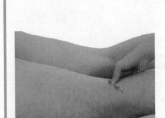

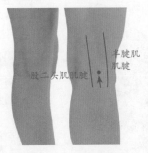

半腱肌肌腱

股二头肌肌腱

▶ **标准定位**

在腘横纹中点，当股二头肌肌腱与半腱肌肌腱的中间。

▶ **功效主治**

舒筋活络，泻热清暑，凉血解毒。坚持针灸此穴可治疗消化系统和神经系统疾病；经常按摩此穴可改善湿疹、风疹、荨麻疹等症状；在此穴拔罐可治疗腰背痛、风湿性关节炎等。此穴还可作为中暑、鼻出血的急救穴。

▶ **穴位应用**

①荨麻疹：按揉委中、血海穴各3分钟，以局部酸胀为度。每日2次。②中暑：用刮痧板点刮委中、曲泽、大椎穴，以局部发红或出痧为度。

快速取穴　俯卧或站立位。在腘窝横纹上，左右两条大筋（肱二头肌肌腱、半腱肌肌腱）的中间（相当于腘窝横纹中点处），按压有动脉搏动感处即为此穴。

合　阳

合，会合。足太阳膀胱经在背和大腿部分为两支，至委中部会合而下，穴当其处，故名。

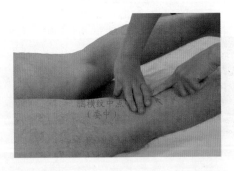

腘横纹中点
（委中）

▶ **标准定位**

在小腿后面，当委中与承山的连线上，委中下2寸。

▶ **功效主治**

舒筋通络，调经止带，强健腰膝。针灸此穴可改善月经不调、子宫内膜炎、睾丸炎、前列腺炎等症状；按摩或刮痧此穴还可缓解下肢瘫痪、小腿抽筋等。

▶ **穴位应用**

①月经不调：用艾条温和灸合阳、三阴交穴各5分钟，以局部温热为度。每日1次。②下肢瘫痪：按揉合阳、阳陵泉穴各3分钟，以局部酸胀为度。每日2次。

快速取穴　俯卧或坐位。从腘横纹中点直下3横指，按压有凹陷处即为此穴。

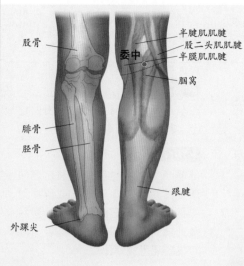

股骨
委中
半腱肌肌腱
股二头肌肌腱
半膜肌肌腱
腘窝

腓骨
胫骨

跟腱

外踝尖

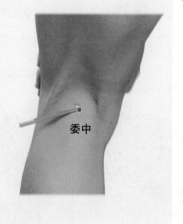

委中

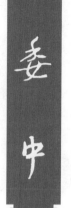

委中

常用穴位快速取穴法　第二章

135

头颈部穴位

上肢部穴位

下肢部穴位

胸腹部穴位

腰背部穴位

臀部穴位

委中穴位于膝后区，股二头肌肌腱与半腱肌肌腱中间。

扫一扫，精彩视频马上看！

取穴步骤

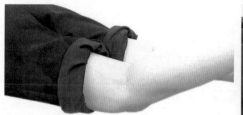

①俯卧位，稍稍弯曲膝盖。

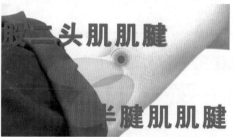

股二头肌肌腱

半腱肌肌腱

②在大腿后面，股二头肌肌腱与半腱肌肌腱的中间，按压有动脉搏动的地方。

按摩手法

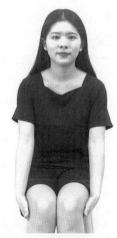

①身体坐直，双手放于膝盖下方。

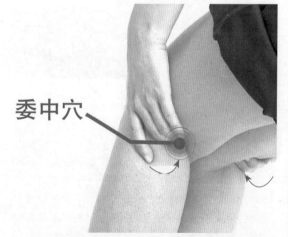

委中穴

②用双手的中指稍用力按揉委中穴，有轻微酸痛感，按揉穴位1~3分钟。

承 筋

承，承受；筋，指腓肠肌。穴在承受重量的腓肠肌肌腹中，故名。

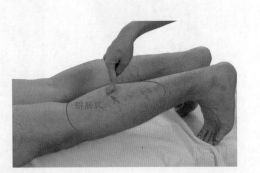

快速取穴

俯卧或坐位。小腿用力，在小腿后面可见一肌肉明显隆起，此即腓肠肌，腓肠肌肌腹中央处按压有酸胀感，即为此穴。

▶ **标准定位**

在小腿后面，当委中与承山的连线上，腓肠肌肌腹中央，委中下5寸。

▶ **功效主治**

舒筋活络，强健腰膝，清泻肠热。急性腰扭伤、小腿抽筋或麻痹时，按揉此穴可明显缓解症状；坚持艾灸此穴可治疗脱肛、痔疮等；在此穴拔罐还可缓解便秘。

▶ **穴位应用**

①小腿抽筋：按揉承筋、委中、阳陵泉穴各3分钟，以局部酸胀为度。每日2次。②痔疮：用艾条温和灸承筋、二白、次髎穴各5分钟，以局部温热为度。每日1次。

承 山

承，承接；山，山谷。此穴位处于小腿部腓肠肌下方凹陷中，形似处于山谷之中，故名。

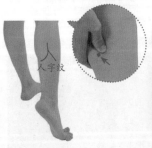

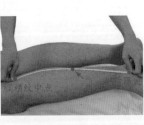

快速取穴

①直立，足尖着地，两手上举按墙。在腓肠肌下部可见一人字纹，在其下可触及一凹陷处即为此穴。②俯卧位。取一标有二等分的弹性皮筋，将皮筋两端点与腘窝横纹中点、外踝尖对齐，在皮筋的中点，按压有凹陷处即为此穴。

▶ **标准定位**

在小腿后面正中，委中与昆仑之间，当伸直小腿或足跟上提时腓肠肌肌腹下出现尖角凹陷处。

▶ **功效主治**

理气止痛，舒筋活络，消痔。针灸此穴可改善腰肌劳损、小腿抽筋、下肢瘫痪等；坚持按摩此穴可治疗痔疮、脱肛等；在此穴拔罐还可缓解坐骨神经痛、小儿惊风、痛经等。

▶ **穴位应用**

①小腿抽筋：按揉患侧承山穴，直至抽筋停止。②痔疮：按揉承山、大肠俞穴各3分钟，以局部酸胀为度。每日2次。

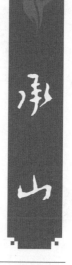

股骨

股二头肌肌腱
半腱肌肌腱
半膜肌肌腱

腘横纹

腘窝
委中

腓骨

腓肠肌

承山

胫骨

跟腱

外踝尖

昆仑

穴位特写

承山

常用穴位快速取穴法　第二章

137

头颈部穴位

上肢部穴位

下肢部穴位

胸腹部穴位

腰背部穴位

臀部穴位

承山穴位于小腿后面正中，委中穴与昆仑穴的连线上。当伸直小腿时，腓肠肌肌腹下，出现尖角的凹陷处即为承山穴。

扫一扫，精彩视频马上看！

取穴步骤

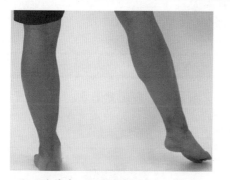

①下肢伸直，足跟上提。

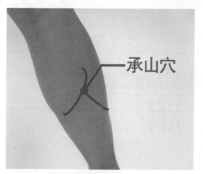

承山穴

②在腓肠肌部出现人字纹，人字纹的下方触碰有一凹陷处，按压有酸胀感，即为此穴。

按摩手法

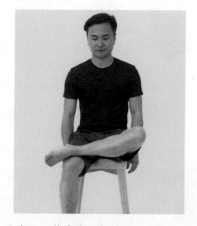

①坐位，将左脚翘起放置于右腿上。

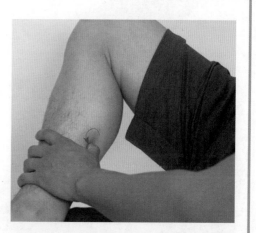

②用拇指指腹按揉承山穴1~3分钟，而后依样按摩右侧穴位。

飞 扬

飞，飞翔；扬，向上扬。此穴为足太阳膀胱经的络穴，本经络脉从此穴飞离而去联络足少阴肾经，其势飞扬，故名。

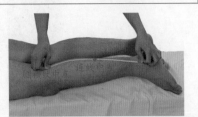

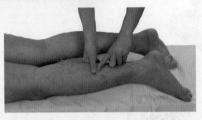

▶ **标准定位**

在小腿后面，当外踝后，昆仑穴直上7寸，承山外下方1寸处。

▶ **功效主治**

清热安神，舒筋活络。针灸此穴可治疗风湿性关节炎、痔疮、膀胱炎、癫痫、眩晕等；小腿肌肉疲劳时，按摩此穴也可改善症状。

▶ **穴位应用**

①痔疮：用艾条温和灸飞扬、承山、次髎穴各5~10分钟，以局部温热为度。每日1次。②腿痛：按揉飞扬、委中穴各3分钟，以局部酸胀为度。每日2次。

快速取穴

俯卧位。取一标有二等分的弹性皮筋，将皮筋两端点与腘窝横纹中点、外踝尖对齐，在皮筋的中点再往下方外侧1横指，按压有酸胀感处即为此穴。

跗 阳

跗，足背；阳，即足背上方。此穴位于昆仑穴上方3寸处，恰为足背部之上方，故名。

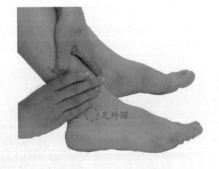

▶ **标准定位**

在小腿后面，外踝后，昆仑穴直上3寸。

▶ **功效主治**

舒筋活络，退热散风。按摩此穴可明显减轻小腿抽筋症状；在此穴刮痧可缓解急性腰扭伤、下肢瘫痪等；针灸此穴对面神经麻痹、三叉神经痛、头痛等有一定的缓解作用。

▶ **穴位应用**

①小腿抽筋：按揉跗阳、承山穴各3分钟，以局部酸胀为度。每日2次。②急性腰扭伤：用刮痧板点刮跗阳、委中穴，以局部发红或出痧为度。

快速取穴

侧坐或俯卧位。从小腿外侧下端高骨（足外踝）后方，平该高骨向上4横指，按压有酸胀感处即为此穴。

昆仑

昆仑，高山名，在此喻指外踝高突，形似高山，穴在其旁，故名。

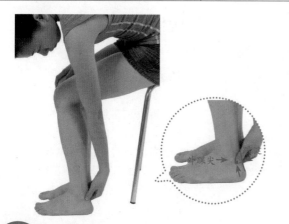

快速取穴

侧坐或俯卧位。在小腿外侧下端高骨（外踝尖）与脚腕后的大筋（跟腱）之间可触及一凹陷，按压有酸胀感处即为此穴。

▶ 标准定位

在足部外踝后方，当外踝尖与跟腱之间的凹陷处。

▶ 功效主治

安神清热，舒筋活络。针灸此穴对下肢疾病，如坐骨神经痛、下肢瘫痪、膝关节炎、踝关节扭伤等有较好的疗效；经常按摩此穴还可调理神经性头痛、眩晕、鼻出血、痔疮等。

▶ 穴位应用

①眩晕：用拇指按于昆仑穴，示指按于内踝后太溪穴，对拿20～30次。每日2次。②鼻出血：按揉昆仑穴3分钟，以不出血为度。

仆 参

仆，仆从；参，参拜。古时仆从行跪拜之礼参拜主人时，足跟显露于上，而此穴位于此处，故名。

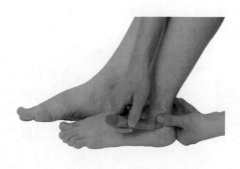

快速取穴

侧坐或俯卧位。先确定昆仑的位置，再从昆仑垂直向下1横指，按压有酸胀感处即为此穴。

▶ 标准定位

在足外侧部，外踝后下方，昆仑直下，跟骨外侧，赤白肉际处。

▶ 功效主治

舒筋活络，强壮腰膝。针灸此穴可减轻足跟痛、膝关节炎、下肢瘫痪等症状；坚持按摩此穴，对尿道炎、癫痫、鼻出血也有调理作用。

▶ 穴位应用

①足跟痛：用艾条温和灸仆参、太溪穴各5分钟，以局部温热为度。每日1次。②尿道炎：按揉仆参、阴陵泉穴各3分钟，以局部酸胀为度。每日2次。

常用穴位快速取穴法 第二章

139

头颈部穴位

上肢部穴位

下肢部穴位

胸腹部穴位

腰背部穴位

臀部穴位

申 脉

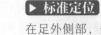

申，通"伸"，意指此穴善治肢体屈伸困难；脉，阳跷脉，意指此穴通于阳跷脉。

SHEN MAI（BL62）

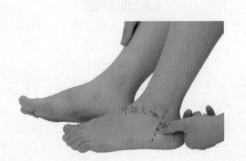

外踝尖

▶ 标准定位

在足外侧部，外踝直下方凹陷中。

▶ 功效主治

清热安神，利腰膝。此穴主治神经精神系统和下肢疾病，在此穴刮痧或针灸，对头痛、眩晕、失眠、脑血管病后遗症有较好的调理作用；经常按摩此穴，对腰肌劳损、下肢瘫痪、关节炎、踝关节扭伤等也有缓解作用。

▶ 穴位应用

①眩晕：用艾条温和灸申脉、百会穴各5分钟，以局部温热为度。每日1次。②踝关节扭伤：按揉申脉、丘墟、昆仑穴各3分钟，以局部酸胀为度。每日2次。

快速取穴
侧坐或俯卧位。从小腿外侧下端高骨（外踝尖）垂直向下可触及一凹陷，按压有酸胀感处即为此穴。

金 门

金，阳之称；门，门户。穴属足太阳膀胱经，又是阳维脉的始发点，故又被喻为进入阳维脉的门户，故名。

JINMEN（BL63）

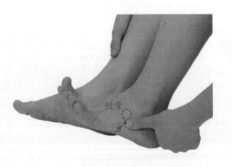

骰骨

▶ 标准定位

在足外侧，当外踝前缘直下，骰骨下缘处。

▶ 功效主治

安神开窍，通经活络。坚持针灸此穴可减轻癫痫、小儿惊风、头痛等症状；经常按摩此穴，对膝关节炎、踝扭伤、足底痛也有一定的防治作用。

▶ 穴位应用

①头痛：用艾条温和灸金门、申脉、足三里穴各5～10分钟，以局部温热为度。每日1次。②踝扭伤：按揉金门、昆仑、丘墟穴各3分钟，以局部酸胀为度。每日2次。

快速取穴
侧坐或俯卧位。在申脉前下方，当脚趾向上翘起时可见一骨头凸起（即骰骨），其下方可触及一凹陷，按压有酸胀感处即为此穴。

京骨

京，高大。京骨，指突出的第5跖骨粗隆部，穴在其下方，故名。

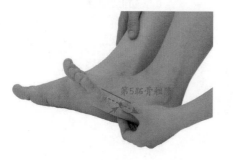

第5跖骨粗隆

快速取穴

侧坐或俯卧位。沿小趾后面的长骨往后推，可触摸到一凸起（即第5跖骨粗隆），其凸起下方掌背交界线（即赤白肉际处），按压可触及一凹陷处即为此穴。

▶ 标准定位

在足外侧，第5跖骨粗隆下方，赤白肉际处。

▶ 功效主治

清热止痉，明目舒筋。此穴主治神经精神系统疾病，经常按摩此穴可改善癫痫、小儿惊风等症状；艾灸此穴也可缓解头痛。

▶ 穴位应用

①小儿惊风：按揉京骨、太冲、大椎穴各3分钟，以局部酸胀为度。每日2次。②头痛：用艾条温和灸京骨、外关穴各5分钟，以局部温热为度。每日1次。

常用穴位快速取穴法 第二章

141

头颈部穴位

上肢部穴位

下肢部穴位

胸腹部穴位

腰背部穴位

臀部穴位

束骨

束，收束，紧束。此穴位于第5跖骨小头后下方，意指由京骨渐呈收束之势，故名。

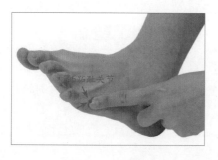

第5跖趾关节

快速取穴

侧坐或仰卧位。在足小趾与足掌所构成的关节（第5跖趾关节）后方掌背交界线处可触及一凹陷，按压有酸胀感处即为此穴。

▶ 标准定位

在足外侧，足小趾本节（第5跖趾关节）的后方，赤白肉际处。

▶ 功效主治

安心定神，清热消肿。针灸此穴可改善头痛、项强、痔疮等症状；坚持按摩此穴，对视物模糊、耳聋也有调理作用；经常在此穴刮痧，对癫痫、精神病等也有一定的疗效。

▶ 穴位应用

①头痛：用艾条温和灸束骨、风池穴各5分钟，以局部温热为度。每日1次。②癫痫：用刮痧板点刮束骨、鸠尾、丰隆穴，以局部发红或出痧为度。此法可作为癫痫的日常调理。

足通谷

通，通过；谷，山谷。穴在足部，该处凹陷如谷，脉气由此通过，故名。

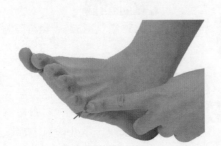

快速取穴

侧坐或仰卧位。在足小趾与足掌所构成的关节（第5跖趾关节）前方掌背交界线处可触及一凹陷，按压有酸胀感处即为此穴。

▶ **标准定位**

在足外侧，足小趾本节（第5跖趾关节）的前方，赤白肉际处。

▶ **功效主治**

泻热，清头目。针灸此穴可改善头痛、视物模糊、颈项疼痛等症状；在此穴刮痧可减轻全身疼痛、心烦、发热、咳喘等；按摩此穴对易惊、消化不良、呕吐等也有一定的防治功效。

▶ **穴位应用**

①颈项疼痛：用艾条温和灸足通谷、外关、风池穴各5分钟，以局部温热为度。每日1次。②发热：用刮痧板点刮足通谷、大椎穴，以局部发红或出痧为度。

至 阴

至，到达；阴，此即足少阴肾经。此穴系足太阳膀胱经末穴，从这里到达足少阴肾经，故名。

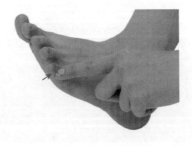

快速取穴

侧坐或仰卧位。在足小趾外侧，由足小趾趾甲外侧缘（即掌背交界线，又称赤白肉际）与下缘各作一垂线之交点处，距趾甲角0.1寸，即为此穴。

▶ **标准定位**

在足小趾末节外侧，距趾甲角0.1寸。

▶ **功效主治**

正胎催产，理气活血，清头明目。艾灸此穴是纠正胎位不正的经验疗法；经常按摩此穴可治疗头痛、脑血管病后遗症等；在此穴刮痧，对尿潴留、遗精、眼结膜充血、鼻塞也有治疗功效。

▶ **穴位应用**

①胎位不正：用艾条温和灸至阴、太溪穴各10分钟，以局部温热为度。每日1次。②头痛：按揉至阴、百会穴各3分钟，以局部酸胀为度。每日2次。

涌 泉

涌，涌出；泉，水泉。穴居足心陷中，经气自下而上，如涌出之水泉，故名。

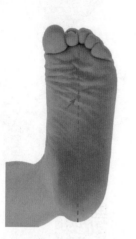

▶ **标准定位**

在足底部，卷足时足前部凹陷处，约当足底第2、3趾趾缝纹头端与足跟连线的前1/3与后2/3交点上。

▶ **功效主治**

苏厥开窍，滋阴益肾，平肝熄风。按摩此穴可治疗神经精神系统疾病，还可缓解咽喉疼痛；针灸此穴对胃痉挛、遗尿、足底痛、支气管炎、心肌炎、糖尿病等有一定的疗效。

▶ **穴位应用**

①失眠：按揉涌泉、神门穴各3分钟，以局部酸胀为度。每日2次。
②咽喉疼痛：按揉涌泉、然谷、太溪穴各3分钟，以局部酸胀为度。每日2次。

快速取穴

仰卧位。卷足，足底前1/3处可见有一凹陷处，按压有酸痛感，即为此穴。

然 谷

舟骨粗隆部称"然骨"，穴在其下方凹陷处，故名。

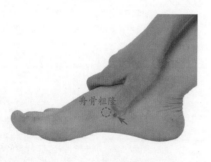

舟骨粗隆

▶ **标准定位**

在足内侧缘，足舟骨粗隆下方，赤白肉际处。

▶ **功效主治**

益气固肾，清热利湿。针灸此穴可调理泌尿生殖系统疾病，如膀胱炎、尿道炎、睾丸炎、月经不调、不孕症等；按摩此穴还可缓解咽喉炎、扁桃体炎等。

▶ **穴位应用**

①咽喉炎：按揉然谷穴3分钟，以局部酸胀为度。每日2次。配合合谷穴效果更佳。②月经不调：用艾条温和灸然谷、三阴交穴各5分钟，以局部温热为度。每日1次。

快速取穴

侧坐或仰卧位。先找到内踝前下方较明显之骨性标志——舟骨，舟骨粗隆前下方可触及一凹陷，按压有酸胀感处即为此穴。

常用穴位快速取穴法 第二章

143

头颈部穴位

上肢部穴位

下肢部穴位

胸腹部穴位

腰背部穴位

臀部穴位

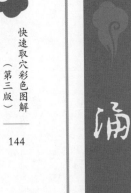

涌泉

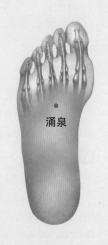

涌泉

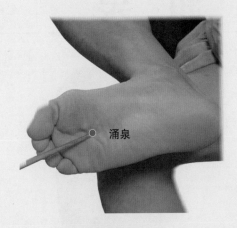

涌泉

涌泉穴位于足底，屈足卷趾时足心最凹陷处。

取穴步骤

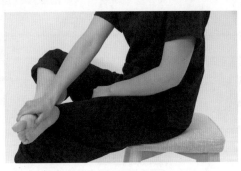

①坐位卷足。

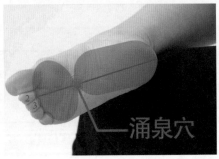

涌泉穴

②足前部凹陷处，约在足底第2、3趾蹼缘与足跟连线的前1/3与后2/3交点的凹陷处即为此穴。

按摩手法

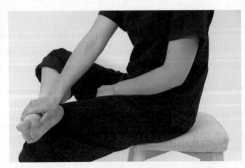

①坐位，把左脚翘在右脚的膝盖上。

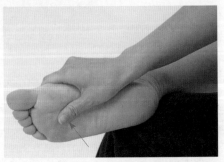

②用拇指推按涌泉穴，左右穴位每日按摩两次，每次1~3分钟。

太 溪

太，盛大；溪，沟溪。穴在内踝和跟腱之间凹陷中，如居大的沟溪，故名。

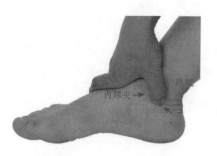

快速取穴

侧坐或仰卧位。由足内踝尖向后推至与跟腱之间凹陷处（大约当内踝尖与跟腱间之中点），按压有酸胀感处即为此穴。

▶ 标准定位

在足内侧，内踝后方，当内踝尖与跟腱之间的凹陷处。

▶ 功效主治

滋阴益肾，壮阳强腰。针灸此穴主治泌尿生殖系统和呼吸系统疾病，对咽痛、口腔炎、耳鸣也有一定的疗效；在此穴按摩或刮痧，还可缓解发热、下肢瘫痪、足跟痛、腰肌劳损等。

▶ 穴位应用

①咽痛：用艾条温和灸太溪、天突穴各5分钟，以局部温热为度。每日1次。②发热：用刮痧板点刮太溪、大椎穴，以局部发红或出痧为度。

常用穴位快速取穴法　第二章

145

头颈部穴位

上肢部穴位

下肢部穴位

胸腹部穴位

腰背部穴位

臀部穴位

大 钟

大，大小的大；钟，同"踵"，指足跟部。穴在足跟，其骨较大，故名。

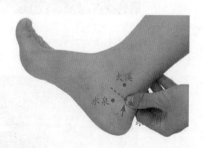

快速取穴

侧坐或仰卧位。先确定太溪穴和水泉穴的位置，沿太溪与水泉连线中点向后推至跟腱前缘，可感有一凹陷处即为此穴。

▶ 标准定位

在足内侧，内踝后下方，当跟腱附着部的内侧前方凹陷处。

▶ 功效主治

益肾平喘，调理二便。针灸此穴可治疗神经精神系统疾病，如神经衰弱、精神病、癔症等；在此穴刮痧，对尿潴留、哮喘也有防治作用；坚持按摩此穴还可改善咽痛、口腔炎、便秘等。

▶ 穴位应用

①神经衰弱：用艾条温和灸大钟、神庭、百会穴各5分钟，以局部温热为度。每日1次。②咽痛：按揉大钟、太溪、合谷穴各3分钟，以局部酸胀为度。每日2次。

穴位特写

太溪

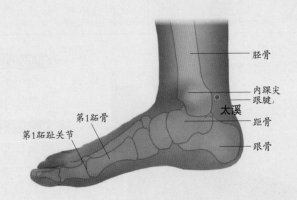

胫骨
内踝尖
跟腱
太溪
距骨
跟骨
第1跖骨
第1跖趾关节

太溪穴位于踝区，内踝尖与跟腱之间的凹陷中。

扫一扫，精彩视频马上看！

取穴步骤

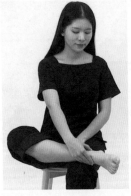

①坐位，将左脚放在右脚膝盖上。

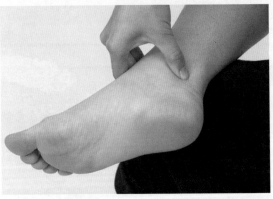

②由足内踝尖向后推至跟腱之间的凹陷处，内踝尖与跟腱之间的中点，按压有酸胀感处即为此穴。

按摩手法

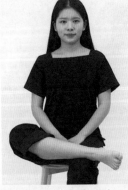

①坐位，将左脚放在右脚膝盖上。

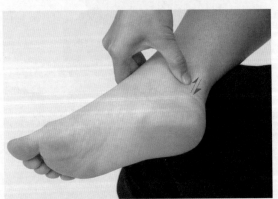

②从上往下用力推按太溪穴，左右穴位各推按1~3分钟，每日2次。

水泉

水，水源；泉，泉水。水泉有水源之意，肾主水。穴属本经郄穴，如泉源所在，且能治小便淋漓，故名。

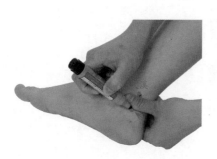

▶ **标准定位**

在足内侧，内踝后下方，当太溪直下1寸，跟骨结节的内侧凹陷处。

▶ **功效主治**

清热益肾，通经活络。此穴主治妇科疾病，针灸此穴可调理月经不调、闭经、月经过少、子宫脱垂、不孕症等；经常按摩此穴，对小便不利、近视也有一定的功效。

▶ **穴位应用**

①小便不利：按揉水泉穴3分钟，以局部酸胀为度。每日2次。②月经过少：用艾条温和灸水泉、血海穴各5分钟，以局部温热为度。每日1次。

快速取穴

侧坐或仰卧位。先确定太溪穴的位置，由太溪直下1横指处，按压有酸胀感，即为此穴。

照海

照，相对；海，指足底。两足底相合时，内踝下方呈现凹陷，故名。

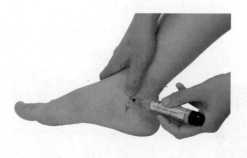

▶ **标准定位**

在足内侧，内踝尖下方凹陷处。

▶ **功效主治**

滋阴清热，调经止痛。此穴善治咽部疾病，按摩此穴可改善急性扁桃体炎、咽喉炎等症状；在此穴刮痧，对神经衰弱、癔症、癫痫、失眠有调理作用；坚持针灸此穴，对月经不调、便秘也有很好的功效。

▶ **穴位应用**

①咽喉炎：按揉照海、少商穴各3分钟，以局部酸胀为度。每日2次。②失眠：按揉照海、神门穴各3分钟，以局部酸胀为度。每日2次。

快速取穴

侧坐或仰卧位。由内踝尖垂直向下推，至其下缘凹陷处，按压有酸痛感，即为此穴。

常用穴位快速取穴法 第二章

147

头颈部穴位

上肢部穴位

下肢部穴位

胸腹部穴位

腰背部穴位

臀部穴位

复溜

快速取穴彩色图解（第三版）

148

复，返还，重复；溜，通"流"。穴居照海之上，在此指经气至"海"入而复出并继续溜注之意，故名。

FULIU（KI7）

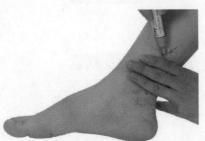

▶ **标准定位**

在小腿内侧，太溪直上2寸，跟腱的前方。

▶ **功效主治**

补肾益阴，温阳利水。坚持按摩此穴可调理肾炎、睾丸炎、尿路感染等；在此穴刮痧，对盗汗、小便少也有疗效；经常针灸此穴还可改善功能失调性子宫出血、痔疮、腰肌劳损等症状。

▶ **穴位应用**

①肾炎：按揉复溜穴各3分钟，以局部酸胀为度。每日2次。②盗汗：用刮痧板点刮复溜、阴郄穴，以局部发红或出痧为度。

快速取穴

侧坐或仰卧位。先确定太溪穴的位置，由太溪直上3横指，在跟腱前缘处，按压有酸胀感，即为此穴。

交信

五行与五德（仁义礼智信）相配，其中脾土配信，而此穴为肾经与脾经相交之处，故名。

JIAOXIN（KI8）

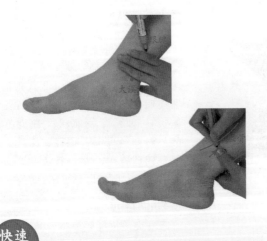

▶ **标准定位**

在小腿内侧，当太溪直上2寸，复溜前0.5寸，胫骨内侧缘的后方。

▶ **功效主治**

益肾调经，调理二便。针灸此穴可调理泌尿生殖系统疾病，如月经不调、尿潴留、睾丸炎等；经常按摩此穴也可改善便秘、肠炎等症状；下肢内侧痛时，在此穴刮痧能减轻疼痛。

▶ **穴位应用**

①月经不调：用艾条温和灸交信、三阴交、中极穴各5分钟，以局部温热为度。每日1次。②下肢内侧痛：用刮痧板点刮交信、阴陵泉、三阴交穴，以局部发红或出痧为度。

快速取穴

侧坐或仰卧位。先确定太溪穴的位置，由太溪向上3横指，再向前轻推至胫骨后缘有一凹陷处，按压有酸胀感，即为此穴。

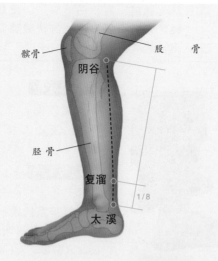

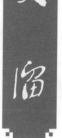

髌骨　股　骨

阴谷

胫骨

复溜

太溪

1/8

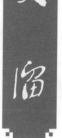

复溜

复溜穴在小腿内侧，太溪直上2寸，跟腱的前方。

扫一扫，
精彩视频马上看!

常用穴位快速取穴法　第二章

149

头颈部穴位

上肢部穴位

下肢部穴位

胸腹部穴位

腰背部穴位

臀部穴位

取穴步骤

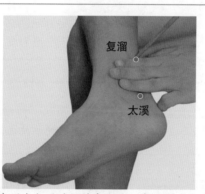

复溜

太溪

坐位，先取太溪穴，即内踝尖与跟腱间的中点处。太溪穴再向上约3横指，跟腱前缘处，按压有酸胀感处即为此穴。

按摩手法

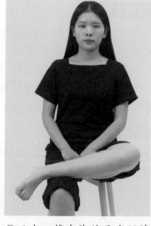

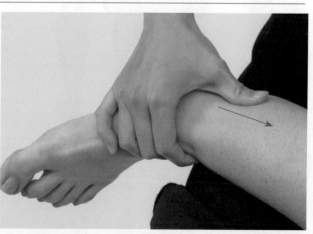

①正坐，将左脚放于右腿膝盖上。　②右手握住左脚，用右手拇指指腹推揉复溜穴，左右两侧穴位各推揉1~3分钟。

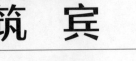

筑宾

筑，强健；宾，同"膑"，泛指膝和小腿。穴在小腿内侧，有使腿膝强健的作用，故名。

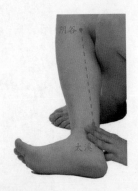

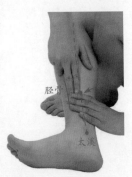

▶ **标准定位**

在小腿内侧，当太溪与阴谷的连线上，太溪上5寸，腓肠肌肌腹的内下方。

▶ **功效主治**

调理下焦，宁心安神。针灸此穴对神经精神系统疾病有较好疗效；长期按摩此穴还可调理泌尿系统疾病；在此穴刮痧，对神经性呕吐、小腿抽筋、下肢痿痹也有改善作用。

▶ **穴位应用**

①癫痫：用艾条温和灸筑宾、水沟、丰隆穴各5分钟，以局部温热为度。每日1次。②水肿：按揉筑宾、三阴交、关元穴各3分钟，以局部酸胀为度。每日2次。

快速取穴　侧坐或仰卧位。先确定太溪穴和阴谷穴的位置，由太溪沿太溪—阴谷连线向上3横指，再4横指，同时从胫骨由后2横指，二者相交处，按压有酸胀感，即为此穴。

阴谷

内侧为"阴"，凹陷称"谷"。穴居腘窝内侧凹陷处，故名。

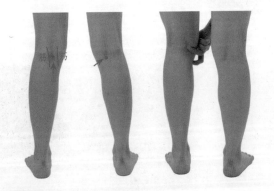

▶ **标准定位**

在腘窝内侧，屈膝时，当半腱肌肌腱与半膜肌肌腱之间。

▶ **功效主治**

益肾调经，理气止痛。坚持按摩此穴可调理泌尿生殖系统疾病；针灸此穴对胃肠炎也有一定的疗效；在此穴拔罐、刮痧，还可缓解癫痫、精神病、膝关节炎等症状。

▶ **穴位应用**

①阴道炎：按揉阴市、阴陵泉穴各3分钟，以局部酸胀为度。每日2次。②胃肠炎：用艾条温和灸阴谷、中脘、足三里穴各5分钟，以局部温热为度。每日1次。

快速取穴　站立或正坐屈膝位。从膝内高骨向后缘推，在腘窝横纹内侧端可触及两条筋（触摸有明显条索状，用力弹拨有滑动感），两筋之间可触及一凹陷，按压有酸胀感处即为此穴。

风 市

风,风邪;市,集市。集市有集散之意,此穴为疏散风邪之要穴,故名。

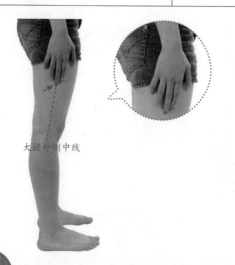

大腿外侧中线

▶ 标准定位

在大腿外侧部的中线上,当腘横纹上7寸。或直立垂手时,中指尖处。

▶ 功效主治

祛风化湿,通经活络。在此穴按摩或刮痧可治疗下肢瘫痪、腰腿痛、膝关节炎、坐骨神经痛、股外侧皮神经炎等;针灸此穴也可缓解头痛、眩晕、小儿麻痹后遗症、荨麻疹、耳鸣等症状。

▶ 穴位应用

①下肢瘫痪:按揉风市、风池、大椎穴各3分钟,以局部酸胀为度。每日2次。②荨麻疹:用艾条温和灸风市、血海、足三里穴各5分钟,以局部温热为度。每日1次。

快速取穴

直立位。两手自然下垂,中指尖到达的地方,按压有酸胀感,即为此穴。

中 渎

穴居股外侧中线筋骨凹陷,如在沟渎之中,故名。

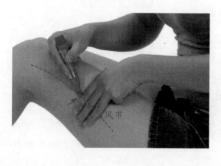

风市

▶ 标准定位

在大腿外侧,当风市下2寸,或腘横纹上5寸,股外侧肌与股二头肌之间。

▶ 功效主治

疏通经络,祛风散寒。按摩或针灸此穴可缓解下肢麻痹、坐骨神经痛等;在此穴拔罐、刮痧还可调理膝关节炎、小腿抽筋等。

▶ 穴位应用

①下肢麻痹:用艾条温和灸中渎、阳陵泉穴各5分钟,以局部温热为度。每日1次。②坐骨神经痛:按揉中渎、环跳、风市穴各3分钟,以局部酸胀为度。每日2次。

快速取穴

直立或坐位。先确定风市穴的位置,从风市直下3横指处,在两筋之间按压有酸胀感,即为此穴。

膝阳关

外侧为"阳"，穴处膝关节外侧，故名。

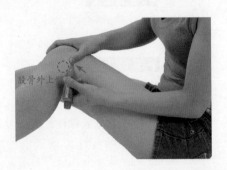

股骨外上

▶ **标准定位**

在膝外侧，当阳陵泉上3寸，股骨外上髁上方的凹陷处。

▶ **功效主治**

疏利关节，祛风化湿。针灸此穴可改善膝关节炎、下肢瘫痪、膝关节及周围软组织疾患等症状；在此穴拔罐、刮痧，对股外侧皮神经麻痹、坐骨神经痛等也有一定的防治作用。

▶ **穴位应用**

①膝关节炎：用艾条温和灸膝阳关、鹤顶、足三里穴各5分钟，以局部温热为度。每日1次。②股外侧皮神经麻痹：用气罐抽吸膝阳关、阴市穴，留罐5分钟。待罐印消退后再拔。

快速取穴

坐位。屈膝成90度，可见膝上外侧有一突起之高骨，即股骨外上髁，在该髁上方可触及一凹陷处，按压有酸痛感，即为此穴。

阳陵泉

小腿外侧面为"阳"；腓骨头突起处如"陵"；穴在其下方凹陷部，犹如水泉，故名。

YANG LING QUAN (GB34)

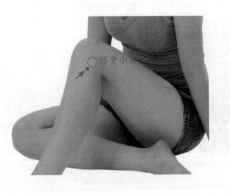

腓骨小头

▶ **标准定位**

在小腿外侧，当腓骨头前下方凹陷处。

▶ **功效主治**

疏肝利胆，强健腰膝。针灸此穴可治疗下肢疾病，如膝关节炎、下肢瘫痪、踝扭伤等，对肩周炎、落枕也有调理作用；经常按摩、刮痧此穴，还可改善肝炎、胆结石、胆绞痛、便秘、高血压、肋间神经痛等症状。

▶ **穴位应用**

①高血压：按揉两侧阳陵泉穴5分钟，以局部酸胀为度。每日2次。②胆绞痛：按揉右侧阳陵泉10分钟，以局部酸胀为度。每日2次。

快速取穴

坐位。屈膝成90度，膝关节外下方，腓骨小头前下方可触及一凹陷处即为此穴。

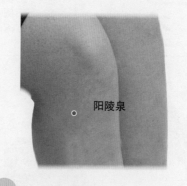

股骨
髌骨
腓骨头
胫骨粗隆
阳陵泉
胫骨
腓骨
外踝尖

阳陵泉位于小腿外侧，腓骨头前下方的凹陷处。

扫一扫，
精彩视频马上看！

常用穴位快速取穴法　第二章

153

头颈部穴位

上肢部穴位

下肢部穴位

胸腹部穴位

腰背部穴位

臀部穴位

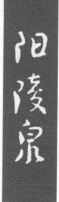
阳陵泉

取穴步骤

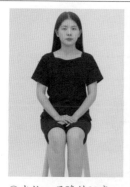
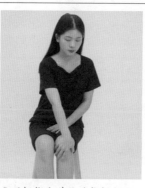
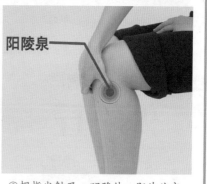

阳陵泉

①坐位，屈膝约90度。

②用拇指和其他手指抓住小腿上部，腓骨小头前下方。

③拇指尖触及一凹陷处，即为此穴。

按摩手法

● 方法一

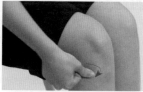

①用拇指的指腹沿顺时针方向稍用力按揉阳陵泉穴，直至有酸胀感。

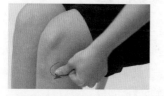

②先按摩左侧穴位后，再按摩右侧穴位，每侧各按揉1~3分钟便可。

● 方法二

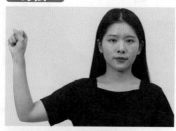

①手握拳，腕关节放松。

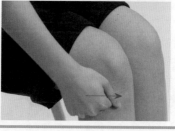

②速度均匀，稍用力，快速而短促地垂直拍打穴位30次。

阳交

阳，外侧为阳；交，交会。穴在小腿外侧，与膀胱经交会，故名。

YANG JIAO（GB35）

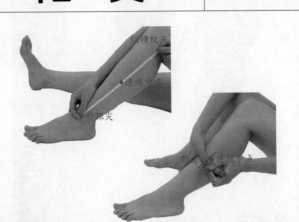

快速取穴

坐位或仰卧位。取一标有二等分线的弹性皮筋，将皮筋的两端分别与外踝尖及腘横纹头对齐拉紧，再从皮筋中点向下1横指，在腓骨后缘处，按压有酸胀感，即为此穴。

▶ **标准定位**

在小腿外侧，当外踝尖上7寸，腓骨后缘。

▶ **功效主治**

疏肝理气，安神定志。腓浅神经疼痛或麻痹时，针灸此穴可明显缓解症状；按摩此穴也可减轻坐骨神经痛；在此穴刮痧还可调理癫痫、精神病等。

▶ **穴位应用**

①腓浅神经疼痛或麻痹：用艾条温和灸阳交、阳陵泉、足三里穴各5分钟，以局部温热为度。每日1次。②坐骨神经痛：用气罐抽吸阳交、环跳、委中、阳陵泉穴，留罐5分钟。待罐印消退后再拔。

外丘

穴居小腿外侧隆起如丘处，故名。

WAIQIU（GB36）

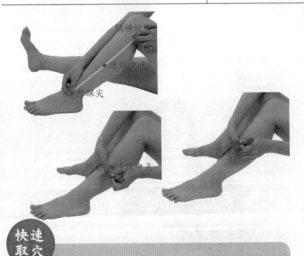

快速取穴

坐位或仰卧位。取一标有二等分线的弹性皮筋，将皮筋的两端分别与外踝尖及腘横纹对齐拉紧，再从皮筋中点向下1横指，在腓骨前缘处，按压有酸胀感，即为此穴。

▶ **标准定位**

在小腿外侧，当外踝尖上7寸，腓骨前缘，平阳交穴。

▶ **功效主治**

疏肝理气，通络安神。坚持针灸此穴，对腓神经疼痛、下肢麻痹有很好的调理作用；经常在此穴按摩或刮痧，能缓解踝关节周围软组织疾病症状。

▶ **穴位应用**

①下肢麻痹：用艾条温和灸外丘、足三里、阳陵泉穴各5分钟，以局部温热为度。每日1次。②踝扭伤：按揉阳交、解溪、丘墟穴各3分钟，以局部酸胀为度。每日2次。

阳 辅

阳，外侧为阳；辅，指辅骨，即腓骨。穴在小腿外侧面之腓骨前缘，故名。

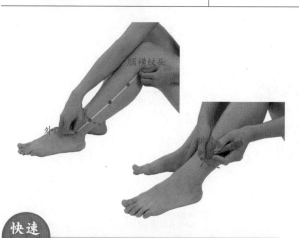

胭横纹头

外踝

快速取穴

坐位或仰卧位。取一标有四等分线的弹性皮筋，将皮筋的两端分别与外踝尖及胭横纹对齐拉紧，在下1/4与上3/4交点，腓骨前缘稍前方处，按压有酸胀感，即为此穴。

▶ 标准定位

在小腿外侧，当外踝尖上4寸，腓骨前缘稍前方。

▶ 功效主治

清热散风，疏通经络。坚持针灸此穴，对半身不遂、下肢麻痹、膝关节炎、腰痛等大有好处；经常在此穴刮痧或按摩，还能减轻偏头痛、坐骨神经痛等。

▶ 穴位应用

①下肢麻痹：用艾条温和灸阳辅、足三里、阳陵泉穴各5分钟，以局部温热为度。每日1次。②坐骨神经痛：按揉阳辅、环跳、风市、阳陵泉穴各3分钟，以局部酸胀为度。每日2次。

悬 钟

悬，悬挂；钟，钟铃。穴在外踝上，是古时小儿悬挂脚铃处，故名。别名绝骨。

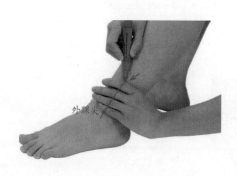

外踝尖

快速取穴

坐位或侧卧位。从外踝尖直上4横指，在腓骨前缘处，按压有酸胀感，即为此穴。

▶ 标准定位

在小腿外侧，当外踝尖上3寸，腓骨前缘。

▶ 功效主治

平肝熄风，舒肝益肾。此穴主治下肢疾病，针灸此穴对脑血管病后遗症、下肢痿痹、踝关节疼痛等有一定的疗效；腰扭伤、落枕时，按摩此穴可明显改善症状；在此穴刮痧还可缓解头痛、扁桃体炎、鼻炎等症状。

▶ 穴位应用

①腰扭伤：按揉悬钟穴，同时缓慢活动腰部，直至腰部恢复正常。②踝关节疼痛：用艾条温和灸悬钟、解溪穴各5分钟，以局部温热为度。每日1次。

常用穴位快速取穴法 第二章

155

头颈部穴位

上肢部穴位

下肢部穴位

胸腹部穴位

腰背部穴位

臀部穴位

丘墟

高处称"丘"，大丘称"墟"，意指外踝，穴在其下，故名。

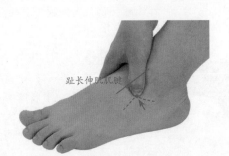

趾长伸肌肌腱

▶ 标准定位

在足外踝的前下方，当趾长伸肌肌腱的外侧凹陷处。

▶ 功效主治

健脾利湿，泻热退黄，舒筋活络。经常按摩此穴可使头脑保持清醒状态；针灸此穴可缓解踝关节疼痛、小腿抽筋、坐骨神经痛等；在此穴刮痧，对胆囊炎、胆绞痛也有一定的疗效。

▶ 穴位应用

①保持头脑清醒：按揉丘墟穴10分钟，以局部酸胀为度。头昏脑涨时操作，配合太阳穴效果更佳。②坐骨神经痛：按揉丘墟、环跳、委中穴各3分钟，以局部酸胀为度。每日2次。

快速取穴 坐位或侧卧位。取足外踝前缘垂线与下缘水平线的交点，按压有凹陷处即为此穴。

足临泣

足，足部；临，调治；泣，流泪。穴在足部，可调治流泪等眼疾，故名。

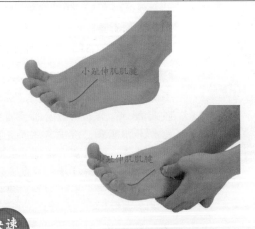

小趾伸肌肌腱

小趾伸肌肌腱

▶ 标准定位

在足背外侧，当足4趾本节（第4跖趾关节）的后方，小趾伸肌肌腱的外侧凹陷处，用力按压有明显酸胀感。

▶ 功效主治

舒肝熄风，化痰消肿。头痛、眩晕时，针灸此穴可改善症状；坚持按摩此穴，对月经不调、乳腺炎、淋巴结肿大、足跟痛、目赤肿痛等也有一定的疗效。

▶ 穴位应用

①眩晕：用艾条温和灸足临泣、风池穴各5分钟，以局部温热为度。每日1次。②目赤肿痛：按揉足临泣穴10分钟，以局部酸胀为度。每日2次。

快速取穴 坐位或仰卧位。小趾向上翘起，在第4、5跖骨之间可见一凸起肌腱（即小趾伸肌肌腱），在该肌腱的外侧缘凹陷处，用力按压有明显酸胀感，即为此穴。

地五会

地，此指足部；五，五个；会，会合。足部胆经穴有五，此穴居其中，为上下脉气会合之处，故名。

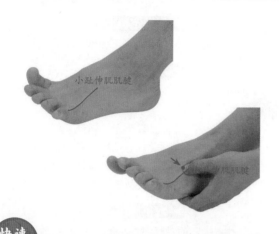

小趾伸肌肌腱

小趾伸肌肌腱

▶ 标准定位

在足背外侧，当足4趾本节（第4跖趾关节）的后方，第4、5跖骨之间，小趾伸肌肌腱的内侧缘。

▶ 功效主治

舒肝消肿，通经活络。按摩此穴可改善结膜炎、乳腺炎等症状；腰肌劳损、踝扭伤时，针灸此穴可缓解疼痛。

▶ 穴位应用

①结膜炎：按揉地五会、攒竹、太冲穴各5分钟，以局部酸胀为度。每日2次。②踝扭伤：用艾条温和灸地五会、丘墟穴各5~10分钟，以局部温热为度。每日1次。

快速取穴
坐位或仰卧位。小趾向上跷起，在第4、5跖骨之间可见一凸起肌腱（即小趾伸肌肌腱），在该肌腱的内侧缘凹陷处即为此穴。

侠 溪

侠，同"夹"；溪，喻指凹陷。此穴位处第4、5趾夹缝之凹陷中，故名。

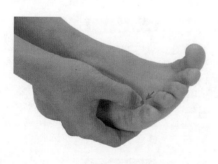

▶ 标准定位

在足背外侧，当第4、5趾间，趾蹼缘后方赤白肉际处。

▶ 功效主治

平肝熄风，消肿止痛。针灸此穴可缓解下肢麻痹、坐骨神经痛、肋间神经痛、偏头痛等；坚持按摩此穴，对脑卒中、高血压有一定的调理作用；在此穴刮痧，对耳鸣也有一定的疗效。

▶ 穴位应用

①下肢麻痹：用艾条温和灸侠溪、足三里、阳陵泉穴各5分钟，以局部温热为度。每日1次。②高血压：按揉侠溪、太冲、曲池穴各3分钟，以局部酸胀为度。每日2次。

快速取穴
坐位或仰卧位。在足背部第4、5两趾之间连接处的缝纹头，按压有酸胀感处即为此穴。

常用穴位快速取穴法 第二章

157

头颈部穴位

上肢部穴位

下肢部穴位

胸腹部穴位

腰背部穴位

臀部穴位

足窍阴

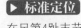

足, 足部; 窍, 孔窍; 阴, 阴阳之阴。肾肝属阴, 开窍于耳目, 穴在足部, 治疗耳目之疾, 故名。

ZUQIAO YIN (GB44)

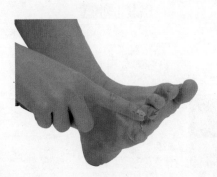

▶ 标准定位

在足第4趾末节外侧, 距趾甲角0.1寸。

▶ 功效主治

疏肝解郁, 通经活络。此穴对神经系统及头面部疾病疗效较好, 针灸此穴可缓解头痛、神经衰弱、高血压、结膜炎、耳聋耳鸣等症状; 按摩此穴还可治疗慢性胆囊炎、脑血管病后遗症、足踝肿痛、哮喘等。

▶ 穴位应用

①神经性头痛: 用艾条温和灸足窍阴、内关穴各5分钟, 以局部温热为度。每日1次。②胆道疾病: 按揉足窍阴、阳陵泉、期门穴各3分钟, 以局部酸胀为度。每日2次。

快速取穴

坐位或仰卧位。在第4趾外侧, 由第4趾趾甲外侧缘（即掌背交界线, 又称赤白肉际）与下缘各作一垂线之交点处, 距趾甲角0.1寸, 即为此穴。

大 敦

大, 大小之大; 敦, 敦厚。此穴位于大趾外侧, 此处肌肉大而厚实, 故名。

DADUN (LR1)

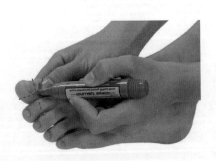

▶ 标准定位

在足大趾末节外侧, 距趾甲角0.1寸。

▶ 功效主治

回阳救逆, 调经通淋。针灸此穴可治疗生殖系统疾病, 如疝气、睾丸炎、阴茎痛、月经不调、子宫脱垂等; 坚持按摩此穴, 对脑血管病后遗症、癫痫、胃脘痛、便秘、心绞痛、嗜睡、糖尿病也有较好的疗效。

▶ 穴位应用

①嗜睡: 掐揉大敦穴3分钟, 以局部酸胀为度。每日2次。②月经不调: 用艾条温和灸大敦、三阴交穴各10分钟, 以局部温热为度。每日1次。

快速取穴

坐位或仰卧位。于足大趾背外侧, 从拇趾爪甲外侧缘与基底部各作一线, 其交点处即为此穴。

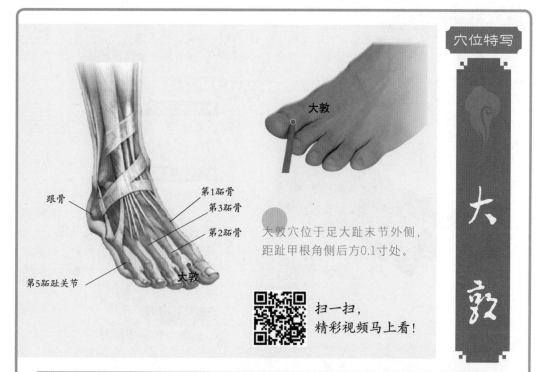

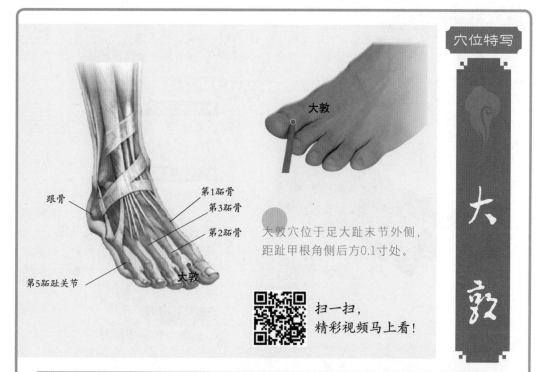

大敦

跟骨
第1跖骨
第3跖骨
第2跖骨
第5跖趾关节
大敦

大敦穴位于足大趾末节外侧，距趾甲根角侧后方0.1寸处。

扫一扫，精彩视频马上看！

穴位特写

头颈部穴位

上肢部穴位

下肢部穴位

胸腹部穴位

腰背部穴位

臀部穴位

取穴步骤

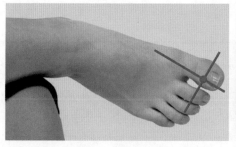
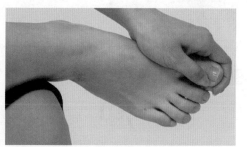

从足大趾甲外侧缘与基底部各做一条垂线，两线的交点处按压有酸痛感处，即为此穴。

按摩手法

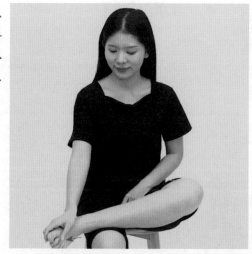
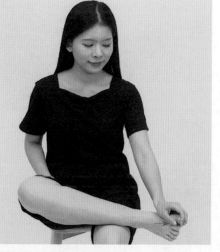

正坐，曲起左腿，拇指指尖掐按大敦穴1~3分钟，而后依样按摩右侧穴位。

行 间

行，运行；间，中间。穴在第1、2跖趾关节的前方凹陷中，经气运行其间，故名。

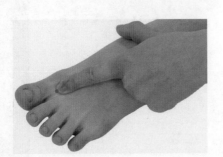

▶ **标准定位**

在足背侧，当第1、2趾间，趾蹼缘的后方赤白肉际处。

▶ **功效主治**

清肝泻热，凉血安神，熄风活络。坚持针灸此穴可调理泌尿生殖和神经精神系统疾病；经常按摩此穴还可改善消化系统疾病；在此穴刮痧，对高血压、腰腿痛、糖尿病、牙痛及足跟痛等也有较好的缓解作用。

▶ **穴位应用**

①痛经：用艾条温和灸行间、三阴交穴各5分钟，以局部温热为度。每日1次。②消化不良：按揉行间、中脘穴各3分钟，以局部酸胀为度。每日2次。

快速取穴

坐位或仰卧位。在足背内侧第1、2趾两趾之间连接处的缝纹头，按压有凹陷处即为此穴。

太 冲

太，大；冲，重要部位。穴在足背，脉气盛大，为本经要穴之处，故名。

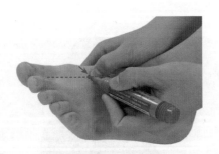

▶ **标准定位**

在足背侧，当第1跖骨间隙的后方凹陷处。

▶ **功效主治**

平肝泻热，舒肝养血，清利下焦。坚持针灸此穴，对消化系统、泌尿生殖系统和头面部疾病均有较好疗效；经常按摩此穴也可调理高血压、心绞痛、下肢痉挛等；长期在此穴刮痧还可治疗胸肋胀痛、乳腺炎等。

▶ **穴位应用**

①高血压：按揉太冲穴3分钟，以局部酸胀为度。每日2次。②月经不调：用艾条温和灸太冲、三阴交穴各5分钟，以局部温热为度。每日1次。

快速取穴

坐位或仰卧位。由第1、2趾间缝纹向足背上推，至第1、2跖骨之间跖骨底结合部前方，可感有一凹陷处即为此穴。

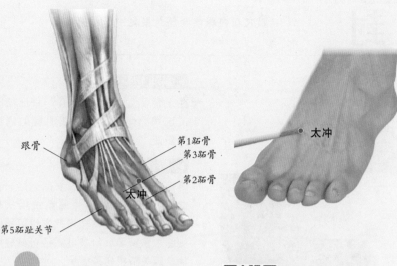

跟骨
第1跖骨
第3跖骨
太冲
第2跖骨
第5跖趾关节

太冲

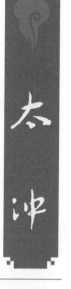

太冲

太冲穴位于足背部，第1、2跖骨之间，跖骨底结合部向前方凹陷处。

扫一扫，精彩视频马上看！

常用穴位快速取穴法　第二章

161

头颈部穴位

上肢部穴位

下肢部穴位

胸腹部穴位

腰背部穴位

臀部穴位

取穴步骤

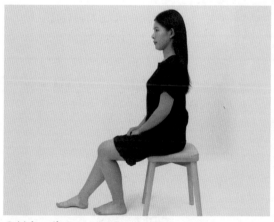

①侧坐，伸足。

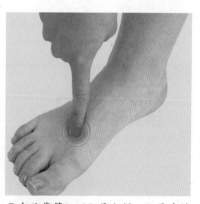

②在足背第1、2跖骨之间，跖骨底结合部向前方凹陷中，可触及动脉搏动处即为此穴。

按摩手法

● 方法一

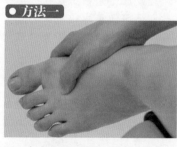

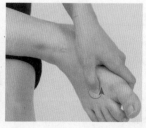

①用拇指指尖环形按揉太冲穴。

②先按摩左侧穴位后，再按摩右侧穴位，每侧各按摩1~3分钟。

● 方法二

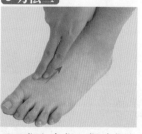

用示指和中指二指的指尖从下往上推按太冲穴，每侧各推按20次。

中 封

以穴在内踝前两筋封聚之中，故名。

胫骨前肌肌腱

内踝

胫骨前肌肌腱

快速取穴

坐位或仰卧位。拇趾上跷，足背内侧上可见一大筋，其内侧于足内踝前下方可触及一凹陷处即为此穴。

▶ 标准定位

在足背侧，当足内踝前，商丘与解溪连线之间，胫骨前肌肌腱的内侧凹陷处。

▶ 功效主治

清泻肝胆，通利下焦，舒筋通络。在此穴刮痧，对泌尿生殖系统疾病有较好的疗效；经常按摩此穴也可缓解腹胀、黄疸等；针灸此穴还可减轻腰痛、踝关节扭伤等症状。

▶ 穴位应用

①遗精：用刮痧板点刮中封、三阴交、中极穴，以局部发红或出痧为度。②踝关节扭伤：用艾条温和灸中封、照海、丘墟穴各5分钟，以局部温热为度。每日1次。

蠡 沟

蠡，即瓢勺，形容小腿肚，以穴居其前方沟中，故名。

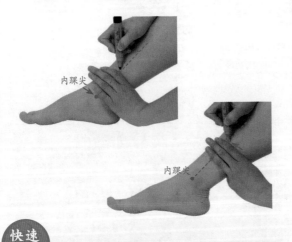

内踝尖

内踝尖

快速取穴

坐位或仰卧位。从内踝尖垂直向上4横指是悬钟穴，再由悬钟直上3横指，在胫骨内侧缘凹陷中，按压有酸胀感处即为此穴。

▶ 标准定位

在小腿内侧，当足内踝尖上5寸，胫骨内侧面的中央。

▶ 功效主治

疏肝理气，调经止带。针灸此穴可调理泌尿生殖系统疾病；经常按摩此穴还可改善梅核气、心动过速等症状。另外，此穴还为针麻常用穴之一。

▶ 穴位应用

①月经不调：用艾条温和灸蠡沟、三阴交穴各5分钟，以局部温热为度。每日1次。②小腿抽筋：按揉蠡沟、承山穴各3分钟，以局部酸胀为度，直至症状缓解。

膝 关

关，指关节。穴近膝关节，故名。

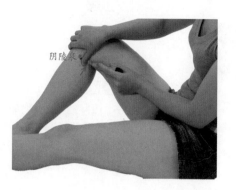

阴陵泉

常用穴位快速取穴法　第二章

163

头颈部穴位

上肢部穴位

下肢部穴位

胸腹部穴位

腰背部穴位

臀部穴位

▶ 标准定位

在小腿内侧，当胫骨内上髁的后下方，阴陵泉后1寸，腓肠肌内侧头的上部。

▶ 功效主治

散风祛湿，疏通关节。经常针灸此穴可治疗膝关节疾病；在此穴按摩或刮痧，对风湿及类风湿关节炎也有一定的防治作用。

▶ 穴位应用

①髌骨软化症：用艾条温和灸膝关、鹤顶、膝眼穴各5分钟，以局部温热为度。每日1次。②类风湿关节炎：按揉膝关、足三里、鹤顶穴各3分钟，以局部酸胀为度。每日2次。

快速取穴　坐位屈膝或仰卧位。先确定胫骨内侧髁下缘的阴陵泉穴的位置，再由阴陵泉向后方1横指，可触及一凹陷处即为此穴。

曲 泉

曲，屈曲；泉，指凹陷。此穴位于膝内侧横纹头之上，为屈曲膝关节时凹陷所在，故名。

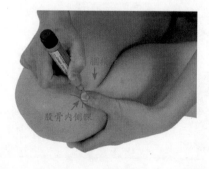

腘横纹头

股骨内侧髁

▶ 标准定位

在膝内侧，屈膝，当膝关节内侧面横纹内侧端，股骨内侧髁的后缘，半腱肌、半膜肌止端的前缘凹陷处。

▶ 功效主治

清利湿热，通调下焦。针灸或按摩此穴对泌尿生殖系统疾病有一定的疗效；在此穴拔罐、刮痧，对眩晕、目痛、腹泻、膝关节炎等也有一定的疗效。

▶ 穴位应用

①痛经：按揉曲泉、三阴交、太冲穴各5分钟，以局部酸胀为度。每日2次。②膝关节疼痛：用气罐抽吸曲泉、鹤顶、血海穴，留罐5分钟。待罐印消退后再拔。

快速取穴　坐位屈膝。双腿略张开，在膝内侧可触及一高骨（即股骨内上髁），从此高骨向后，可触及两筋（半腱肌、半膜肌），高骨后缘、两筋前方，腘横纹头上方凹陷处，按压有酸胀感，即为此穴。

足五里

穴在股内侧约当箕门上5寸处，故名。

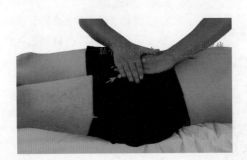

▶ **标准定位**

在大腿内侧，当气冲直下3寸，大腿根部，耻骨结节的下方，长收肌的外缘。

▶ **功效主治**

疏肝理气，清利湿热。坚持按摩此穴可治疗阴囊湿疹、睾丸肿痛、尿潴留、遗尿等；在此穴针灸或刮痧，对股内侧痛、少腹胀满疼痛、胸闷气短等有一定疗效。

▶ **穴位应用**

①遗尿：按揉足五里、肾俞、命门穴各3分钟，以局部酸胀为度。每日2次。②少腹胀满疼痛：用艾条温和灸足五里、神阙、关元各5分钟，以局部温热为度。每日1次。

快速取穴

仰卧位。伸足，从耻骨联合上缘的中点旁开3横指，再直下4横指，按压有动脉搏动感处即为此穴。

阴 廉

内侧称"阴"，边缘称"廉"。穴在股内侧阴器旁，长收肌外缘，故名。

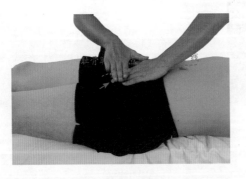

▶ **标准定位**

在大腿内侧，当气冲直下2寸，大腿根部，耻骨结节的下方，长收肌的外缘。

▶ **功效主治**

调经止带，通利下焦。长期按摩此穴可治疗月经不调、白带增多、阴部瘙痒等；坚持针灸此穴，对小腹疼痛、腰腿痛、下肢痉挛等也有较好疗效。

▶ **穴位应用**

①月经不调：按揉阴廉、三阴交穴各3分钟，以局部酸胀为度。每日2次。②不孕症：用艾条温和灸阴廉、关元、三阴交穴各5分钟，以局部温热为度。每日1次。

快速取穴

仰卧位。伸足，从耻骨联合上缘的中点旁开3横指，再直下3横指处即为此穴。

鹤 顶

膝关节状如仙鹤之头顶，穴在髌骨顶端，故名。

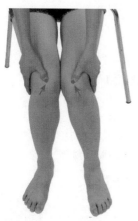

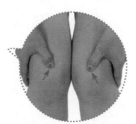

▶ 标准定位

在膝上部，髌底的中点上方凹陷处。

▶ 功效主治

通利关节。此穴主治膝关节疾病，针灸此穴可调理各种膝关节疼痛、活动不利等；经常按摩此穴还可调理脑血管病后遗症所致的膝关节问题。

▶ 穴位应用

①膝关节疼痛：用艾条温和灸鹤顶、膝眼、血海、委中穴各5分钟，以局部温热为度。每日1次。②脑血管病后遗症膝关节僵硬：按揉鹤顶、膝眼、委中穴各3分钟，以局部酸胀微痛为度，同时活动膝关节。每日2次。

快速取穴　坐位或仰卧位。在膝关节上，髌骨上缘正中可触及一凹陷处，按压有酸胀感，即为此穴。

胆 囊

此穴主治疾病为胆囊疾病，故名。

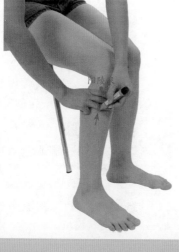

▶ 标准定位

在小腿外侧上部，当腓骨小头前下方凹陷处，阳陵泉直下2寸。

▶ 功效主治

利胆通腑。此穴主治胆囊疾病，针灸此穴可治疗胆道感染、胆道蛔虫、胸胁痛等；在此穴刮痧或按摩，对下肢麻痹、耳聋也有调理作用。

▶ 穴位应用

①胸胁痛：用艾条温和灸胆囊、太冲穴各5分钟，以局部温热为度。每日1次。②下肢麻痹：按揉胆囊、阳陵泉、足三里穴各3分钟，以局部酸胀为度。每日2次。

快速取穴　坐位或仰卧位。先确定阳陵泉穴的位置，再自阳陵泉直下3横指，按压有明显酸痛感处即为此穴。

常用穴位快速取穴法　第二章

165

头颈部穴位

上肢部穴位

下肢部穴位

胸腹部穴位

腰背部穴位

臀部穴位

阑 尾

此穴善治阑尾疾病，故名。

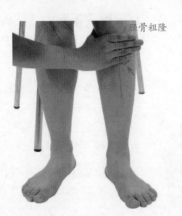

胫骨粗隆

▶ **标准定位**

在小腿前侧上部，当犊鼻下5寸，胫骨前缘旁开1横指。

▶ **功效主治**

清热解毒，化瘀通腑。针灸此穴对急、慢性阑尾炎有一定的调理作用；在此穴按摩或刮痧还可治疗消化不良、胃炎、下肢瘫痪等。

▶ **穴位应用**

①慢性阑尾炎：用艾条温和灸阑尾、上巨虚穴各5分钟，以局部温热为度。每日1次。②消化不良：按揉阑尾、足三里、内关穴各3分钟，以局部酸胀为度。每日2次。

快速取穴

坐位或仰卧位。用手从膝盖正中往下摸可感有一骨性隆起（即胫骨粗隆），从此隆起外下缘直下4横指，距胫骨前缘1横指处即为此穴。

内踝尖

此穴位于内踝之高点，故名。

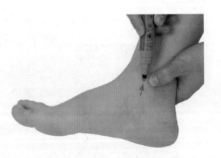

▶ **标准定位**

在足内侧面，内踝的凸起处。

▶ **功效主治**

舒筋活络。针灸或按摩此穴，对牙痛、小腿抽筋有一定的调理作用。

▶ **穴位应用**

①牙痛：用艾条温和灸内踝尖、合谷穴各5分钟，以局部温热为度。
②小腿抽筋：按揉内踝尖、承山穴各3分钟，以局部酸胀微痛为度，直至症状缓解。

快速取穴

正坐垂足或仰卧位。内踝之最高点处即为此穴。

八 风

BAFENG
（EX－LE10）

因此穴有八处，主治风邪疾患，故名。

▶ **标准定位**

在足背侧，第1~5趾间，趾蹼缘后方赤白肉际处。一侧4穴，左右共8个穴位。

▶ **功效主治**

祛风通络，清热解毒。牙痛、胃痛、足部肿痛时，针灸此穴可减轻疼痛；经常按摩此穴还可调理月经不调等。

▶ **穴位应用**

足部肿痛：掐揉八风、太冲穴各3分钟，以局部酸胀为度。每日2次。

快速取穴

坐位。足5趾各趾间缝纹头尽处即为此穴。

头颈部穴位

上肢部穴位

下肢部穴位

胸腹部穴位

腰背部穴位

臀部穴位

独 阴

DUYIN
（EX－LE11）

下为阴，足趾下面仅此一穴，故名。

▶ **标准定位**

在足第2趾的跖侧远端趾间关节的中点。

▶ **功效主治**

调理冲任。针灸此穴可改善月经不调、心绞痛、胃痛等；呕吐时，按摩此穴可缓解症状。

▶ **穴位应用**

月经不调：用艾条温和灸独阴、三阴交穴各5分钟，以局部温热为度。每日1次。

快速取穴

坐位或仰卧位。仰足，在第2足趾掌面的远端趾关节横纹中点处即为此穴。

气 端

QIDUAN
（EX－LE12）

气，经气；端，趾端。足趾端为经气出入之所，此穴位其上方，故名。

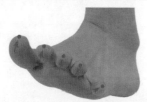

▶ **标准定位**

在足十趾尖端，距趾甲游离缘0.1寸，一足5穴，左右共10穴。

▶ **功效主治**

通络开窍。此穴为常用的急救穴之一；按摩此穴还可缓解足趾麻木等。

▶ **穴位应用**

昏迷：掐按气端、水沟穴，直至苏醒为止。无效者应立即送医。

快速取穴

坐位。在足十趾尖端趾甲游离缘处外侧，左右共10穴，即为此穴。

中 府

中，中焦；府，聚集。手太阴肺经起于中焦，是中焦之气聚集之所，故名。

▶ 标准定位

在胸前壁外上方，云门下1寸，平第1肋间隙处，距前正中线6寸。

▶ 功效主治

止咳平喘，清泻肺热，健脾补气。按摩此穴可缓解胸闷、心烦症状；坚持在此穴针灸或拔罐，对支气管炎、肺炎、哮喘等也有较好的疗效。另外，呼吸系统疾病在此穴多有明显压痛。

▶ 穴位应用

①胸闷：按揉中府、膻中穴各3分钟，以局部酸胀为度。每日2次。

②支气管炎：用艾条温和灸中府、肺俞、列缺穴各5分钟，以局部温热为度。每日1次。

快速取穴

正坐或仰卧位。双手叉腰，锁骨外侧端（肩峰端）下方可见一凹陷处，从该凹陷处向下1横指处即为此穴。

云 门

云，云雾；门，门户。穴在胸上部，如肺气进出之门户，故名。

▶ 标准定位

在胸前壁外上方，肩胛骨喙突上方，锁骨下窝凹陷处，距前正中线6寸。

▶ 功效主治

清肺理气，泻四肢热。针灸此穴可改善咳嗽、哮喘等呼吸系统疾病症状；在此穴按摩或拔罐，对肩关节周围炎、胸痛有一定的调理作用。此穴在呼吸系统疾病发作时，多有明显压痛。

▶ 穴位应用

①咳嗽：用艾条温和灸云门、肺俞、尺泽穴各5分钟，以局部温热为度。每日1次。②肩关节周围炎：用气罐抽吸云门、肩髃、肩髎穴，留罐5分钟。待罐印消退后再拔。

快速取穴

正坐或仰卧位。双手叉腰，锁骨外端（肩峰端）下方可见一三角形凹陷处即为此穴。

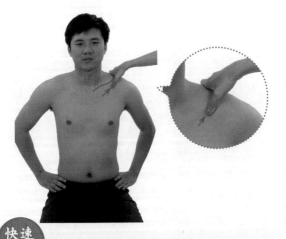

肩 髃

肩，肩部；髃，前角。穴在肩前角部，故名。

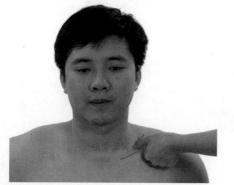

锁骨肩峰端

快速取穴

坐位。上臂外展，在肩部高骨（锁骨肩峰端）外，可见肩关节上出现两个凹陷，前面的凹陷处即为此穴。

▶ 标准定位

在肩部，三角肌上，臂外展，或向前平伸时，当肩峰前下方凹陷处。

▶ 功效主治

通经活络，疏散风热。坚持针灸此穴可缓解肩颈部肌肉酸痛及肩关节周围炎、急性脑血管病后遗症等病情；经常在此穴拔罐，对高血压、乳腺炎、荨麻疹具有一定的调理作用。

▶ 穴位应用

①肩周炎：用艾条温和灸肩髃、肩贞、阳陵泉穴各5分钟，以局部温热为度。每日1次。②荨麻疹：用气罐抽吸肩髃、曲池、血海穴，留罐5分钟。待罐印消退后再拔。

缺 盆

穴当锁骨上窝内，此窝凹陷如盆，形状不规则，故名。

锁骨上窝

快速取穴

坐位。仰头，乳中线直上可触及一长骨（锁骨），此骨上方有一凹陷（锁骨上窝），凹陷中点，按之酸胀处即为此穴。

▶ 标准定位

在锁骨上窝中央，距前正中线4寸。

▶ 功效主治

宽胸利膈，止咳平喘。针灸此穴可缓解扁桃体炎、气管炎、支气管哮喘等病情；按摩此穴还可治疗膈肌痉挛、甲状腺肿大、肩部软组织病变等。

▶ 穴位应用

①气管炎：用艾条温和灸缺盆、膻中、中府穴各5分钟，以局部温热为度。每日1次。②膈肌痉挛：按揉缺盆、内关、足三里穴各3分钟，以局部酸胀为度。每日2次。

常用穴位快速取穴法 第二章

169

头颈部穴位

上肢部穴位

下肢部穴位

胸腹部穴位

腰背部穴位

臀部穴位

气 户

气，空气，指肺胃之气；户，门户。穴在胸上部，为气息出入之门户，故名。

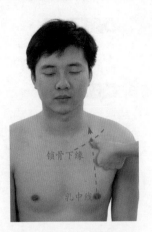

▶ **标准定位**

在胸部，当锁骨中点下缘，距前正中线4寸。

▶ **功效主治**

理气宽胸，止咳平喘。此穴主治呼吸系统疾病，针灸此穴可作为慢性支气管炎、哮喘的日常调理；胸胁胀痛、肋软骨炎、肋间神经痛时，按摩此穴可减轻疼痛。

▶ **穴位应用**

①慢性支气管炎：用艾条温和灸气户、膻中、肺俞、列缺穴各5分钟，以局部温热为度。每日1次。②胸胁胀痛：按揉气户、库房、阳陵泉穴各3分钟，以局部酸胀为度。每日2次。

快速取穴

正坐仰靠位。乳中线与锁骨下缘相交的凹陷（锁骨下窝）处，按压有酸胀感即为此穴。

库 房

库，府库；房，房室。呼吸之气存于肺如储府库；从上至下，犹如从门户进入房室，故名。

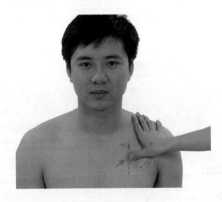

▶ **标准定位**

在胸部，当第1肋间隙，距前正中线4寸。

▶ **功效主治**

理气宽胸，清热化痰。长期按摩此穴，对支气管炎、支气管扩张、肺气肿有较好的保健功效；针灸此穴还可缓解肋间神经痛。

▶ **穴位应用**

①肺气肿：按揉库房、膻中、肺俞、定喘、肾俞穴各3分钟，以局部酸胀为度。每日2次。②肋间神经痛：用艾条温和灸库房、阳陵泉穴各5分钟，以局部温热为度。每日1次。

快速取穴

正坐或仰卧位。从乳头（乳头距前正中线4寸，所在间隙平第4肋间隙）沿垂直线向上摸3个肋间隙（即在第1肋间隙），按压有酸胀感处即为此穴。

屋翳

屋翳，指顶部的覆盖物，穴在上胸部，故名。

▶ 标准定位

在胸部，当第2肋间隙，距前正中线4寸。

▶ 功效主治

止咳化痰，消痛止痒。针灸此穴可治疗支气管炎、支气管扩张；肋间神经痛、乳腺炎时，在此穴按摩或刮痧也可一定程度上改善症状。

▶ 穴位应用

①支气管炎：用艾条温和灸屋翳、肺俞、膻中、尺泽穴各5分钟，以局部温热为度。每日1次。②乳腺炎：按揉屋翳、乳根、少泽、足三里穴各3分钟，以局部酸胀为度。每日2次。

快速取穴

正坐或仰卧位。从乳头（距前正中线4寸，乳头所在间隙平第4肋间隙）沿垂直线向上摸2个肋间隙（即第2肋间隙），按压时有酸胀感处即为此穴。

膺窗

膺，胸膺；窗，窗户。穴在胸膺部，犹如胸室之窗，故名。

▶ 标准定位

在胸部，当第3肋间隙，距前正中线4寸。

▶ 功效主治

止咳宁嗽，消肿清热。针灸此穴对支气管炎、哮喘等有一定的防治作用；平时坚持按摩此穴，也可调理肠炎、乳腺炎、肋间神经痛等。

▶ 穴位应用

①支气管炎：用艾条温和灸膺窗、中府、肺俞、太渊穴各5分钟，以局部温热为度。每日1次。②乳腺炎：按揉膺窗、膻中、乳根、少泽穴各3分钟，以局部酸胀为度。每日2次。

快速取穴

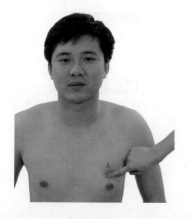

正坐或仰卧位。从乳头（乳头距前正中线4寸，所在间隙平第4肋间隙）沿垂直线向上摸1个肋间隙（即第3肋间隙），按压时有酸胀感处即为此穴。

常用穴位快速取穴法　第二章

171

头颈部穴位

上肢部穴位

下肢部穴位

胸腹部穴位

腰背部穴位

臀部穴位

乳 中

此穴位处于乳头之下中，故名。

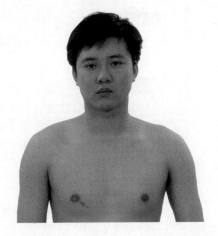

▶ **标准定位**

在胸部，当第4肋间隙，乳头中央，距前正中线4寸。

▶ **功效主治**

调气醒神。按摩此穴对乳腺疾病、性冷淡有一定的疗效。

▶ **穴位应用**

产后乳少：按揉乳中、乳根穴各3分钟，以局部酸胀为度。每日2次。另外，此穴常作为胸部取穴标志，一般不作针灸治疗。

快速取穴

正坐或仰卧位。乳头所在处即为此穴。

乳 根

此穴位于乳房根部，故名。

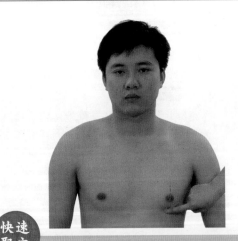

▶ **标准定位**

在胸部，当乳头直下，乳房根部，第5肋间隙，距前正中线4寸。

▶ **功效主治**

通乳化瘀，宣肺利气。经常针灸或按摩此穴，对乳腺疾病，如乳汁不足、乳腺炎等有特效；在此穴刮痧还可治疗胸肺部疾病，如胸闷、哮喘、慢性支气管炎、胸膜炎、肋间神经痛等。

▶ **穴位应用**

①乳汁不足：用艾条温和灸乳根、膻中、少泽、足三里穴各5分钟，以局部温热为度。每日1次。②乳腺炎：用刮痧板点刮乳根、膻中、肩井、曲池穴，以局部发红或出痧为度。

快速取穴

正坐或仰卧位。从乳头（乳头距前正中线4寸，所在间隙平第4肋间隙）沿垂直线向下摸1个肋间隙（即第5肋间隙），按压有酸胀感处即为此穴。

不 容

容，容纳。穴在上腹部，意指胃纳水谷达此高度，不可再纳，故名。

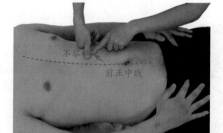

▶ 标准定位

在上腹部，当脐中上6寸，距前正中线2寸。

▶ 功效主治

调中和胃，理气止痛。此穴主治胃部疾病，针灸此穴可调理胃炎、呕吐、消化不良等；咳嗽、哮喘时，按摩此穴也有一定疗效；在此穴刮痧还可治疗肋间神经痛、肩臂部肌肉痉挛等。

▶ 穴位应用

①消化不良：用艾条温和灸不容、中脘、内关、足三里穴各5分钟，以局部温热为度。每日1次。②哮喘：按揉不容、膻中、肺俞、丰隆穴各3分钟，以局部酸胀为度。每日2次。

快速取穴

仰卧位。从胸剑联合中点（歧骨）沿正中线向下3横指（此处即巨阙穴），再水平旁开3横指，按压有酸胀感处即为此穴。

常用穴位快速取穴法 第二章

173

头颈部穴位

上肢部穴位

下肢部穴位

胸腹部穴位

腰背部穴位

臀部穴位

承 满

承，受纳；满，饱满。穴近胃上部，意指承纳水谷饮食，至此已达饱满，故名。

▶ 标准定位

在上腹部，当脐中上5寸，距前正中线2寸。

▶ 功效主治

理气和胃，降逆止呕。此穴主治消化系统疾病，坚持针灸或按摩此穴可调理胃、十二指肠溃疡，胃炎，肝炎，肠炎等；在此穴拔罐，对胃神经官能症、消化不良也有很好的疗效。

▶ 穴位应用

①慢性胃炎：用艾条温和灸承满、中脘、足三里穴各5分钟，以局部温热为度。每日1次。②胃痛：按揉承满、内关穴各3分钟，以局部酸胀为度。每日2次。

快速取穴

仰卧位。先确定不容穴的位置，从不容垂直向下1横指，按压有酸胀感处即为此穴。

梁 门

梁，谷梁；门，门户。穴当胃脘部，寓意饮食入胃之门户，故名。

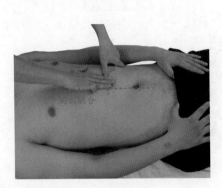

▶ **标准定位**

在上腹部，当脐中上4寸，距前正中线2寸。

▶ **功效主治**

和胃理气，健脾调中。胃痉挛发作时，按摩此穴可改善症状；在此穴针灸或拔罐还可缓解胃炎、胃神经官能症、肠炎、消化不良等。

▶ **穴位应用**

①胃痉挛：按揉梁门、足三里、太冲穴各3分钟，以局部酸胀为度。每日2次。②胃炎：用艾条温和灸梁门、中脘、足三里穴各5分钟，以局部温热为度。每日1次。

快速取穴

仰卧位。取肚脐与胸剑联合连线的中点，再水平旁开3横指，按压有酸胀感处即为此穴。

关 门

关，关隘；门，门户。穴在上腹部，为胃肠通道的关口，故名。

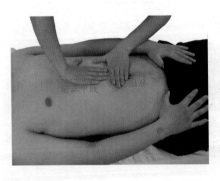

▶ **标准定位**

在上腹部，当脐中上3寸，距前正中线2寸。

▶ **功效主治**

调理肠胃，利水消肿。针灸此穴可治疗胃炎、胃痉挛、肠炎等；坚持按摩此穴可改善便秘；在此穴拔罐或刮痧，对小儿遗尿也有一定功效。

▶ **穴位应用**

①胃炎：用艾条温和灸关门、中脘、足三里穴各5分钟，以局部温热为度。每日1次。②便秘：按揉关门、天枢、支沟穴各3分钟，以局部酸胀为度。每日2次。

快速取穴

仰卧位。从肚脐沿前正中线向上4横指，再水平旁开3横指，按压有酸胀感处即为此穴。

太 乙

太，即大；乙，曲。此穴位于腹部，内应于长且多曲之小肠腑，故名。

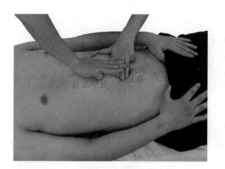

常用穴位快速取穴法　第二章

175

头颈部穴位

上肢部穴位

下肢部穴位

胸腹部穴位

腰背部穴位

臀部穴位

▶ 标准定位

在上腹部，当脐中上2寸，距前正中线2寸。

▶ 功效主治

涤痰开窍，镇惊安神。经常在此穴按摩或拔罐，可改善胃炎、消化不良、腹胀等；在此穴刮痧也可调理癔症、癫痫、精神病等；长期艾灸此穴还可改善遗尿现象。

▶ 穴位应用

①消化不良：按揉太乙、足三里穴各3分钟，以局部酸胀为度。每日2次。②腹胀：用气罐抽吸太乙、上巨虚穴，留罐5分钟。待罐印消退后再拔。

快速取穴
仰卧位。从肚脐沿前正中线向上3横指，再水平旁开3横指，按压有酸胀感处即为此穴。

滑肉门

滑肉，指初步消化后的精细食物。穴平脐上1寸，食物至此已分清别浊，犹如精细食物通过之门户，故名。

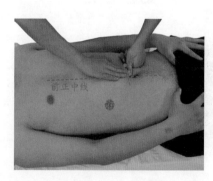

▶ 标准定位

在上腹部，当脐中上1寸，距前正中线2寸。

▶ 功效主治

镇惊安神，清心开窍。针灸此穴能治疗癫痫、精神病等；长期按摩此穴，对子宫内膜炎、月经不调、肥胖症有一定的疗效；在此穴拔罐还可调理慢性胃肠炎等。

▶ 穴位应用

①癫痫：用艾条温和灸滑肉门、丰隆、水沟穴各5分钟，以局部温热为度。每日1次。②肥胖症：按揉滑肉门、天枢、丰隆穴各3分钟，以局部酸胀为度。每日2次。

快速取穴
仰卧位。从肚脐沿前正中线向上1横指，再水平旁开3横指，按压有酸胀感处即为此穴。

天 枢

枢，枢纽。此穴位于腹部之正中水平，功在输转中焦与下焦之气机，具有枢纽之效，故名。

TIAN SHU
ST25

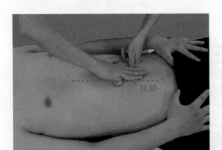

肚脐

快速取穴

仰卧位。从肚脐中旁开3横指，按压有酸胀感处即为此穴。

▶ **标准定位**

在腹中部，距脐中2寸。

▶ **功效主治**

调中和胃，理气健脾。经常按摩此穴不仅可改善胃肠道功能，治疗便秘、胃肠炎、小儿腹泻等，还具有减肥的功效；坚持艾灸此穴还可治疗痛经、子宫内膜炎、功能失调性子宫出血等。

▶ **穴位应用**

①便秘：按揉天枢穴5分钟，以局部酸胀为度。每日2次。②消化不良：拇指与其余四指抓拿两侧天枢穴，配合按揉大肠俞、上巨虚穴，以局部酸胀为度，每穴3分钟。每日2次。

外 陵

外，指腹中线之外侧；陵，喻指高起之处。此穴位处脐腹之外下方，正为腹直肌隆起之处，故名。

WAI LING
ST26

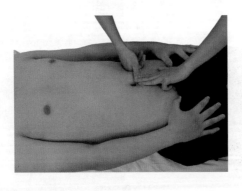

快速取穴

仰卧位。从肚脐沿前正中线向下1横指，再水平旁开3横指，按压有酸胀感处即为此穴。

▶ **标准定位**

在下腹部，当脐中下1寸，距前正中线2寸。

▶ **功效主治**

和胃化湿，理气止痛。在此穴针灸或拔罐，对胃炎、肠炎、慢性阑尾炎等有一定的疗效；肠痉挛、痛经时，按摩此穴也可缓解疼痛。

▶ **穴位应用**

①胃炎：用艾条温和灸外陵、中脘、足三里穴各5分钟，以局部温热为度。每日1次。②肠痉挛：按揉外陵、天枢、上巨虚穴各3分钟，以局部酸胀为度。每日2次。

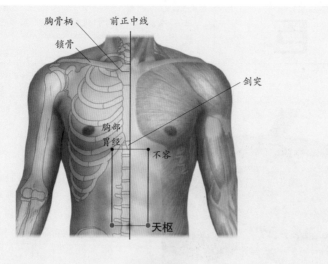

胸骨柄　前正中线

锁骨

剑突

胸部
胃经　不容

天枢

天枢

天枢穴位于腹中部，横平脐中前正中线旁开2寸处。

扫一扫，
精彩视频马上看！

取穴步骤

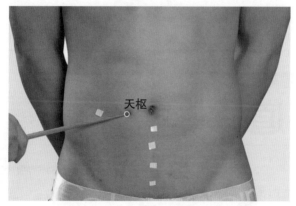

直立或仰卧位，肚脐旁开约3横指处，按压有酸胀感处即为此穴。

按摩手法

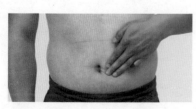

①将示指、中指、环指并拢，三指的指腹稍用力环形按揉天枢穴。

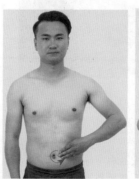
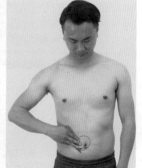

②分别按揉左右两侧穴位1~3分钟。

头颈部穴位

上肢部穴位

下肢部穴位

胸腹部穴位

腰背部穴位

臀部穴位

大 巨

巨,大。此穴位于腹部隆起之最高突处,故名。

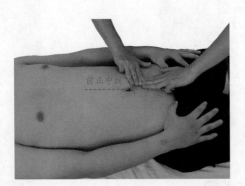

前正中线

快速取穴

仰卧位。从肚脐沿前正中线向下3横指,再水平旁开3横指,按压有酸胀感处即为此穴。

▶ 标准定位

在下腹部,当脐中下2寸,距前正中线2寸。

▶ 功效主治

调肠胃,固肾气。针灸此穴可调理慢性阑尾炎、肠炎、便秘等;腹痛时,按摩此穴可减轻疼痛;坚持在此穴拔罐也可治疗泌尿生殖系统疾病。另外,此穴还是腹部手术针麻常用穴之一。

▶ 穴位应用

①肠炎:用艾条温和灸大巨、天枢、上巨虚穴各5分钟,以局部温热为度。每日1次。②腹痛:按揉大巨、足三里、上巨虚穴各3分钟,以局部酸胀为度。每日2次。

水 道

水,水流;道,通道。此穴位于小腹部,内应于膀胱,功在通利水道,故名。

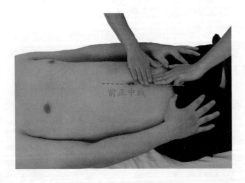

前正中线

快速取穴

仰卧位。从肚脐沿前正中线向下4横指,再水平旁开3横指,按压有酸胀感处即为此穴。

▶ 标准定位

在下腹部,当脐中下3寸,距前正中线2寸。

▶ 功效主治

利水消肿,调经止痛。此穴主治泌尿系统疾病,经常按摩此穴,对肾炎、膀胱炎、尿道炎等有较好疗效;针灸此穴对生殖系统疾病也有调理作用;在此穴拔罐还可治疗脱肛、便秘等。

▶ 穴位应用

①膀胱炎:按揉水道、中极、膀胱俞穴各3分钟,以局部酸胀为度。每日2次。②盆腔炎:用艾条温和灸水道、关元、三阴交穴各5分钟,以局部温热为度。每日1次。

归 来

归，归还；来，到来。此穴能治疗子宫脱垂，使其回复原位，故名。

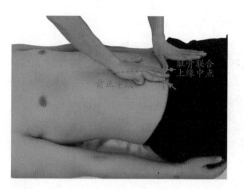

▶ 标准定位

在下腹部，当脐中下4寸，距前正中线2寸。

▶ 功效主治

活血化瘀，调经止痛。此穴对生殖系统疾病有较好的疗效，针灸此穴可调理月经不调、痛经、盆腔炎、闭经、子宫内膜炎等；经常按摩此穴也可治疗便秘、绕脐腹痛、睾丸炎等。

▶ 穴位应用

①月经不调：用艾条温和灸归来、关元、三阴交穴各5分钟，以局部温热为度。每日1次。②绕脐腹痛：按揉归来、天枢、足三里穴各3分钟，以局部酸胀为度。每日2次。

快速取穴　仰卧位。从耻骨联合上缘中点沿前正中线向上1横指，再水平旁开3横指，按压有酸重沉闷感处即为此穴。

常用穴位快速取穴法　第二章

179

头颈部穴位

上肢部穴位

下肢部穴位

胸腹部穴位

腰背部穴位

臀部穴位

气 冲

气，经气；冲，冲要。穴在气街部位，为经气流注之冲要，故名。

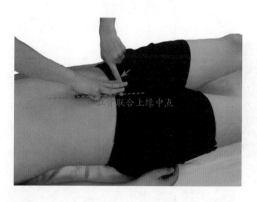

▶ 标准定位

在腹股沟稍上方，当脐中下5寸，距前正中线2寸。

▶ 功效主治

调经血，舒宗筋，理气止痛。此穴主治泌尿生殖系统疾病，坚持针灸此穴可治疗尿路感染、前列腺炎、睾丸炎、疝气等；经常按摩此穴还可调理痛经、月经不调、不孕症等。

▶ 穴位应用

①前列腺炎：用艾条温和灸气冲、关元、三阴交穴各5分钟，以局部温热为度。每日1次。②痛经：按揉气冲、中极、关元、三阴交穴各3分钟，以局部酸胀为度。每日2次。

快速取穴　仰卧位。从耻骨联合上缘中点水平旁开3横指，按压有酸胀感处即为此穴。

大 横

横，平线即横，意为旁侧。此穴横平脐中4寸处，其距离较天枢等穴为大，故名。

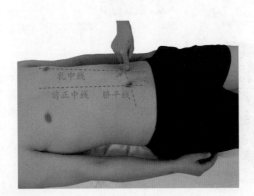

▶ 标准定位

在腹中部，距脐中4寸。

▶ 功效主治

温中散寒，调理肠胃。坚持在此穴按摩、拔罐，能缓解肠炎、习惯性便秘、腹泻、肠麻痹、肠寄生虫等；经常艾灸此穴还可改善四肢痉挛、阳痿、小便不利等。

▶ 穴位应用

①便秘：按揉大横、中脘、足三里穴各3分钟，以局部酸胀为度。每日2次。②阳痿：用艾条温和灸大横、关元、中极穴各5分钟，以局部温热为度。每日1次。

快速取穴

仰卧位。由乳头向下作与前正中线的平行线，再由脐中央作一水平线，两线交点即为此穴。

腹 哀

以穴所在之处常可闻及腹内肠鸣音犹如哀鸣，故名。

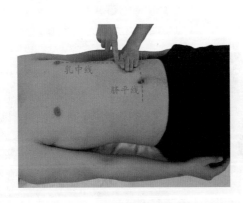

▶ 标准定位

在上腹部，当脐中上3寸，距前正中线4寸。

▶ 功效主治

健脾和胃，理气调肠。坚持艾灸此穴，对脐周腹痛、消化不良等有调理作用；在此穴按摩或拔罐还可治疗胃溃疡、胃痉挛、便秘等。

▶ 穴位应用

①消化不良：用艾条温和灸腹哀、中脘、足三里穴各5分钟，以局部温热为度。每日1次。②胃溃疡：按揉腹哀、中脘、内关穴各3分钟，以局部酸胀为度。每日2次。

快速取穴

仰卧位。先确定大横穴的位置，从大横沿垂直线向上4横指处即为此穴。

食 窦

食，食物；窦，孔窦。此穴能促进食物营养的吸收，为补益之孔穴，故名。

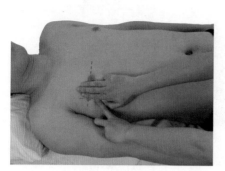

▶ 标准定位

在胸外侧部，当第5肋间隙，距前正中线6寸。

▶ 功效主治

宣肺平喘，健脾和中，利水消肿。经常在此穴艾灸、按摩、刮痧，可调理气管炎、肺炎、胸膜炎、胸胁胀痛、胃炎、肋间神经痛。另外，右侧食窦穴治肝区痛有特效。

▶ 穴位应用

①胸胁胀痛：按揉食窦、膈俞、阳陵泉穴各3分钟，以局部酸胀为度。每日2次。②胃炎：用刮痧板点刮食窦、中脘、足三里穴，以局部发红或出痧为度。

快速取穴

仰卧位。从乳头旁开3横指，再向下1个肋间隙（即第5肋间隙），按压有酸胀感处即为此穴。

常用穴位快速取穴法　第二章

181

头颈部穴位

上肢部穴位

下肢部穴位

胸腹部穴位

腰背部穴位

臀部穴位

天 溪

天，天空；溪，沟溪。穴当肋间如沟溪处，故名。

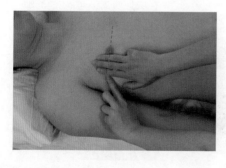

▶ 标准定位

在胸外侧部，当第4肋间隙，距前正中线6寸。

▶ 功效主治

宽胸理气，止咳通乳。坚持按摩此穴可调理肺炎、支气管炎、哮喘等；经常在此穴刮痧、艾灸，对乳汁分泌不足、肋间神经痛也有治疗作用。

▶ 穴位应用

①肺炎：按揉天溪、膻中、中府穴各3分钟，以局部酸胀为度。每日2次。②胸胁胀痛：用艾条温和灸天溪、内关、膻中穴各5分钟，以局部温热为度。每日1次。

快速取穴

仰卧位。从乳头旁开3横指，于乳头所在肋间隙（第4肋间隙），按压有酸胀感处即为此穴。

胸 乡

胸，胸部；乡，偏僻处。穴位于胸旁，故名。

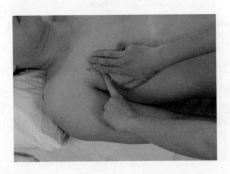

▶ **标准定位**

在胸外侧部，当第3肋间隙，距前正中线6寸。

▶ **功效主治**

宣肺止咳，理气止痛。在此穴刮痧或艾灸，对肺炎、支气管哮喘有一定的调理作用；肋间神经痛、膈肌痉挛时，按摩此穴可缓解症状。

▶ **穴位应用**

①肺炎：用刮痧板点刮胸乡、肺俞、列缺穴，以局部发红或出痧为度。②膈肌痉挛：按揉胸乡、膈俞、内关、足三里穴各3分钟，以局部酸胀为度。每日2次。

快速取穴

仰卧位。从乳头旁开3横指，再向上1个肋间隙（即第3肋间隙），按压有酸胀感处即为此穴。

周 荣

周，周身；荣，荣养。此穴可调和营气而荣养周身，故名。

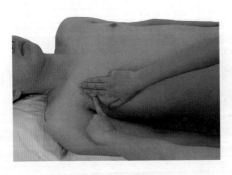

▶ **标准定位**

在胸外侧部，当第2肋间隙，距前正中线6寸。

▶ **功效主治**

宣肺止咳，理气止痛。长期按摩此穴可调理呼吸系统疾病，如肺炎、支气管哮喘等；针灸此穴还可治疗胸胁疼痛、肋间神经痛、膈肌痉挛等。

▶ **穴位应用**

①支气管哮喘：按揉周荣、膻中、肺俞穴各3分钟，以局部酸胀为度。每日2次。此法可用于哮喘的日常保健。②胸胁疼痛：用艾条温和灸周荣、膻中、支沟穴各5分钟，以局部温热为度。每日1次。

快速取穴

仰卧位。从乳头旁开3横指，再向上2个肋间隙（即第2肋间隙），按压有酸胀感处即为此穴。

大包

包，包容。此穴为脾之大络，布于胸胁，包罗于此处，故名。

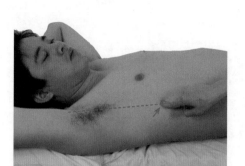

▶ **标准定位**

在侧胸部，腋中线上，当第6肋间隙处。

▶ **功效主治**

统血养经，宽胸止痛。坚持按摩此穴能治疗哮喘、胸膜炎、心内膜炎、胸胁疼痛、肋间神经痛等；经常艾灸此穴能改善全身疼痛、无力等症状。

▶ **穴位应用**

①胸胁疼痛：按揉大包、支沟、阳陵泉穴各3分钟，以局部酸胀为度。每日2次。②全身疼痛、无力：用艾条温和灸大包、阳陵泉、曲池穴各5分钟，以局部温热为度。每日1次。

快速取穴

正坐侧身或仰卧位。手臂上举，沿腋中线自上而下摸到第6肋间隙，按压有酸胀感处即为此穴。

横骨

横骨原指耻骨联合部，穴在其上方，故名。

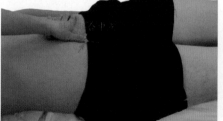

▶ **标准定位**

在下腹部，当脐中下5寸，前正中线旁开0.5寸。

▶ **功效主治**

益肾助阳，调理下焦。此穴主治泌尿生殖系统疾病，针灸此穴可治疗尿道炎、尿潴留、遗尿等；经常按摩此穴，对遗精、阳痿、盆腔炎、附件炎、闭经、月经不调也有调理作用。

▶ **穴位应用**

①遗尿：用艾条温和灸横骨、中极、膀胱俞、三阴交穴各5分钟，以局部温热为度。每日1次。②月经不调：按揉横骨、关元、三阴交穴各3分钟，以局部酸胀为度。每日2次。

快速取穴

仰卧位。沿骨盆上口边缘向正中摸，至耻骨联合上缘与前正中线交点，旁开半横指，按压有酸胀感处即为此穴。

常用穴位快速取穴法　第二章

183

头颈部穴位

上肢部穴位

下肢部穴位

胸腹部穴位

腰背部穴位

臀部穴位

大赫

大赫，意为强盛。穴居下腹，为阴气盛大之处，故名。

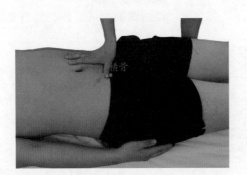

横骨

快速取穴

仰卧位。先确定横骨穴的位置，由横骨直上1横指，按压有酸胀感处即为此穴。

▶ 标准定位

在下腹部，当脐中下4寸，前正中线旁开0.5寸。

▶ 功效主治

益肾助阳，调经止带。此穴对生殖系统疾病疗效较好，针灸此穴可治疗遗精、早泄、阳痿等；坚持按摩此穴还可改善月经不调、盆腔炎等。

▶ 穴位应用

①遗精、阳痿：用艾条温和灸大赫、关元、三阴交穴各5分钟，以局部温热为度。每日1次。②月经不调、盆腔炎：按揉大赫、中极、三阴交穴各3分钟，以局部酸胀为度。每日2次。

气穴

气，在此指肾气；穴，土室。穴在关元旁，为肾气藏聚之室，故名。

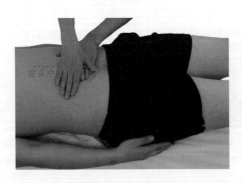

前正中

快速取穴

仰卧位。从肚脐向下4横指，再自前正中线旁开半横指，按压有酸胀感处即为此穴。

▶ 标准定位

在下腹部，当脐中下3寸，前正中线旁开0.5寸。

▶ 功效主治

调理冲任，益肾暖胞。此穴主治泌尿生殖系统疾病，在此穴针灸或拔罐可调理尿路感染、遗精、阳痿、阴茎痛、肾炎、月经不调、不孕症等；按摩此穴还可改善腹泻情况。

▶ 穴位应用

①月经不调：用艾条温和灸气穴、三阴交、血海穴各5分钟，以局部温热为度。每日1次。②消化不良：用气罐抽吸气穴、天枢、足三里穴，留罐5分钟。待罐印消退后再拔。

四 满

满，胀满。此穴位于下腹部，是足少阴肾经在该部的第4个穴，主治腹部胀满，故名。

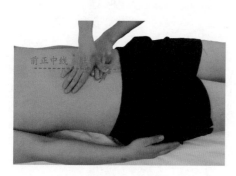

前正中线

▶ 标准定位

在下腹部，当脐中下2寸，前正中线旁开0.5寸。

▶ 功效主治

理气调经，利水消肿。痛经、月经不调时，针灸此穴有一定的调理作用；在此穴按摩或刮痧还可缓解肠炎等肠道疾病。

▶ 穴位应用

①月经不调：用艾条温和灸四满、血海、地机、三阴交穴各5分钟，以局部温热为度。每日1次。②肠炎：按揉四满、天枢、上巨虚穴各3分钟，以局部酸胀为度。每日2次。

快速取穴

仰卧位。从肚脐向下3横指，再自前正中线旁开半横指，按压有酸胀感处即为此穴。

中 注

中，中间；注，灌注。肾经之气由此灌注中焦，故名。

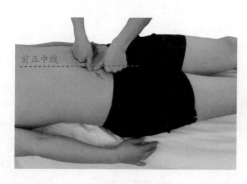

前正中线

▶ 标准定位

在下腹部，当脐中下1寸，前正中线旁开0.5寸。

▶ 功效主治

调经止带，通调腑气。此穴主治生殖、消化系统疾病，针灸此穴对月经不调、卵巢炎、输卵管炎等有一定功效；在此穴按摩、刮痧、拔罐，对肠炎、腹痛、便秘、腰痛也有较好的疗效。

▶ 穴位应用

①月经不调、卵巢炎、输卵管炎：用艾条温和灸中注、关元、三阴交穴各5分钟，以局部温热为度。每日1次。②腹痛：按揉中注、足三里穴各3分钟，以局部酸胀为度。每日2次。

快速取穴

仰卧位。从肚脐向下1横指，再自前正中线旁开半横指，按压有酸胀感处即为此穴。

常用穴位快速取穴法　第二章

185

头颈部穴位

上肢部穴位

下肢部穴位

胸腹部穴位

腰背部穴位

臀部穴位

肓 俞

肓，肓膜；俞，输注。肾经之气由此输注肓膜，故名。

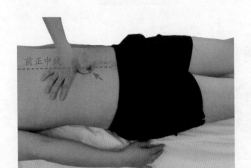

▶ 标准定位

在腹中部，当脐中旁开0.5寸。

▶ 功效主治

理气止痛，润肠通便。针灸或按摩此穴可治疗消化系统疾病，如胃痉挛、腹痛、腹泻、肠炎、习惯性便秘、肠麻痹等；在此穴拔罐还可调理尿道炎、膀胱炎等泌尿系统疾病。

▶ 穴位应用

①腹泻：用艾条温和灸肓俞、天枢、大肠俞、足三里穴各5分钟，以局部温热为度。每日1次。②胃痛：按揉肓俞、中脘、足三里、梁丘穴各3分钟，以局部酸胀为度。每日2次。

快速取穴

仰卧位。自肚脐旁开半横指，在腹直肌内缘处，按压有酸胀感，即为此穴。

商 曲

商为金音，借指大肠；曲，弯曲。此穴内对大肠弯曲处，故名。

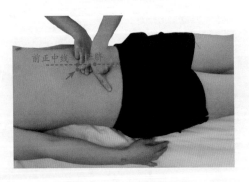

▶ 标准定位

在上腹部，当脐中上2寸，前正中线旁开0.5寸。

▶ 功效主治

健脾和胃，消积止痛。针灸此穴可治疗胃炎、胃痉挛、胃下垂、肠炎、腹痛、腹胀等；经常在此穴按摩或刮痧，还可调理肠道排便功能，对腹泻及便秘具有双向调节功能。

▶ 穴位应用

①腹痛、腹胀：用艾条温和灸商曲、中脘、足三里穴各5分钟，以局部温热为度。每日1次。②腹泻：按揉商曲、天枢、大肠俞、三阴交穴各3分钟，以局部酸胀为度。每日2次。

快速取穴

仰卧位。先从肚脐向上3横指，再自前正中线旁开半横指，按压有酸胀感处即为此穴。

石 关

石，喻坚实；关，关要。此穴为治疗腹部坚实病症的要穴，故名。

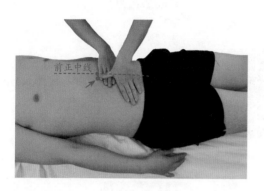

前正中线

▶ 标准定位

在上腹部，当脐中上3寸，前正中线旁开0.5寸。

▶ 功效主治

攻坚消满，调理气血。经常刮痧此穴可缓解便秘、肠炎等病情；胃痉挛时，按摩此穴可减轻疼痛；在此穴针灸或拔罐还可调理盆腔炎、痛经等。

▶ 穴位应用

①便秘：用刮痧板点刮石关、支沟穴，以局部发红或出痧为度。②胃痉挛：按揉石关、中脘、内关穴各3分钟，以局部酸胀为度。每日2次。

快速取穴

仰卧位。先从肚脐向上4横指，再自前正中线旁开半横指，按压有酸胀感处即为此穴。

阴 都

穴属足少阴肾经，故称"阴"；位近中脘，故称"都"（汇聚处），故名。

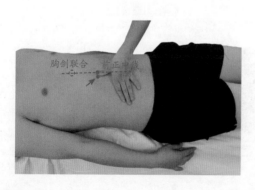

胸剑联合　前正中线

▶ 标准定位

在上腹部，当脐中上4寸，前正中线旁开0.5寸。

▶ 功效主治

调理胃肠，宽胸降逆。针灸此穴对支气管炎、哮喘、肺气肿等呼吸系统疾病有一定的防治作用；经常按摩此穴还可调理结膜炎等。

▶ 穴位应用

①哮喘：缓解期可用艾条温和灸阴都、肺俞、气海穴各5分钟，以局部温热为度。每日1次。②结膜炎：按揉阴都、攒竹、太冲穴各3分钟，以局部酸胀为度。每日2次。

快速取穴

仰卧位。先取胸剑联合正中点与肚脐连线的中点，再自前正中线旁开半横指，按压有酸胀感处即为此穴。

常用穴位快速取穴法　第二章

187

头颈部穴位

上肢部穴位

下肢部穴位

胸腹部穴位

腰背部穴位

臀部穴位

腹通谷

通，通道；谷，水谷。穴在腹部，为通过水谷之处，故名。

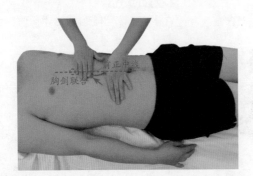

快速取穴

仰卧位。先从胸剑联合中点直下4横指，再自前正中线旁开半横指，按压有酸胀感处即为此穴。

▶ 标准定位

在上腹部，当脐中上5寸，前正中线旁开0.5寸。

▶ 功效主治

健脾和胃，宽胸安神。经常按摩此穴可治疗急慢性胃炎、消化不良、胃扩张、神经性呕吐等；针灸此穴可缓解肋间神经痛；在此穴刮痧、拔罐，对肺气肿、哮喘也有一定的调理作用。

▶ 穴位应用

①胃炎：按揉腹通谷、中脘、足三里穴各3分钟，以局部酸胀为度。每日2次。②肋间神经痛：用艾条温和灸腹通谷、期门穴各5分钟，以局部温热为度。每日1次。

幽 门

幽，幽隐；门，门户。穴近胃之下口幽门而与之相关，故名。

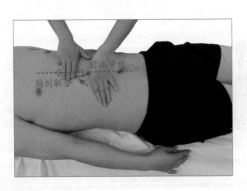

快速取穴

仰卧位。先从胸剑联合中点直下3横指，再自前正中线旁开半横指，按压有酸胀感处即为此穴。

▶ 标准定位

在上腹部，当脐中上6寸，前正中线旁开0.5寸。

▶ 功效主治

健脾和胃，降逆止呕。此穴主治胃部疾病，针灸此穴可调理慢性胃炎、胃扩张、胃溃疡、神经性呕吐等；坚持按摩此穴，对女性乳腺炎、产后缺乳、妊娠呕吐也有较好的功效。

▶ 穴位应用

①慢性胃炎：用艾条温和灸幽门、足三里穴各5分钟，以局部温热为度。每日1次。②妊娠呕吐：按揉幽门、中脘、足三里穴各3分钟，以局部酸胀为度。每日2次。

步 廊

步, 步行; 廊, 走廊。穴当中庭旁; 经气自此, 如步行于庭堂之两廊, 故名。

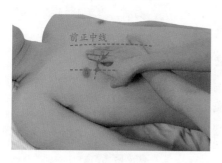

前正中线

▶ 标准定位

在胸部, 当第5肋间隙, 前正中线旁开2寸。

▶ 功效主治

宽胸理气, 止咳平喘。支气管炎、哮喘病人经常按摩此穴, 可起到保健作用; 针灸此穴还可减轻肋间神经痛、胃炎等病情。

▶ 穴位应用

①支气管炎: 按揉步廊、膻中、列缺穴各3分钟, 以局部酸胀为度。每日2次。②胃炎: 用艾条温和灸步廊、中脘、足三里穴各5分钟, 以局部温热为度。每日1次。

快速取穴

仰卧位。自乳头向下摸1个肋间隙（即第5肋间隙）, 在该肋间隙中, 由前正中线旁开3横指, 按压有酸胀感处即为此穴。

神 封

神, 指心; 封, 领属。穴之所在为心之所属, 故名。

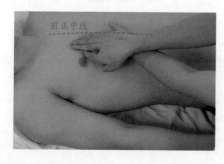

前正中线

▶ 标准定位

在胸部, 当第4肋间隙, 前正中线旁开2寸。

▶ 功效主治

宽胸理肺, 降逆止呕。此穴主治呼吸系统疾病, 按摩此穴可调理肺炎、支气管炎、哮喘等; 针灸或刮痧此穴也可治疗胸肋胀痛、肋间神经痛、心动过速、乳腺炎等。

▶ 穴位应用

①咳嗽: 按揉神封、肺俞、尺泽穴各3分钟, 以局部酸胀为度。每日2次。②胸肋疼痛: 用艾条温和灸神封、内关、阳陵泉穴各5分钟, 以局部温热为度。每日1次。

快速取穴

仰卧位。在平乳头的肋间隙（即第4肋间隙）中, 由前正中线旁开3横指, 按压有酸胀感处即为此穴。

常用穴位快速取穴法 第二章

189

头颈部穴位

上肢部穴位

下肢部穴位

胸腹部穴位

腰背部穴位

臀部穴位

灵墟

灵，指心；墟，土堆。此穴内应心脏，外当肌肉隆起处，其隆起犹如土堆，故名。

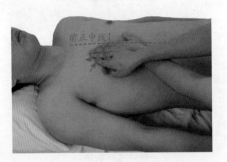

快速取穴

仰卧位。自乳头垂直向上摸1个肋间隙（即第3肋间隙），在该肋间隙中，由前正中线旁开3横指，按压有酸胀感处即为此穴。

▶ **标准定位**

在胸部，当第3肋间隙，前正中线旁开2寸。

▶ **功效主治**

疏肝宽胸，肃降肺气。坚持按摩此穴可调理支气管炎、哮喘等；在此穴针灸或刮痧可治疗胸胁胀痛、肋间神经痛、鼻炎、乳腺炎、食欲不振等。

▶ **穴位应用**

①支气管炎：按揉灵墟、膻中、太渊、丰隆穴各3分钟，以局部酸胀为度。每日2次。②胸胁胀痛：用艾条温和灸灵墟、内关、支沟穴各5分钟，以局部温热为度。每日1次。

神藏

神，神明。此穴位于心脏附近，内应于心，心主藏神，故名。

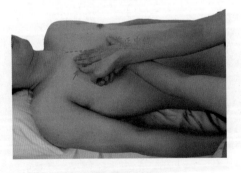

快速取穴

仰卧位。自乳头垂直向上摸2个肋间隙（即第2肋间隙），在该肋间隙中，前正中线旁开3横指，按压有酸胀感处即为此穴。

▶ **标准定位**

在胸部，当第2肋间隙，前正中线旁开2寸。

▶ **功效主治**

宽胸理气，降逆平喘。经常艾灸此穴，对感冒、支气管炎、支气管哮喘有一定的防治作用；在此穴按摩或刮痧还可缓解肋间神经痛、膈肌痉挛、消化不良等。

▶ **穴位应用**

①支气管哮喘：用艾条温和灸神藏、膻中、肺俞、肾俞穴各5分钟，以局部温热为度。每日1次。②膈肌痉挛：按揉神藏、攒竹、内关穴各3分钟，以局部酸胀为度。每日2次。

彧 中

彧，通"郁"；中，中间。郁有茂盛之意，穴当肾气行于胸中大盛之处，故名。

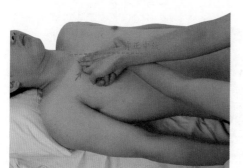

▶ 标准定位

在胸部，当第1肋间隙，前正中线旁开2寸。

▶ 功效主治

宽胸理气，止咳化痰。针灸此穴对支气管炎有治疗作用；肋间神经痛、膈肌痉挛时，按摩此穴可改善症状；在此穴刮痧还可调理食欲不振。

▶ 穴位应用

①支气管炎：用艾条温和灸彧中、肺俞、鱼际穴各5分钟，以局部温热为度。每日1次。②膈肌痉挛：按揉彧中、内关穴各3分钟，以局部酸胀为度。每日2次。

快速取穴

仰卧位。自乳头垂直向上摸3个肋间隙（即第1肋间隙），在该肋间隙中，前正中线旁开3横指，按压有酸胀感处即为此穴。

常用穴位快速取穴法　第二章

191

头颈部穴位

上肢部穴位

下肢部穴位

胸腹部穴位

腰背部穴位

臀部穴位

俞 府

俞，输注；府，通"腑"。肾之经气由此输入脏腑，故名。

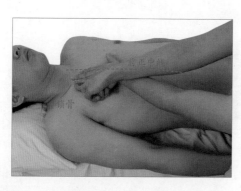

▶ 标准定位

在胸部，当锁骨下缘，前正中线旁开2寸。

▶ 功效主治

止咳平喘，和胃降逆。长期按揉此穴，对支气管炎、哮喘、呼吸困难有一定的疗效；针灸此穴还可治疗神经性呕吐、食欲不振、胸膜炎等。

▶ 穴位应用

①咳嗽：按揉俞府、肺俞、鱼际穴各3分钟，以局部酸胀为度。每日2次。②呕吐：用艾条温和灸俞府、足三里、合谷穴各5分钟，以局部温热为度。每日1次。

快速取穴

仰卧位。在锁骨下可触及一凹陷，在该凹陷中，前正中线旁开3横指，按压有酸胀感处即为此穴。

天池

天，天空；池，池塘。穴在乳旁；乳房之泌乳，有如水自天池而出，故名。

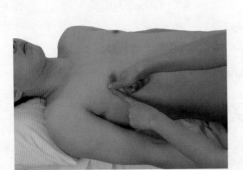

▶ 标准定位

在胸部，当第4肋间隙，乳头外1寸，前正中线旁开5寸。

▶ 功效主治

活血化瘀，宽胸理气。此穴靠近心脏及乳房，在此穴针灸或刮痧可治疗咳嗽、心绞痛、乳腺炎、乳汁分泌不足等；经常按摩此穴还可调理淋巴结结核、腋窝淋巴结炎、肋间神经痛等。

▶ 穴位应用

①咳嗽：用艾条温和灸天池、列缺穴各5分钟，以局部温热为度。每日1次。②心痛：用刮痧板点刮天池、心俞穴，以局部发红或出痧为度。

快速取穴

仰卧位。自乳头沿水平线向外侧旁开1横指，按压有酸胀感处即为此穴。

渊 腋

渊，深潭；腋，腋部。腋深如渊，穴处腋下，故名。

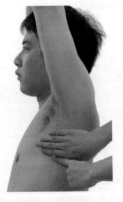
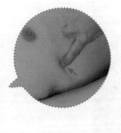

▶ 标准定位

在侧胸部，举臂，当腋中线上，腋下3寸，第4肋间隙中。

▶ 功效主治

理气宽胸，消肿止痛。针灸此穴可治疗胸肌痉挛、肋间神经痛等；肩臂痛时，按摩此穴可减轻疼痛。

▶ 穴位应用

①肋间神经痛：用艾条温和灸渊腋、期门、阳陵泉穴各5分钟，以局部温热为度。每日1次。②肩臂痛：按揉渊腋、天宗、肩髃、臂臑穴各3分钟，以局部酸胀为度。每日2次。

快速取穴

侧卧位。举臂，沿腋中线直下摸至乳头所在肋间隙（第4肋间隙），按压有酸胀感处即为此穴。

辄筋

辄，原指车厢两旁靠板，有两旁的意思。穴在两胁旁筋骨之间，故名。

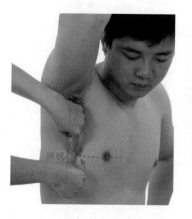

▶ 标准定位

在侧胸部，渊腋前1寸，平乳头，第4肋间隙中。

▶ 功效主治

降逆平喘，理气止痛。经常按摩此穴可调理支气管哮喘；针灸此穴对胸胁胀痛、肋间神经痛、神经衰弱、四肢痉挛抽搐、呕吐等也有一定的疗效。

▶ 穴位应用

①支气管哮喘：按揉辄筋、肺俞、太渊穴各3分钟，以局部酸胀为度。每日2次。②胸胁胀痛：用艾条温和灸辄筋、期门、阳陵泉穴各5分钟，以局部温热为度。每日1次。

快速取穴

侧卧位。举臂，从渊腋穴向前下1横指，与乳头相平处即为此穴。

日 月

日，太阳；月，月亮。日为阳，指胆；月为阴，指肝。此为治肝胆疾病的要穴，故名。

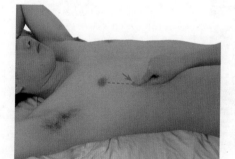

▶ 标准定位

在上腹部，当乳头直下，第7肋间隙，前正中线旁开4寸。

▶ 功效主治

利胆疏肝，降逆和胃。坚持按摩此穴，对膈肌痉挛、胃及十二指肠溃疡、肝炎、胆囊炎有一定的疗效；肋间神经痛时，艾灸此穴可缓解疼痛。

▶ 穴位应用

①胆囊炎：按揉日月、胆囊、三阴交穴各5分钟，以局部酸胀为度。每日2次。②肋间神经痛：用艾条温和灸日月、期门、阳陵泉穴各5分钟，以局部温热为度。每日1次。

快速取穴

正坐或仰卧位。自乳头垂直向下摸3个间隙（即第7肋间隙），按压有酸胀感处即为此穴。

常用穴位快速取穴法　第二章

193

头颈部穴位

上肢部穴位

下肢部穴位

胸腹部穴位

腰背部穴位

臀部穴位

带 脉

带，腰带；脉，经脉。穴属胆经，交会在带脉上，故名。

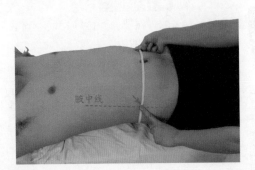

腋中线

▶ 标准定位

在侧腹部，章门下1.8寸，当第11肋骨游离端下方垂线与脐水平线的交点上。

▶ 功效主治

健脾利湿，调经止带。坚持针灸此穴可治疗妇科疾病；经常在此穴按摩、刮痧，还可改善膀胱炎、睾丸炎等；在此穴拔罐，对腰痛也有一定的治疗作用。

▶ 穴位应用

①盆腔炎：用艾条温和灸带脉、关元穴各5分钟，以局部温热为度。每日1次。②膀胱炎：按揉带脉、膀胱俞穴各3分钟，以局部酸胀为度。每日2次。

快速取穴

侧卧位。双臂上举，取一线通过脐中沿水平线绕腰腹一周，与腋中线相交处，按压有酸胀感，即为此穴。

五 枢

穴居天枢与髀枢之间，侧腹部五穴（京门、带脉、五枢、维道、居髎）之中，故名。

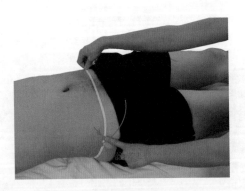

▶ 标准定位

在侧腹部，当髂前上棘的前方，横平脐下3寸处。

▶ 功效主治

调经止带，调理下焦。针灸此穴对子宫内膜炎、阴道炎有一定的治疗作用；腰痛、便秘时，坚持按摩或刮痧此穴也可改善症状。

▶ 穴位应用

①子宫内膜炎：用艾条温和灸五枢、关元、三阴交穴各5分钟，以局部温热为度。每日1次。②腰痛：按揉五枢、腰眼、委中穴各3分钟，以局部酸胀为度。每日2次。

快速取穴

侧卧位。从脐向下4横指，过此作一水平线，在胯骨的前上方可摸到一凸出来的骨突起（即髂前上棘）的前方和此线相交处，按压有酸胀感，即为此穴。

章 门

章，同"障"，屏障；门，门户。穴在季肋下，如同屏障内脏之门户，故名。

▶ 标准定位

在侧腹部，当第11肋游离端的下方。

▶ 功效主治

疏肝健脾，理气散结，清利湿热。针灸或按摩此穴可治疗消化系统疾病等；在此穴拔罐或刮痧，还可调理高血压、胸胁痛、腹膜炎、子宫内膜炎等。

▶ 穴位应用

①腹胀：按揉章门、中脘、足三里穴各3分钟，以局部酸胀为度。每日2次。②高血压：用气罐抽吸章门、涌泉穴，留罐5分钟。待罐印消退后再拔。③胸闷：用刮痧板点刮章门、膻中穴，以局部发红或出痧为度。

快速取穴
正坐位。屈肘合腋，肘尖所指处，按压有酸胀感，即为此穴。

期 门

期，周期；门，门户。十二经脉气血始于手太阴肺经之云门穴，终于此穴，如此为一个周期，故名。

▶ 标准定位

在胸部，当乳头直下，第6肋间隙，前正中线旁开4寸。

▶ 功效主治

健脾疏肝，理气活血。长期艾灸此穴能治疗胃肠神经官能症、胃肠炎、胆囊炎、肝炎等；在此穴拔罐，对心绞痛、胸胁胀满、癃闭、遗尿、肋间神经痛等有疗效。

▶ 穴位应用

①胃肠神经官能症：用艾条温和灸期门、中脘、足三里穴各5分钟，以局部温热为度。每日1次。②胸胁胀痛：用气罐抽吸期门、阳陵泉穴，留罐5分钟。待罐印消退后再拔。

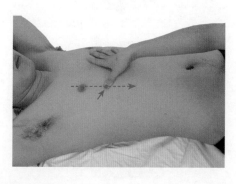

快速取穴
正坐或仰卧位。自乳头垂直向下摸2个肋间隙（即第6肋间隙），按压有酸胀感处即为此穴。

常用穴位快速取穴法 第二章

195

头颈部穴位

上肢部穴位

下肢部穴位

胸腹部穴位

腰背部穴位

臀部穴位

曲骨

曲，弯曲；骨，骨头。曲骨，指耻骨，穴在耻骨联合上缘，故名。

【温馨提示】孕妇禁用此穴。

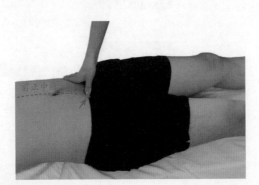

▶ **标准定位**

在下腹部，当前正中线上，耻骨联合上缘的中点处。

▶ **功效主治**

通利小便，调经止痛。此穴善治泌尿生殖系统疾病，针灸此穴对白带增多、小便失禁、遗精等有较好的调理作用；长期按摩此穴还可治疗膀胱炎、产后子宫收缩不全、子宫内膜炎等。

▶ **穴位应用**

①子宫内膜炎：按揉曲骨、三阴交穴各3分钟，以局部酸胀为度。每日2次。②小便失禁：用艾条温和灸曲骨、中极、膀胱俞穴各5分钟，以局部温热为度。每日1次。

快速取穴

仰卧位。从髋两侧沿骨盆上缘向前正中线摸，至前正中线上耻骨联合上缘的中点处即为此穴。

中极

中，中点；极，尽头。此穴位于人体上下之中点，又为躯干尽头所在，故名。

【温馨提示】孕妇禁用此穴。

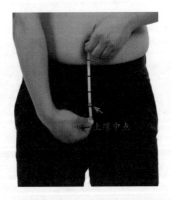

▶ **标准定位**

在下腹部，前正中线上，当脐中下4寸。

▶ **功效主治**

益肾兴阳，通经止带。此穴主治泌尿生殖系统疾病，经常艾灸、按摩此穴可治疗白带增多、痛经、产后恶露不下、阳痿、小便失禁等；在此穴拔罐还可改善肾炎、膀胱炎等。

▶ **穴位应用**

①阳痿：用艾条温和灸中极、肾俞、阴交穴各5分钟，以局部温热为度。每日1次。②小便失禁：按揉中极、膀胱俞、肾俞、三阴交穴各3分钟，以局部酸胀为度。每日2次。

快速取穴

仰卧位。取一标有五等分的弹性皮筋，将其两端与耻骨联合上缘的中点、肚脐对齐拉紧，该皮筋上1/5与下4/5的交点处即为此穴。

关 元

关，关藏；元，本元。穴在脐下3寸，为关藏人身元气之处，故名。

【温馨提示】孕妇禁用此穴。

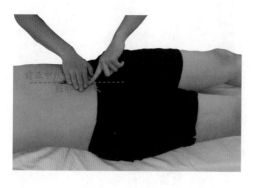

常用穴位快速取穴法 第二章

197

头颈部穴位

上肢部穴位

下肢部穴位

胸腹部穴位

腰背部穴位

臀部穴位

快速取穴

仰卧或正坐位。从肚脐起沿下腹部前正中线直下4横指处即为此穴。

▶ 标准定位

在下腹部，前正中线上，当脐中下3寸。

▶ 功效主治

培补元气，导赤通淋。在此穴拔罐，可治疗消化系统疾病；经常按摩此穴可改善泌尿生殖系统疾病症状；坚持艾灸此穴，对眩晕、神经衰弱、体质虚弱、糖尿病等也有很好的调理作用。

▶ 穴位应用

①阳痿：用艾炷隔姜灸关元穴3壮，以局部潮红为度。每日1次。②痛经：按揉关元、血海、三阴交穴各3分钟，以局部酸胀为度。③腹痛、消化不良：用气罐抽吸关元、中脘、足三里穴，留罐5分钟。待罐印消退后再拔。④体质虚弱：用艾条温和灸关元、神阙、足三里穴各5分钟，以局部温热为度。每日1次。

▶ 穴位应用举例

痛经

痛经是指妇女在经期及经行前后出现小腹或腰部疼痛，甚至痛及腰骶，严重者可伴恶心呕吐、冷汗淋漓、手足厥冷等，会给工作及生活带来一定的影响。痛经发作时，按摩以下几个穴位可缓解症状。

1
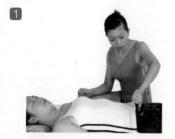
用拇指按揉关元穴3分钟，力度适中。

2
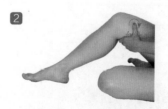
用拇指稍用力按揉血海交穴3分钟。

3
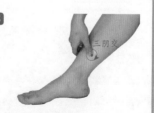
用拇指稍用力按揉三阴交穴3分钟。

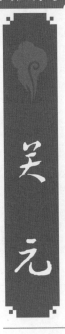

穴位特写

关元

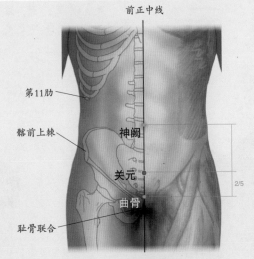

前正中线

第11肋

髂前上棘

神阙

关元

曲骨

耻骨联合

2/5

关元穴位于下腹部，前正中线上，脐中下3寸处。

扫一扫，
精彩视频马上看！

取穴步骤

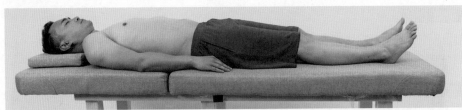

①取穴时仰卧位。

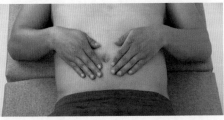

②双手五指并拢，掌心朝下，示指指腹轻放在脐下1寸的位置。

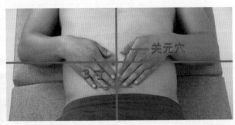

关元穴

3寸

③手向腹部中线滑动，至双手示指指尖相交，交点下方即为此穴。

按摩手法

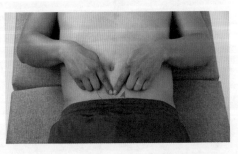

仰卧位，双手示指叠放在关元穴上，稍用力沿逆时针方向，按揉穴位1~3分钟。

石 门

石，坚硬不通。此穴主治小腹坚硬疼痛，故名。

【温馨提示】孕妇慎用此穴。

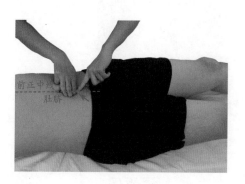
前正中线
肚脐

快速取穴
仰卧或正坐位。从肚脐起沿下腹部前正中线直下3横指处即为此穴。

▶ **标准定位**

在下腹部，前正中线上，当脐中下2寸。

▶ **功效主治**

理气止痛，通利水道。针灸此穴可调理小便不利、子宫内膜炎、产后恶露不止、小腹绞痛等；按摩此穴还可治疗消化不良、腹泻、肠炎等。

▶ **穴位应用**

①小便不利：用艾条温和灸石门、膀胱俞、三阴交穴各5分钟，以局部温热为度。每日1次。②腹泻：按揉石门、天枢、阴陵泉穴各3分钟，以局部酸胀为度。每日2次。

常用穴位快速取穴法 第二章

199

头颈部穴位

上肢部穴位

下肢部穴位

胸腹部穴位

腰背部穴位

臀部穴位

气 海

气，元气；海，海洋。穴在脐下，为人身元气之海，故名。

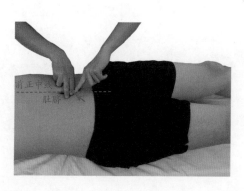
前正中线
肚脐

快速取穴
仰卧或正坐位。从肚脐起沿下腹部前正中线直下2横指处即为此穴。

▶ **标准定位**

在下腹部，前正中线上，当脐中下1.5寸。

▶ **功效主治**

益气助阳，调经固精。坚持针灸此穴可调理泌尿生殖系统疾病；在此穴拔罐可缓解腹痛、便秘、腹泻等症状；经常按摩此穴，对气虚病症，如虚脱、形体羸瘦、乏力等也有一定的治疗作用。

▶ **穴位应用**

①阳痿：用艾条温和灸气海、关元穴各10分钟，以局部温热为度。每日1次。②体质虚弱：按揉气海、足三里穴各5分钟，以局部酸胀为度。每日2次。

气海

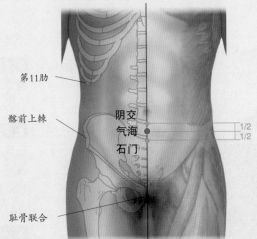

前正中线

第11肋

髂前上棘

阴交
气海
石门

耻骨联合

1/2
1/2

气海穴位于下腹部前正中线上，脐中下1.5寸处。

扫一扫，
精彩视频马上看！

取穴步骤

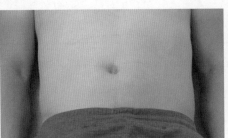

①仰卧位。

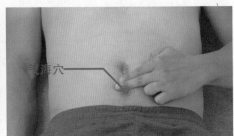

②手指从肚脐垂直往下量2横指处即为此穴。

按摩手法

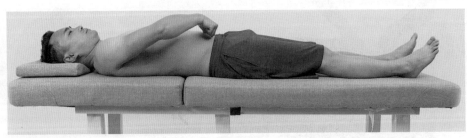

①仰卧平躺。

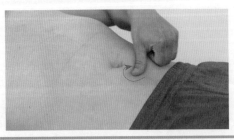

②按摩时，用拇指的指腹，稍用力按揉气海穴1~3分钟。

阴 交

穴为任脉、冲脉、足少阴肾经之交会处，故名。

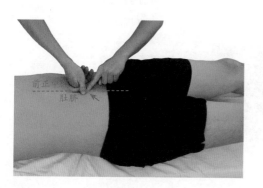

▶ **标准定位**

在下腹部，前正中线上，当脐中下1寸。

▶ **功效主治**

调经固带，利水消肿。此穴对生殖、泌尿、消化系统疾病都有较好的疗效，经常按摩此穴可调理月经不调、子宫内膜炎、睾丸神经痛等。

▶ **穴位应用**

①子宫内膜炎：按揉阴交、中极、三阴交穴各3分钟，以局部酸胀为度。每日2次。②腹痛、腹泻：用艾条温和灸阴交、神阙、足三里穴各5分钟，以局部温热为度。每日1次。

快速取穴
仰卧或正坐位。从肚脐起沿下腹部前正中线直下1横指处即为此穴。

神 阙

神，神气；阙，宫门。穴在脐中，脐为胎儿气血运行之要道，如神气出入之宫门，故名。

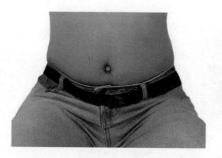

▶ **标准定位**

在上腹部，前正中线上，当脐中。

▶ **功效主治**

收降浊气。经常艾灸此穴不仅可治疗消化、生殖系统疾病，还可提高人体免疫力；按摩此穴可促进胃肠蠕动，有助于消化吸收；在此穴拔罐，对荨麻疹也有一定的疗效。

▶ **穴位应用**

①消化不良：先顺时针方向轻轻按摩神阙穴36圈，然后逆时针方向轻轻按摩36圈。②腹痛、腹泻：用艾条温和灸神阙、上巨虚穴各5分钟，以局部温热为度。每日1次。

快速取穴
仰卧或正坐位。肚脐所在处即为此穴。

常用穴位快速取穴法 第二章

201

头颈部穴位

上肢部穴位

下肢部穴位

胸腹部穴位

腰背部穴位

臀部穴位

水 分

水，水谷；分，分别。穴在脐上1寸，内应小肠，水谷至此分别清浊，同时此穴善治水病，故名。

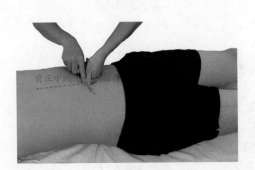

▶ 标准定位

在上腹部，前正中线上，当脐中上1寸。

▶ 功效主治

通调水道，理气止痛。此穴主治消化系统疾病，经常艾灸此穴可改善胃炎、腹胀、脐周痛、腹泻、肠炎等病情；在此穴按摩或拔罐，还可治疗水肿、腰背强急疼痛、泌尿系统炎症等

▶ 穴位应用

①肠泻：用艾条温和灸水分、神阙穴各5分钟，以局部温热为度。每日1次。②水肿：按揉水分、三阴交、支沟穴各3分钟，以局部酸胀为度。每日2次。

快速取穴

仰卧或正坐位。从肚脐起沿腹部前正中线直上1横指处即为此穴。

下 脘

脘，胃脘。穴居胃脘下部，故名。

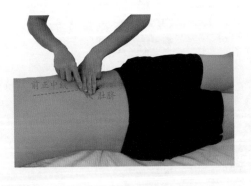

▶ 标准定位

在上腹部，前正中线上，当脐中上2寸。

▶ 功效主治

健脾和胃，降逆止呕。此穴主治消化系统疾病，针灸此穴可改善腹胀、消化不良、呕吐、腹泻等；经常按摩此穴，对胃炎、胃溃疡、肠炎有一定的治疗作用；在此穴拔罐还可缓解胃痉挛、胃痛等。

▶ 穴位应用

①消化不良、呕吐：用艾条温和灸下脘、足三里、内关穴各5分钟，以局部温热为度。每日1次。②胃炎：按揉下脘、胃俞、内关穴各3分钟，以局部酸胀为度。每日2次。

快速取穴

仰卧或正坐位。从肚脐起沿腹部前正中线直上3横指处即为此穴。

建 里

建，此指调理；里，即腹里。此穴可调理脾胃功能，故名。

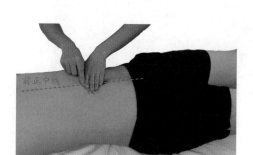

▶ 标准定位

在上腹部，前正中线上，当脐中上3寸。

▶ 功效主治

和胃健脾，通降腑气。此穴善治胃病，坚持在此穴按摩或拔罐，可改善胃部不适症状，如胃痛、胃胀、呕吐、厌食等；针灸此穴还可缓解胃下垂、胃溃疡、腹肌痉挛等症状。

▶ 穴位应用

①胃痛：按揉建里、中脘、内关穴各3分钟，以局部酸胀为度。每日2次。②胃下垂：用艾条温和灸建里、胃俞、脾俞、气海穴各5分钟，以局部温热为度。每日1次。

快速取穴
仰卧或正坐位。从肚脐起沿腹部前正中线直上4横指处即为此穴。

中 脘

脘，胃脘。穴居胃脘中部，故名。

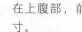
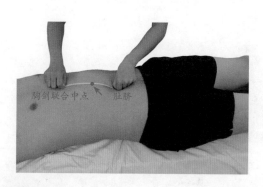

▶ 标准定位

在上腹部，前正中线上，当脐中上4寸。

▶ 功效主治

和胃健脾，降逆利水。此穴主治消化系统疾病，针灸此穴可治疗胃炎、胃溃疡、腹胀、呕吐等；经常在此穴拔罐，可改善胃肠功能；按摩此穴还可防治失眠、心烦、癫痫、荨麻疹等。

▶ 穴位应用

①胃炎：用艾条温和灸中脘、足三里穴各5分钟，以局部温热为度。每日1次。②消化不良：用气罐抽吸中脘、天枢、足三里穴，留罐5分钟，待罐印消退后再拔。

快速取穴
仰卧位。取一标有二等分的弹性皮筋，将皮筋的两头与肚脐、胸剑联合中点对齐拉紧，皮筋的中点对应处即为此穴。

常用穴位快速取穴法 第二章

203

头颈部穴位

上肢部穴位

下肢部穴位

胸腹部穴位

腰背部穴位

臀部穴位

中脘

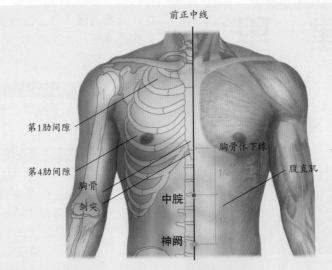

前正中线

第1肋间隙

第4肋间隙

胸骨

剑突

胸骨体下缘

腹直肌

中脘

神阙

中脘穴位于上腹部，前正中线上，脐中上4寸处。

扫一扫，
精彩视频马上看！

取穴步骤

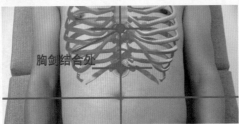

胸剑结合处

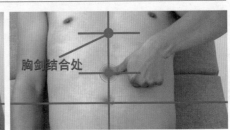

胸剑结合处

仰卧位，在上腹部，先用手摸到两乳头连线中点下方剑突凹陷处，然后将该凹陷处与肚脐连线起来，连线的中点处即为此穴。

按摩手法

● 方法一

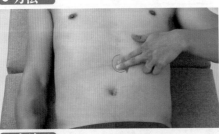

两手指并拢，用指腹位置沿逆时针方向，稍用力按揉中脘穴1~3分钟。

● 方法二

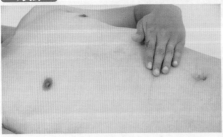

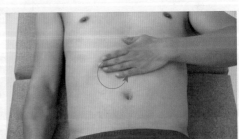

①将手掌掌面放在中脘穴上，向下按压。

②然后以穴位为中心，做环形的抚摩。

上 脘

脘，胃脘。穴居胃脘上部，故名。

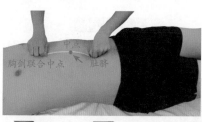

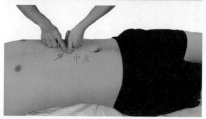

快速取穴
仰卧位。取一标有二等分的弹性皮筋，将皮筋的两头与肚脐、胸剑联合中点对齐拉紧，从皮筋的中点直上1横指处即为此穴。

▶ **标准定位**

在上腹部，前正中线上，当脐中上5寸。

▶ **功效主治**

和胃降逆，化痰宁神。此穴善治消化系统疾病，在此穴针灸或拔罐可治疗胃炎、呕吐、消化不良、腹痛、肠炎等；按摩此穴对虚劳、咳嗽、痰多、积聚、黄疸、膈肌痉挛也有调理作用。

▶ **穴位应用**

①腹痛：用艾条温和灸上脘、中脘、内关、足三里穴各5分钟，以局部温热为度。每日1次。②胃炎：用气罐抽吸上脘、天枢、中脘、太冲穴，留罐5分钟。待罐印消退后再拔。

巨 阙

巨，巨大；阙，宫门。此穴为心之募穴，如心气出入的大门，故名。

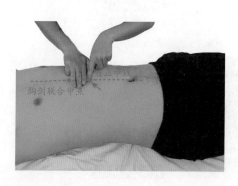

快速取穴
仰卧位。从胸剑联合中点沿前正中线直下3横指处即为此穴。

▶ **标准定位**

在上腹部，前正中线上，当脐中上6寸。

▶ **功效主治**

安神宁心，宽胸止痛。针灸此穴对胃痛、胸痛、呕吐、腹胀、胃痉挛、膈肌痉挛等有调理作用；经常按摩此穴可防治惊悸、健忘、癫痫等；在此穴刮痧还可缓解支气管炎等病情。

▶ **穴位应用**

①胸痛：用艾条温和灸巨阙、膻中穴各5分钟，以局部温热为度。每日1次。②癫痫：按揉巨阙、鸠尾、本神、水沟穴各5分钟，以局部酸胀为度。每日2次。

常用穴位快速取穴法 第二章

205

头颈部穴位

上肢部穴位

下肢部穴位

胸腹部穴位

腰背部穴位

臀部穴位

鸠 尾

鸠尾，斑鸠的尾，形容胸骨剑突，穴在其下，故名。

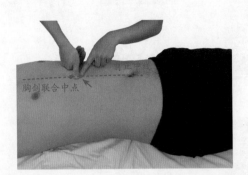

胸剑联合中点

> **快速取穴**
> 仰卧位。从胸剑结合中点沿前正中线直下1横指处即为此穴。

▶ **标准定位**

在上腹部，前正中线上，当胸剑结合部下1寸。

▶ **功效主治**

安心宁神，宽胸定喘。经常按摩此穴可治疗支气管炎、胃炎、胃神经痛、呕吐等；针灸此穴对心痛、心悸、心烦有一定的调理作用。另外，此穴对神经精神系统疾病也有一定的疗效。

▶ **穴位应用**

①支气管炎：按揉鸠尾、膻中、内关穴各3分钟，以局部酸胀为度。每日2次。②心悸：用艾条温和灸鸠尾、天池、内关穴各5分钟，以局部温热为度。每日1次。

中 庭

庭，庭院。任脉由此穴进入胸廓，犹如任脉脉气从宫门即巨阙穴行至庭院中，故名。

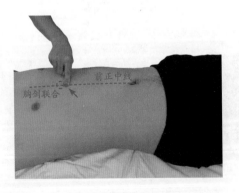

前正中线

胸剑联合

> **快速取穴**
> 仰卧或正坐位。胸部前正中线上胸骨体与剑突间（即胸剑结合部）可触及一凹陷处即为此穴。

▶ **标准定位**

在胸部，当前正中线上，平第5肋间，即胸剑结合部。

▶ **功效主治**

宽胸消胀，降逆止呕。针灸此穴可改善胸闷、呕吐、小儿吐乳等；经常按摩此穴，对食管炎、贲门痉挛也有治疗作用。

▶ **穴位应用**

①呕吐：用艾条温和灸中庭、中脘、足三里穴各5分钟，以局部温热为度。②食管炎：按揉中庭、膻中、天突穴各3分钟，以局部酸胀为度。每日2次。

膻 中

膻，指胸腔，穴居其中，故名。

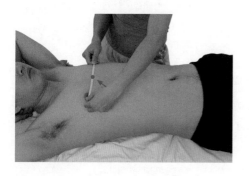

快速取穴

仰卧或正坐位。取一标有二等分的弹性皮筋，将皮筋的两头与两乳头对齐拉紧，皮筋中点对应处即为此穴。

常用穴位快速取穴法 第二章

207

头颈部穴位

上肢部穴位

下肢部穴位

胸腹部穴位

腰背部穴位

臀部穴位

▶ 标准定位

在胸部，当前正中线上，平第4肋间，两乳头连线的中点。

▶ 功效主治

理气止痛，生津增液。经常按摩此穴可明显缓解胸闷、气短、咳喘、胸痛、心悸、呕吐等症状；在此穴艾灸或刮痧，对产妇乳少、支气管哮喘、支气管炎、食管狭窄、肋间神经痛、心绞痛、乳腺炎等也有一定的疗效。

▶ 穴位应用

①胸痛：用艾炷隔姜灸膻中穴3壮，以局部潮红为度。每日1次。②呕吐：按揉膻中、足三里穴各3分钟，以局部酸胀为度。每日2次。③产后缺乳：用艾条温和灸膻中、乳根、少泽穴各5分钟，以局部温热为度。每日1次。④支气管哮喘：用刮痧板点刮膻中、定喘、鱼际穴，以局部发红或出痧为度。

▶ 穴位应用举例

呕吐是指胃内容物，甚至胆汁、肠液通过食道反流到口腔，并吐出的反射性动作，属于消化系统疾病的常见症状。当呕吐发生时，按摩以下两个穴位可缓解症状。

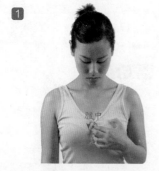

用手指按揉膻中穴3分钟，力度适中，每日2次。

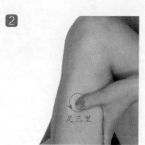

用拇指稍用力按揉足三里穴3分钟。

玉 堂

玉，玉石；堂，殿堂。玉有贵重之意。穴位所在相当于心的部位，因其重要故比之为玉堂，故名。

YUTANG（CV18）

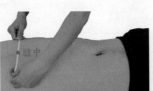
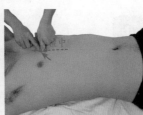

▶ 标准定位

在胸部，当前正中线上，平第3肋间。

▶ 功效主治

宽胸止痛，止咳平喘。经常按摩或针灸此穴，可改善咳嗽、气短、胸闷喘息等症状；心烦、呕吐、肋间神经痛时，刮痧此穴也可缓解症状。

▶ 穴位应用

①咳嗽：按揉玉堂、肺俞、鱼际穴各3分钟，以局部酸胀为度。每日2次。②气短、喘息：用艾条温和灸玉堂、膻中、气海穴各5分钟，以局部温热为度。每日1次。

快速取穴

仰卧位。取一标有二等分的弹性皮筋，将皮筋的两头与两乳头对齐拉紧，从皮筋中点向上推1个肋间隙，按压有酸痛感处即为此穴。

华 盖

此穴所在相当于肺脏部位，肺为五脏之华盖，此穴主肺脏咳喘诸疾，故名。

HUAGAI（CV20）

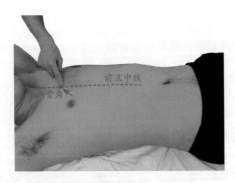

▶ 标准定位

在胸部，当前正中线上，平第1肋间。

▶ 功效主治

宽胸利肺，止咳平喘。此穴主治呼吸系统疾病，针灸或按摩此穴可治疗咳嗽、气喘、支气管哮喘、支气管炎、扁桃体炎等；在此穴刮痧还可调理胸痛、胸膜炎、肋间神经痛等。

▶ 穴位应用

①咳嗽、气喘：用艾条温和灸华盖、膻中、肺俞、列缺穴各5分钟，以局部温热为度。每日1次。②扁桃体炎：按揉华盖、天突、合谷穴各3分钟，以局部酸胀为度。每日2次。

快速取穴

仰卧或仰靠坐位。在胸部前正中线上可见胸骨前部有一微向前凸的角（即胸骨角），此角中点处即为此穴。

璇 玑

璇玑，此指北斗七星。此穴位于胸骨柄之正中，内应于肺脏。肺主气，朝百脉，意指肺之功能如众星拱北，故名。

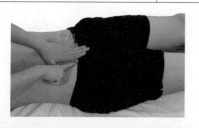

快速取穴

仰卧或仰靠坐位。从天突穴沿前正中线向下1横指处，即为此穴。

▶ **标准定位**

在胸部，当前正中线上，天突下1寸。

▶ **功效主治**

宽胸利肺，止咳平喘。按摩此穴能治疗气管炎、胸膜炎、咽喉炎等。

▶ **穴位应用**

气管炎：按揉璇玑、肺俞穴各3分钟，以局部酸胀为度。每日2次。

子 宫

此穴主治子宫疾病，故名。

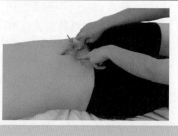

快速取穴

仰卧位。先确定中极穴的位置，再从中极旁开4横指，按压有酸胀感处即为此穴。

▶ **标准定位**

在下腹部，当脐中下4寸，中极旁开3寸。

▶ **功效主治**

调经理气，升提下陷。此穴主治子宫脱垂、月经不调、不孕症等妇科疾病。

▶ **穴位应用**

月经不调：用刮痧板点刮子宫、三阴交穴，以局部发红或出痧为度。

三角灸

因此穴取穴方法而得名，且多为灸法治疗，故名。

快速取穴

仰卧位。取一纸，在其上以被取穴者两口角的长度为边长，作一等边三角形，将顶点置于其肚脐中，底边呈水平线，则该两底角处，按压有酸胀感，即为此穴。

▶ **标准定位**

位于腹部，以被取穴者两口角的长度为一边，作一等边三角形，将顶角置于其脐心，底边呈水平线，两底角处，即为此穴。

▶ **功效主治**

调理气机。经常艾灸此穴可对各种原因引起的慢性腹痛有一定的疗效。

▶ **穴位应用**

慢性腹痛：用艾条温和灸三角灸、神阙穴各5分钟。每日1次。

常用穴位快速取穴法 第二章

209

头颈部穴位

上肢部穴位

下肢部穴位

胸腹部穴位

腰背部穴位

臀部穴位

肩 髎

手少阳三焦经

肩，肩部；髎，孔穴。穴在肩部骨隙中，故名。

▶ **标准定位**

在肩部，肩髃后方，当臂外展时，于肩峰后下方呈现凹陷处。

▶ **功效主治**

祛风湿，通经络。在此穴拔罐或针灸可治疗肩周炎、脑血管病后遗症、肋间神经痛等；在此穴刮痧可改善荨麻疹症状。

▶ **穴位应用**

①肩臂、肩背疼痛：用气罐抽吸肩髎、肩髃、曲池、外关穴，留罐5分钟。待罐印消退后再拔。②肩周炎：用艾条温和灸肩髎、肩井、天池、养老穴各5分钟，以局部温热为度。每日1次。

快速取穴

坐位。用力握拳，屈肘，上臂外展，可见三角肌鼓起，在其后下缘肩峰（肩部最高点）直下处有凹陷沟，按压有酸胀感处即为此穴。

锁骨肩峰端

三角肌

天 髎

手少阳三焦经

天，上部；髎，骨间凹陷处。穴在肩胛冈上角之凹陷中，故名。

▶ **标准定位**

在肩胛部，肩井与曲垣的中间，当肩胛骨上角处。

▶ **功效主治**

祛风除湿，通经止痛。在此穴针灸、按摩或拔罐，可治疗颈椎病、落枕、冈上肌肌腱炎、肩背部疼痛等。

▶ **穴位应用**

①颈椎病：用艾条温和灸天髎、风池、肩井、大椎穴各5分钟，以局部温热为度。每日1次。②冈上肌肌腱炎：按揉天髎、巨骨、肩髎穴各3分钟，以局部酸胀为度。每日2次。

快速取穴

正坐或俯卧位。背后可摸到一三角形骨头（肩胛骨），在其内上角，按压有酸痛感处即为此穴。

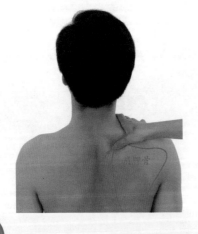

肩胛骨

肩贞

肩，肩部；贞，正。此穴位于肩后缝端，为肩之正处，故名。

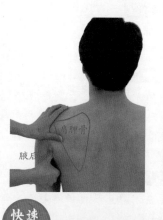

快速取穴

正坐位。垂肩，上臂内收，从腋后纹头向上1横指，按压有酸胀感处即为此穴。

▶ **标准定位**

在肩关节后下方，臂内收时，腋后纹头上1寸。

▶ **功效主治**

清头聪耳，通经活络。此穴主治肩部疾病，在此穴按摩或刮痧，可调理肩周炎，肩部僵硬、疼痛，上肢不遂等；坚持艾灸此穴可治疗耳鸣、耳聋等。

▶ **穴位应用**

①肩围炎：用刮痧板点刮肩贞、肩髃穴，以局部发红或出痧为度。②上肢不遂：用气罐抽吸肩贞、肩髎、肩井、曲池、手三里、合谷穴，留罐5分钟。待罐印消退后再拔。

常用穴位快速取穴法 第二章

211

头颈部穴位

上肢部穴位

下肢部穴位

胸腹部穴位

腰背部穴位

臀部穴位

臑俞

臑，上臂；俞，输注。穴在臑部，为经气输注之处，故名。

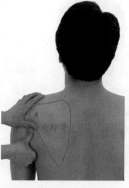

快速取穴

正坐位。垂肩，上臂内收，先确定肩贞穴的位置，用手指从腋后纹头端肩贞垂直向上推至一块斜向的骨头（肩胛冈）下缘，按压有酸胀感处即为此穴。

▶ **标准定位**

在肩部，当腋后纹头直上，肩胛冈下缘凹陷中。

▶ **功效主治**

舒筋活络，化痰消肿。此穴为治疗肩部疾病、半身不遂的要穴，在此穴针灸、按摩或拔罐，可治疗肩周炎、肩臂酸痛无力、上臂疼痛等。

▶ **穴位应用**

①肩周炎：用艾条温和灸臑俞、肩髃、肩髎穴各5分钟，以局部温热为度。每日1次。②上肢不遂：用气罐抽吸臑俞、肩髎、曲池、合谷穴，留罐5分钟。待罐印消退后再拔。

天宗

天，上部；宗，本，中心。穴位肩胛冈中点下窝之正中处，故名。

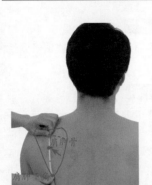 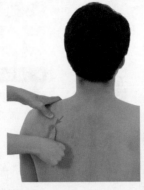

▶ 标准定位
在肩胛部，当冈下窝中央凹陷处，与第4胸椎相平。

▶ 功效主治
舒筋活络，理气消肿。经常在此穴针灸、按摩或拔罐，可治疗肩周炎、肩背软组织损伤、落枕、乳腺炎、乳汁分泌不足等。

▶ 穴位应用
①落枕：按揉患侧天宗穴3分钟，以局部温热为度。同时左右前后缓慢活动头部。②肩周炎：用艾条温和灸天宗、肩髃穴各5分钟，以局部温热为度。每日1次。

快速取穴　正坐位。垂肩，取一标有三等分的弹性皮筋，将皮筋的两头与肩胛冈下缘中点、肩胛下角对齐拉紧，皮筋的上1/3与下2/3交界处，相当于冈下窝中央，用力按压有明显酸痛感处即为此穴。

秉风

秉，承受；风，风邪。穴在易受风邪之处，故名。

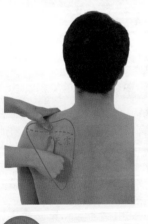 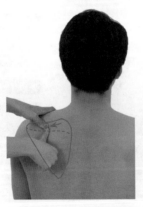

▶ 标准定位
在肩胛部，冈上窝中央，天宗直上，举臂有凹陷处。

▶ 功效主治
散风活络，止咳化痰。坚持针灸此穴可治疗冈上肌肌腱炎、肩周炎等；肩胛神经痛时，按摩此穴可缓解疼痛；在此穴刮痧还可调理支气管炎等。

▶ 穴位应用
①肩周炎：用艾条温和灸秉风、肩髃、外关穴各5分钟，以局部温热为度。每日1次。②肩胛神经痛：按揉秉风、外关穴各3分钟，以局部酸胀为度。每日2次。

快速取穴　正坐或俯卧位。先确定天宗穴的位置，由天宗直上跨过一斜向骨头（肩胛冈）至凹陷中点处，用力按压有明显酸胀感，即为此穴。

肩外俞

此穴位于肩中俞外下方，故名。

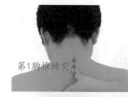

第1胸椎棘突

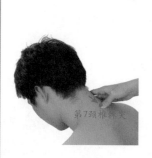

第7颈椎棘突

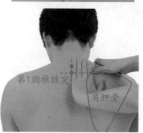

第1胸椎棘突

肩胛骨

快速取穴

前倾坐位或俯卧位。先确定大椎穴（即第7颈椎棘突下）的位置，由大椎往下推1个椎骨之棘突下，由此旁开4横指，适当肩胛骨内侧缘处即为此穴。

▶ **标准定位**

在背部，当第1胸椎棘突下，旁开3寸。

▶ **功效主治**

舒筋活络，祛风止痛。在此穴拔罐可改善颈椎病症状；按摩此穴可缓解肩部酸痛；针灸此穴对肺炎、胸膜炎、神经衰弱、低血压等也有一定的疗效。

▶ **穴位应用**

①颈椎病：用气罐抽吸肩外俞、颈夹脊、肩井穴，留罐5分钟。待罐印消退后再拔。②肩部酸痛：按揉肩中俞、外关穴各3分钟，以局部酸胀为度。每日2次。

肩中俞

此穴在肩部，位处大椎与肩井之正中，故名。

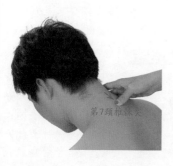

第7颈椎棘突

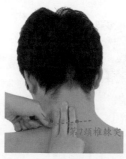

第7颈椎棘突

快速取穴

前倾坐位或俯卧位。先确定大椎穴的位置，由大椎旁开3横指处，按压有酸胀感，即为此穴。

▶ **标准定位**

在背部，当第7颈椎棘突下，旁开2寸。

▶ **功效主治**

解表宣肺。针灸此穴可治疗支气管炎、哮喘、支气管扩张等；按摩此穴还可调理视力减退、肩背疼痛等。

▶ **穴位应用**

①支气管炎：用艾条温和灸肩中俞、肺俞、鱼际穴各5分钟，以局部温热为度。每日1次。②肩背疼痛：按揉肩中俞、肩外俞、大椎穴各3分钟，以局部酸胀为度。每日2次。

常用穴位快速取穴法 第二章

213

头颈部穴位

上肢部穴位

下肢部穴位

胸腹部穴位

腰背部穴位

臀部穴位

大 杼

杼，织布之梭子。此穴所处之脊柱两侧横突隆起，犹如织梭，故名。

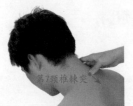

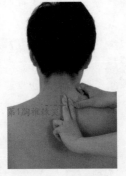

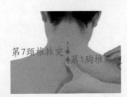

快速取穴

正坐低头或俯卧位。先确定大椎穴的位置，由大椎往下推1个椎骨（即第1胸椎），从该椎骨棘突下旁开2横指，按压有酸胀感处即为此穴。

▶ 标准定位

在背部，当第1胸椎棘突下，旁开1.5寸。

▶ 功效主治

强筋骨，清邪热。在此穴拔罐可治疗支气管炎、支气管哮喘、肺炎、颈椎病、腰背肌痉挛、膝关节骨质增生等；长期在此穴刮痧，可缓解头痛、咽炎、感冒等症状。

▶ 穴位应用

①颈椎病：用气罐抽吸大杼、大椎、肩中俞穴，留罐5分钟。待罐印消退后再拔。②感冒：用刮痧板点刮大杼、大椎、风门、列缺穴，以局部发红或出痧为度。

风 门

风，风邪；门，门户。喻指此穴似风邪出入之门户，且主治风病，故名。

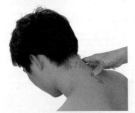

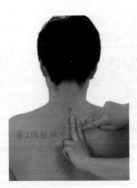

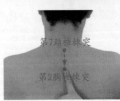

快速取穴

正坐低头或俯卧位。先确定大椎穴的位置，由大椎往下推2个椎骨（即第2胸椎），其棘突下缘旁开2横指，按压有酸胀感处即为此穴。

▶ 标准定位

在背部，当第2胸椎棘突下，旁开1.5寸。

▶ 功效主治

宣肺解表，益气固表。此穴是治疗呼吸系统疾病的经验穴，在此穴贴敷药物或刮痧可提高人体免疫力，治疗支气管炎、哮喘等；针灸此穴可调理感冒、肺炎等；经常在此穴拔罐还可缓解肩背酸痛等。

▶ 穴位应用

①咳嗽、气喘：用刮痧板点刮风门、肺俞、大椎、鱼际穴，以局部发红或出痧为度。②感冒：用艾条温和灸风门、大椎穴各5分钟，以局部温热为度。每日1次。

肺 俞

肺，肺脏；俞，输注。此穴为肺脏之气输注之所，故名。

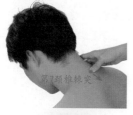
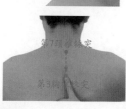
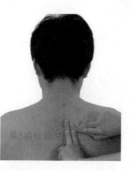

快速取穴

正坐低头或俯卧位。先确定大椎穴的位置，由大椎往下推3个椎骨（即第3胸椎），其棘突下缘旁开2横指，按压有酸胀感处即为此穴。

▶ 标准定位

在背部，当第3胸椎棘突下，旁开1.5寸。

▶ 功效主治

解表宣肺，清热理气。针灸此穴可调理感冒、支气管炎、支气管哮喘、肺炎、肺气肿等；在此穴刮痧或拔罐，对心内膜炎、肾炎、风湿性关节炎、腰背痛等也有较好的疗效。

▶ 穴位应用

①小儿支气管炎：用气罐抽吸肺俞穴，留罐10分钟。待罐印消退后再拔。②支气管哮喘：将麝香镇痛膏剪成四等分，分贴于肺俞、大椎穴上，1小时更换1次。

厥阴俞

厥阴，指心包；俞，输注。此穴为心包之气输注之所，故名。

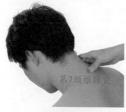
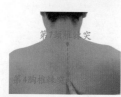
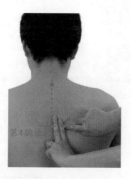

快速取穴

正坐低头或俯卧位。先确定大椎穴的位置，由大椎往下推4个椎骨（即第4胸椎），其棘突下缘旁开2横指，按压有酸胀感处即为此穴。

▶ 标准定位

在背部，当第4胸椎棘突下，旁开1.5寸。

▶ 功效主治

宽胸理气，活血止痛。此穴主治心脏疾病，按摩此穴可调理心绞痛、心肌炎、心脏病等；经常艾灸此穴可治疗神经衰弱、肋间神经痛等；在此穴拔罐，对胃炎也有一定的调理作用。

▶ 穴位应用

①心绞痛：按揉厥阴俞、心俞、内关穴各3分钟，以局部酸胀为度。每日2次。②神经衰弱：用艾条温和灸厥阴俞、神门、百会穴各5分钟，以局部温热为度。每日1次。

常用穴位快速取穴法 第二章

215

头颈部穴位

上肢部穴位

下肢部穴位

胸腹部穴位

腰背部穴位

臀部穴位

心 俞

心，心脏；俞，输注。此穴为心脏之气输注所在，故名。

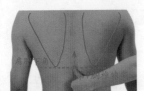

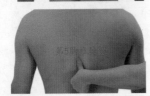

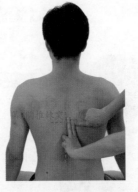

快速取穴

正坐或俯卧位。两肩胛骨下角水平连线与脊柱相交所在处即第7胸椎棘突，往上推2个椎骨（即第5胸椎），从其棘突下缘旁开2横指，按压有酸胀感处即为此穴。

▶ **标准定位**

在背部，当第5胸椎棘突下，旁开1.5寸。

▶ **功效主治**

宽胸理气，通络安神。此穴主治心脏疾病，针灸此穴可治疗冠心病、心绞痛、风湿性心脏病等；在此穴按摩或刮痧可缓解失眠、神经衰弱、肋间神经痛、癫痫等；在此穴拔罐还可调理消化道出血、背部软组织损伤等。

▶ **穴位应用**

①冠心病：用艾条温和灸心俞、内关穴各5分钟，以局部温热为度。每日1次。②失眠：按揉心俞、失眠穴各3分钟，以局部酸胀为度。睡前操作。

督 俞

督，督脉；俞，输注。此穴是督脉之气输注所在，故名。

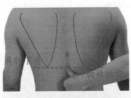

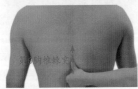

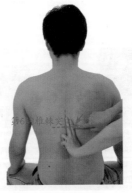

快速取穴

正坐或俯卧位。两肩胛骨下角水平连线与脊柱相交所在处即第7胸椎棘突，往上推1个椎骨（即第6胸椎），从该椎骨棘突下缘旁开2横指，按压有酸胀感处即为此穴。

▶ **标准定位**

在背部，当第6胸椎棘突下，旁开1.5寸。

▶ **功效主治**

理气止痛，强心通脉。坚持针灸此穴可调理冠心病、心绞痛、心动过速、心内外膜炎等；在此穴刮痧或按摩，对胃炎、膈肌痉挛、乳腺炎、皮肤瘙痒、银屑病等也有一定的疗效。

▶ **穴位应用**

①冠心病：用艾条温和灸督俞、心俞、膻中、内关穴各5分钟，以局部温热为度。每日1次。②胃炎：用刮痧板点刮督俞、胃俞、足三里穴，以局部发红或出痧为度。

膈 俞

膈，横膈；俞，输注。此穴是膈气转输于后背体表之所，故名。

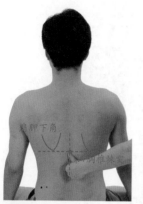
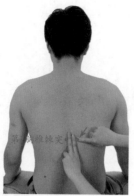

▶ 标准定位

在背部，当第7胸椎棘突下，旁开1.5寸。

▶ 功效主治

理气宽胸，活血通脉。针灸或按摩此穴可改善膈肌痉挛、胃炎、胃溃疡、肝炎、肠炎等，对心动过速也有一定的调理作用；在此穴刮痧或拔罐，还可防治哮喘、支气管炎、贫血、荨麻疹、小儿营养不良等。

▶ 穴位应用

①膈肌痉挛：按揉膈俞穴5分钟，以局部酸胀为度。②荨麻疹：用气罐抽吸膈俞、血海、曲池穴，留罐5分钟。待罐印消退后再拔。

快速取穴

正坐或俯卧位。两肩胛骨下角水平连线与脊柱相交所在处即第7胸椎棘突，从其棘突下缘旁开2横指，按压有酸胀感处即为此穴。

肝 俞

肝，肝脏；俞，输注。此穴为肝脏气血转输之所，故名。

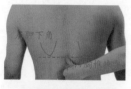
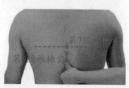
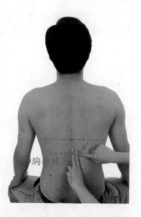

▶ 标准定位

在背部，当第9胸椎棘突下，旁开1.5寸。

▶ 功效主治

疏肝利胆，理气明目。在此穴拔罐可调理肝炎、胆囊炎、慢性胃炎、黄疸等；在此穴刮痧，对眼睑下垂、结膜炎、青光眼等也有一定的治疗作用；针灸或按摩此穴还可缓解偏头痛、神经衰弱、胆石症、月经不调等。

▶ 穴位应用

①慢性肝炎：用气罐抽吸肝俞、期门穴，留罐5分钟。待罐印消退后再拔。②结膜炎：用刮痧板点刮肝俞、太阳穴，以局部发红或出痧为度。

快速取穴

正坐或俯卧位。两肩胛骨下角水平连线与脊柱相交所在处即第7胸椎棘突，往下推2个椎骨（即第9胸椎），从其棘突下缘旁开2横指，按压有酸胀感处即为此穴。

常用穴位快速取穴法 第二章

217

头颈部穴位

上肢部穴位

下肢部穴位

胸腹部穴位

腰背部穴位

臀部穴位

肝俞

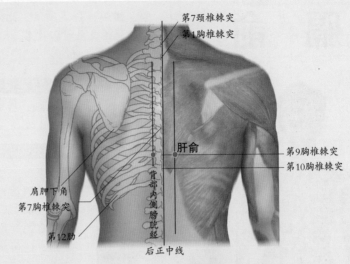

第7颈椎棘突
第1胸椎棘突
肝俞
第9胸椎棘突
第10胸椎棘突
肩胛下角
第7胸椎棘突
背部内侧膀胱经
第12肋
后正中线

肝俞穴位于脊柱区，第9胸椎棘突下，后正中线旁开1.5寸。

扫一扫，
精彩视频马上看！

取穴步骤

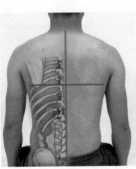

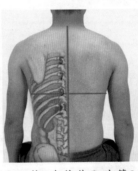

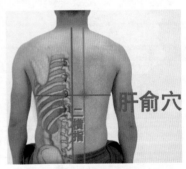

肝俞穴

①坐位，两肩胛骨下角水平连线与脊柱的相交处，为第7胸椎。

②下推2个椎体即为第9胸椎。

③其棘突下缘旁开2横指，按压有酸胀感处即为此穴。

按摩手法

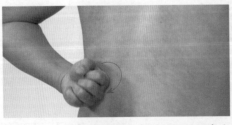

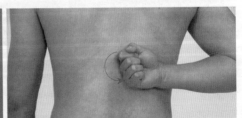

手握拳，用指关节稍用力地环形按揉肝俞穴，两侧穴位各按摩1~3分钟。

胆俞

胆，胆腑；俞，输注。此穴为胆腑之气转输之所，故名。

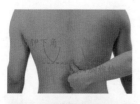
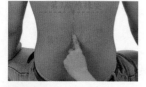
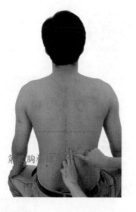

▶ **标准定位**

在背部，当第10胸椎棘突下，旁开1.5寸。

▶ **功效主治**

疏肝利胆，清热化湿。在此穴拔罐，对胆囊炎、肝炎、胃炎等有一定的保健作用；按摩此穴可缓解肋间神经痛、失眠等；在此穴刮痧还可调理胆石症、胆道蛔虫症、高血压等。

▶ **穴位应用**

①胆囊炎：用气罐抽吸胆俞、阳陵泉、胆囊穴，留罐5分钟。待罐印消退后再拔。②肋间神经痛：按揉胆俞、太冲穴各3分钟，以局部酸胀为度。每日2次。

快速取穴

正坐或俯卧位。两肩胛骨下角水平连线与脊柱相交所在处即第7胸椎棘突，往下推3个椎骨（即第10胸椎），从其棘突下缘旁开2横指，按压有酸胀感处即为此穴。

脾俞

脾，脾脏；俞，输注。此穴为脾脏之气转输之所，故名。

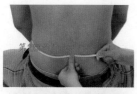
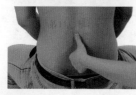
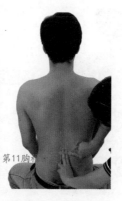

▶ **标准定位**

在背部，当第11胸椎棘突下，旁开1.5寸。

▶ **功效主治**

健脾和胃，利湿升清。坚持针灸此穴可治疗消化系统疾病；经常在此穴刮痧或按摩，还可调理贫血、慢性出血性疾病、月经不调、糖尿病、肾炎、荨麻疹等。

▶ **穴位应用**

①消化不良：按揉脾俞穴3分钟，于餐前1小时按揉。每日3次。②胃炎：用艾条温和灸脾俞、胃俞、中脘、足三里穴各5分钟，以局部温热为度。每日1次。

快速取穴

坐位或俯卧位。取一线过肚脐绕腰腹一周，与肚脐中相对应处即第2腰椎棘突，往上推3个椎体（即第11胸椎），再从其棘突下缘旁开2横指，按压有酸胀感处即为此穴。

胃俞

胃，胃腑；俞，输注。此穴为胃腑之气转输之所，故名。

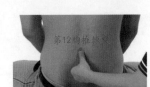

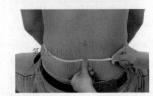

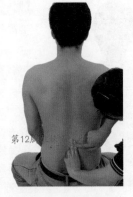

快速取穴

正坐或俯卧位。取一线过肚脐绕腰腹一周，与肚脐中相对应处即第2腰椎棘突，往上推2个椎体（即第12胸椎），再从其棘突下缘旁开2横指，按压有酸胀感处即为此穴。

▶ 标准定位

在背部，当第12胸椎棘突下，旁开1.5寸。

▶ 功效主治

和胃健脾，理中降逆。此穴主治消化系统疾病，在此穴按摩、刮痧或针灸，可治疗胃炎、胃溃疡、胃下垂、胃痉挛、肝炎、肠炎等；在此穴拔罐还可调理糖尿病、失眠等。

▶ 穴位应用

①胃溃疡：按揉胃俞、中脘、足三里穴各3分钟，以局部酸胀为度。每日2次。②胃痉挛：用刮痧板点刮胃俞、中脘穴，以局部发红或出痧为度。

三焦俞

三焦，三焦腑；俞，输注。此穴三焦气血输注之所，故名。

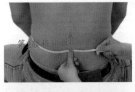

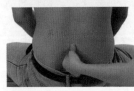

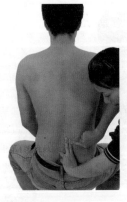

快速取穴

正坐或俯卧位。取一线过肚脐绕腰腹一周，与肚脐中相对应处即第2腰椎棘突，往上推1个椎体（即第1腰椎），再从其棘突下缘旁开2横指，按压有酸胀感处即为此穴。

▶ 标准定位

在腰部，当第1腰椎棘突下，旁开1.5寸。

▶ 功效主治

调理三焦，利水强腰。在此穴刮痧或按摩，对胃炎、胃痉挛、消化不良、肠炎等有一定的治疗作用；坚持艾灸此穴可改善肾炎、尿潴留、遗精等病情；在此穴拔罐还可缓解神经衰弱、腰肌劳损等症状。

▶ 穴位应用

①胃炎：用刮痧板点刮三焦俞、胃俞、足三里穴，以局部发红或出痧为度。②腰肌劳损：用气罐抽吸三焦俞、大肠俞、委中穴，留罐5分钟。待罐印消退后再拔。

肾俞

肾，肾脏；俞，输注。此穴为肾脏之气转输之所，故名。

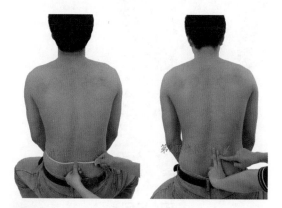

▶ 标准定位

在腰部，当第2腰椎棘突下，旁开1.5寸。

▶ 功效主治

益肾助阳，强腰利水。针灸此穴可调理泌尿生殖系统疾病，如肾炎、遗尿、阳痿、早泄等；经常按摩此穴，对肾绞痛、膀胱肌麻痹、月经不调也有保健作用；在此穴刮痧或拔罐，还可缓解腰痛、哮喘、耳聋、贫血等。

▶ 穴位应用

①肾绞痛：按揉肾俞穴3分钟，以局部酸胀为度，绞痛发作时或平时也可按摩。②腰椎间盘突出症：用气罐抽吸肾俞、腰阳关穴，留罐5分钟。待罐印消退后再拔。

快速取穴

正坐或俯卧位。取一线过肚脐绕腰腹一周，与肚脐中相对应处即第2腰椎棘突，从其棘突下缘旁开2横指，按压有酸胀感处即为此穴。

气海俞

气海，元气之海；俞，输注。此穴为人体元气输注之所，故名。

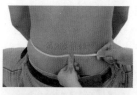
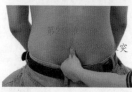
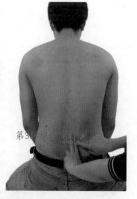

▶ 标准定位

在腰部，当第3腰椎棘突下，旁开1.5寸。

▶ 功效主治

益肾壮阳，调经止痛。坚持在此穴拔罐，可治疗腰骶神经根炎、坐骨神经痛、下肢瘫痪等；针灸此穴可调理月经不调、痛经、阳痿等；在此穴刮痧或按摩，还可缓解腰肌劳损、痔疮等。

▶ 穴位应用

①腰骶神经根炎：用气罐抽吸气海俞、腰阳关、委中穴，留罐5分钟。待罐印消退后再拔。②阳痿：用艾条温和灸气海俞、关元、三阴交穴各5分钟，以局部温热为度。每日1次。

快速取穴

正坐或俯卧位。取一线过肚脐绕腰腹一周，与肚脐中相对应处即第2腰椎棘突，往下推1个椎体（即第3腰椎），从其棘突下缘旁开2横指，按压有酸胀感处即为此穴。

常用穴位快速取穴法 第二章

221

头颈部穴位

上肢部穴位

下肢部穴位

胸腹部穴位

腰背部穴位

臀部穴位

穴位特写

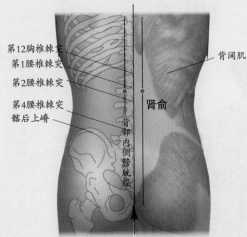

后正中线

第12胸椎棘突
第1腰椎棘突
第2腰椎棘突
第4腰椎棘突
髂后上嵴

背阔肌

肾俞

背部内侧膀胱经

肾俞穴位于脊柱区，第2腰椎棘突下，后正中线旁开1.5寸。

扫一扫，
精彩视频马上看！

取穴步骤

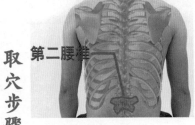

第二腰椎

①坐位，与肚脐中相对应处，即为第2腰椎。

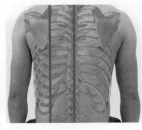

②沿脊柱引一垂线，再从肩胛骨内侧缘引一垂线。

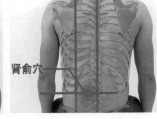

肾俞穴

③平行第2腰椎，两条垂线之间距离的中点，按压有酸胀感处，即为此穴。

按摩手法

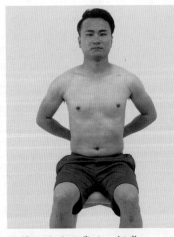

①将双手放于背后，握拳。

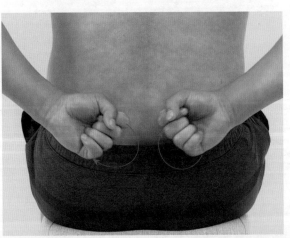

②用手指关节发力，沿顺时针方向，按揉两侧肾俞穴1~3分钟。

大肠俞

大肠，大肠腑；俞，输注。此穴为大肠之气转输之所，故称。

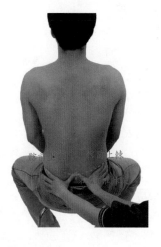
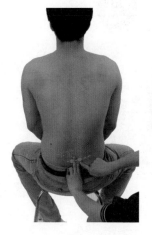

快速取穴

正坐或俯卧位。两侧髂前上棘之连线与脊柱之交点即为第4腰椎棘突，从其旁开2横指，按压有酸胀感处即为此穴。

▶ 标准定位

在腰部，当第4腰椎棘突下，旁开1.5寸。

▶ 功效主治

理气降逆，调和肠胃。在此穴刮痧或拔罐，可改善腰痛、骶髂关节炎、骶棘肌痉挛、坐骨神经痛等；经常针灸此穴可调理肠炎、便秘、小儿消化不良等；坚持按摩此穴还可缓解遗尿、便秘、肾炎等。

▶ 穴位应用

①便秘：按揉大肠俞、支沟穴各3分钟，以局部酸胀为度。每日2次。②骶髂关节炎：用刮痧板点刮大肠俞、次髎穴，以局部发红或出痧为度。③腰痛：用气罐抽吸大肠俞、膀胱俞穴，留罐5分钟。待罐印消退后再拔。④肠炎：用艾条温和灸大肠俞、天枢、上巨虚穴各5分钟，以局部温热为度。每日1次。

▶ 穴位应用举例

 便秘是指排便次数减少，每2～3日或更长时间排便一次，无规律，粪便干硬，常伴有排便困难的病理现象。当便秘发生时，按摩以下两个穴位可缓解症状。

1

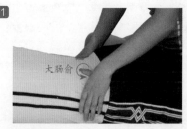

用拇指按揉大肠俞穴3分钟，力度适中，每日2次。

2

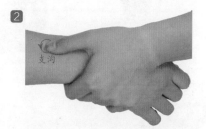

用拇指稍用力按揉支沟穴3分钟，每日2次。

关元俞

此穴与任脉之关元穴相对应，是人体元气输注之所，故名。

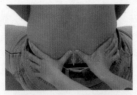
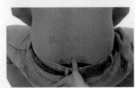
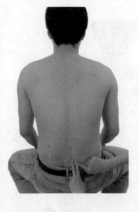

▶ 标准定位

在腰部，当第5腰椎棘突下，旁开1.5寸。

▶ 功效主治

培补元气，调理下焦。针灸此穴可缓解慢性肠炎、膀胱炎、阳痿、尿潴留等；按摩此穴可调理盆腔炎、痛经等；在此穴拔罐还可改善腰部软组织损伤等。

▶ 穴位应用

①慢性肠炎：用艾条温和灸关元俞、天枢、足三里穴各5分钟，以局部温热为度。每日1次。②腰部软组织损伤：用气罐抽吸关元俞、委中穴，留罐5分钟。待罐印消退后再拔。

快速取穴

正坐或俯卧位。两侧髂前上棘之连线与脊柱之交点即为第4腰椎棘突，往下推1个椎体（即第5腰椎），从其棘突下缘旁开2横指，按压有酸胀感处即为此穴。

附 分

附，靠近；分，分支。此穴为足太阳经在背部的第2侧线上，为足太阳经之分支，故名。

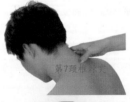
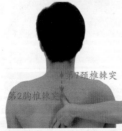
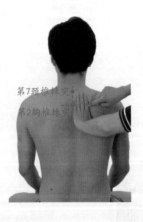

▶ 标准定位

在背部，当第2胸椎棘突下，旁开3寸。

▶ 功效主治

舒筋活络，疏风散邪。在此穴刮痧或拔罐可改善颈椎病、颈部肌肉痉挛等；艾灸此穴可防治肺炎、感冒等。

▶ 穴位应用

①颈椎病：用刮痧板点刮附分、风池、肩井穴，以局部发红或出痧为度。②防治感冒：用艾条温和灸附分、大椎、肺俞穴各5分钟，以局部温热为度。每日1次。

快速取穴

正坐低头或俯卧位。先确定大椎穴的位置，由大椎往下推2个椎骨（即第2胸椎），从该椎体棘突下缘旁开4横指，按压有酸胀感处即为此穴。

魄 户

魄，气之灵；户，门户。肺藏魄，此穴与肺俞平列，如肺气出入之门户，故名。

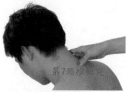
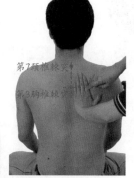

▶ 标准定位
在背部，当第3胸椎棘突下，旁开3寸。

▶ 功效主治
理气降逆，舒筋活络。坚持针灸此穴，对感冒、支气管炎、哮喘有一定的保健作用；在此穴刮痧或拔罐，可减轻肋间神经痛、肩背疼痛或麻木等。

▶ 穴位应用
①哮喘：用艾条温和灸魄户、肺俞、大椎穴各5分钟，以局部温热为度。每日1次。②肩背疼痛或麻木：用气罐抽吸魄户、肩中俞、天宗穴，留罐5分钟。待罐印消退后再拔。

快速取穴
正坐低头或俯卧位。先确定大椎穴的位置，自大椎往下循推3个椎骨（即第3胸椎），从该椎体棘突下缘旁开4横指，按压有酸胀感处即为此穴。

膏 肓

膏，指心下；肓，指心下膈上。此穴位于魄户与神堂之间，喻疾病深隐难治，病入膏肓，故名。

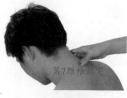
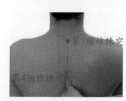
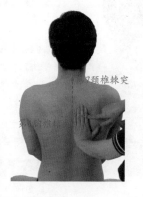

▶ 标准定位
在背部，当第4胸椎棘突下，旁开3寸。

▶ 功效主治
补虚易损，调理肺气。坚持在此穴按摩或刮痧，可调理各种慢性虚损性疾病，如阳痿、神经衰弱、贫血等；在此穴针灸或拔罐可治疗支气管炎、哮喘、慢性胃炎等。

▶ 穴位应用
①哮喘：用艾条温和灸膏肓、肺俞穴各5分钟，以局部温热为度。每日1次。②阳痿：按揉膏肓、关元穴各3分钟，以局部酸胀为度。每日2次。③神经衰弱：用刮痧板点刮膏肓、关元穴，以局部发红或出痧为度。

常用穴位快速取穴法 第二章

225

头颈部穴位

上肢部穴位

下肢部穴位

胸腹部穴位

腰背部穴位

臀部穴位

神堂

神，神灵；堂，殿堂。心藏神，穴与心俞相平，如心神所居之殿堂，故名。

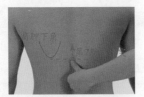

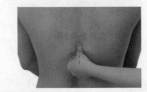

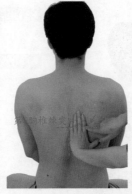

▶ 标准定位

在背部，当第5胸椎棘突下，旁开3寸。

▶ 功效主治

宽胸理气，宁心安神。经常针灸此穴可调理支气管炎、哮喘等；背肌痉挛、肩臂疼痛时，按摩此穴可减轻疼痛；在此穴刮痧或拔罐，还可缓解肋间神经痛。

▶ 穴位应用

①支气管炎：用艾条温和灸神堂、肺俞、列缺穴各5分钟，以局部温热为度。每日1次。②背肌痉挛：按揉神堂、天宗穴各3分钟，以局部酸胀为度。每日2次。

快速取穴

正坐或俯卧位。两肩胛骨下角水平连线与脊柱相交所在的椎体即第7胸椎棘突，往上推2个椎骨（即第5胸椎），从该椎体棘突下缘旁开4横指，按压有酸胀感处即为此穴。

譩譆

譩譆，即叹息声。用手按压此穴，可令病人叹息不止，故名。

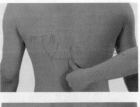

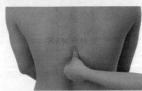

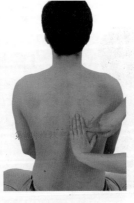

▶ 标准定位

在背部，当第6胸椎棘突下，旁开3寸。

▶ 功效主治

宣肺理气，通络止痛。在此穴刮痧或拔罐可减轻肋间神经痛、腋神经痛等；坚持艾灸此穴，对感冒、哮喘也有一定的保健作用；按摩此穴还可缓解腰背肌痉挛、膈肌痉挛等。

▶ 穴位应用

①肋间神经痛：用气罐抽吸譩譆、期门、太冲穴，留罐5分钟。待罐印消退后再拔。②膈肌痉挛：按揉譩譆、膈俞、内关穴各3分钟，以局部酸胀为度。每日2次。

快速取穴

正坐或俯卧位。两肩胛骨下角水平连线与脊柱相交所在的椎体即第7胸椎棘突，往上推1个椎骨（即第6胸椎），从该椎骨棘突下缘旁开4横指，按压有酸胀感处即为此穴。

膈 关

膈，横膈；关，关隘。此穴与膈俞平列，为治疗横膈疾病的关隘，故名。

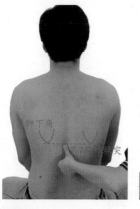
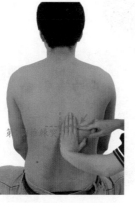

▶ 标准定位
在背部，当第7胸椎棘突下，旁开3寸。

▶ 功效主治
宽胸理气，和胃降逆。针灸或按摩此穴可改善消化不良、失眠、膈肌痉挛等；在此穴拔罐还可缓解肠炎症状。

▶ 穴位应用
①消化不良：用艾条温和灸膈关、下脘、足三里穴各5分钟，以局部温热为度。每日1次。②膈肌痉挛：按揉膈关、中脘、内关穴各3分钟，以局部酸胀为度。每日2次。③肠炎：用气罐抽吸膈关、天枢、上巨虚穴，留罐5分钟。待罐印消退后再拔。

快速取穴
正坐或俯卧位。两肩胛骨下角水平连线与脊柱相交所在的椎体即第7胸椎棘突，从该椎体棘突下缘旁开4横指，按压有酸胀感处即为此穴。

常用穴位快速取穴法 第二章

227

头颈部穴位

上肢部穴位

下肢部穴位

胸腹部穴位

腰背部穴位

臀部穴位

魂 门

魂，灵魂；门，门户。肝藏魂，穴与肝俞平列，如肝气出入之门户，故名。

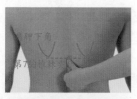
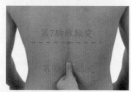
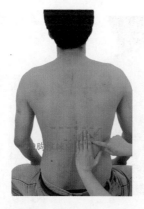

▶ 标准定位
在背部，当第9胸椎棘突下，旁开3寸。

▶ 功效主治
疏肝理气，降逆和胃。针灸此穴可调理肝炎、胆囊炎、胃炎、胃痉挛、消化不良等；坚持按摩此穴可改善肋间神经痛、癔症等；在此穴刮痧或拔罐，对心内膜炎、胸膜炎等也有较好的保健功效。

▶ 穴位应用
①消化不良：用艾条温和灸魂门、内关、足三里穴各5分钟，以局部温热为度。每日1次。②癔症：按揉魂门、神庭、水沟穴各3分钟，以局部酸胀为度。每日2次。

快速取穴
正坐或俯卧位。两肩胛骨下角水平连线与脊柱相交所在的椎体即第7胸椎棘突，往下推2个椎体（即第9胸椎），从该椎体棘突下旁开4横指，按压有酸胀感处即为此穴。

阳 纲

阳，阳气；纲，统领。穴与胆俞平列，内应于胆腑，胆腑秉承少阳升发之气，统领一身之阳气，故名。

YANG GANG（BL48）

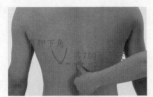
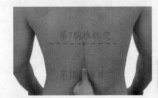
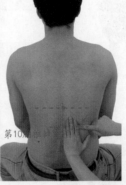

▶ 标准定位

在背部，当第10胸椎棘突下，旁开3寸。

▶ 功效主治

疏肝利胆，健脾和中。经常按摩或针灸此穴可改善胃炎、消化不良、胃痉挛、肝炎、胆囊炎、糖尿病等；在此穴拔罐，对心内膜炎、蛔虫性腹痛也有一定的缓解作用。

▶ 穴位应用

①胃炎：用艾条温和灸阳纲、胃俞、足三里穴各5分钟，以局部温热为度。每日1次。②胆囊炎：按揉阳纲、胆囊、阳陵泉穴各3分钟，以局部酸胀为度。每日2次。

快速取穴　正坐或俯卧位。两肩胛骨下角水平连线与脊柱相交所在的椎体即第7胸椎棘突，往下推3个椎体（即第10胸椎），从该椎体棘突下旁开4横指，按压有酸胀感处即为此穴。

意 舍

意，意念；舍，宅舍。脾藏意，穴与脾俞平列，如脾气之宅舍，故名。

YISHE（BL49）

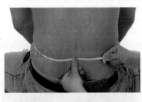
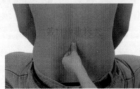
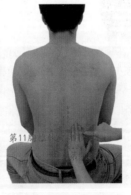

▶ 标准定位

在背部，当第11胸椎棘突下，旁开3寸。

▶ 功效主治

健脾和胃，利胆化湿。坚持在此穴按摩或刮痧，对消化不良、肠炎、肝炎有一定的保健作用；在此穴拔罐或针灸，可缓解腹直肌痉挛、胸膜炎、糖尿病等。

▶ 穴位应用

①消化不良：按揉意舍、脾俞、胃俞、足三里穴各3分钟，以局部酸胀为度。每日2次。②糖尿病：用气罐抽吸意舍、脾俞、三阴交穴，留罐5分钟。待罐印消退后再拔。

快速取穴　正坐或俯卧位。取一线过肚脐绕腰腹一周，与肚脐中相对应处即第2腰椎棘突，往上推3个椎体（即第11胸椎），从该椎体棘突下缘旁开4横指，按压有酸胀感处即为此穴。

胃仓

胃,胃腑;仓,粮仓。穴与胃俞平列,胃主纳谷,犹如粮仓,故名。

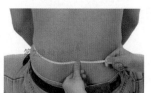
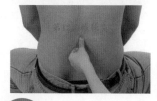
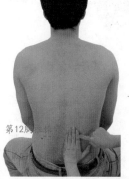

快速取穴

正坐或俯卧位。取一线过肚脐绕腰腹一周,与肚脐中相对应处即第2腰椎棘突,往上推2个椎体(即第12胸椎),从该椎体棘突下缘旁开4横指,按压有酸胀感处即为此穴。

▶ 标准定位

在背部,当第12胸椎棘突下,旁开3寸。

▶ 功效主治

和胃健脾,消食导滞。此穴主治胃部疾病,针灸或按摩此穴可调理胃炎、胃痉挛、胃溃疡、肠炎、便秘等;在此穴拔罐还可减轻腰背部软组织疼痛。

▶ 穴位应用

①胃炎:用艾条温和灸胃仓、中脘、足三里穴各5分钟,以局部温热为度。每日1次。②便秘:按揉胃仓、天枢、大肠俞穴各3分钟,以局部酸胀为度。每日2次。

常用穴位快速取穴法 第二章

229

头颈部穴位

上肢部穴位

下肢部穴位

胸腹部穴位

腰背部穴位

臀部穴位

肓门

肓,肓膜;门,门户。穴与三焦俞平列,如肓膜之气出入之门户,故名。

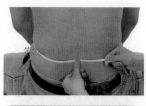
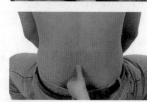
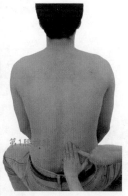

快速取穴

正坐或俯卧位。取一线过肚脐绕腰腹一周,与肚脐中相对应处即第2腰椎棘突,往上推1个椎体(即第1腰椎),其棘突下缘旁开4横指,按压有酸胀感处即为此穴。

▶ 标准定位

在腰部,当第1腰椎棘突下,旁开3寸。

▶ 功效主治

理气和胃,清热消肿。针灸此穴可缓解胃痉挛、胃炎、便秘等;经常在此穴按摩或拔罐,可调理乳腺炎、腰肌劳损等。

▶ 穴位应用

①胃炎:用艾条温和灸肓门、胃俞、中脘穴各5分钟,以局部温热为度。每日1次。②乳腺炎:按揉肓门、乳根、内关穴各3分钟,以局部酸胀为度。每日2次。③腰肌劳损:用气罐抽吸肓门、大肠俞穴,留罐5分钟。待罐印消退后再拔。

志 室

志，意志；室，处所。肾藏志，穴与肾俞平列，如肾气聚集之房室，故名。

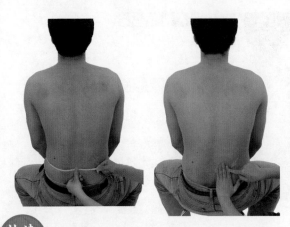

▶ **标准定位**

在腰部，当第2腰椎棘突下，旁开3寸。

▶ **功效主治**

益肾固精，清热利湿，强壮腰膝。坚持针灸此穴可治疗泌尿生殖系统疾病；在此穴刮痧或拔罐，对下肢瘫痪、腰肌劳损也有调理作用；经常按摩此穴还可改善肾绞痛、消化不良等。

▶ **穴位应用**

①遗精、阳痿：用艾条温和灸志室、关元、命门穴各5分钟，以局部温热为度。每日1次。②腰肌劳损：用刮痧板点刮志室、大肠俞、委中穴，以局部发红或出痧为度。

快速取穴

正坐或俯卧位。取一线过肚脐绕腰腹一周，与肚脐中相对应处即第2腰椎棘突，从其下缘旁开4横指，按压有酸胀感处即为此穴。

肩 井

肩，肩部；井，凹陷。此穴位于肩部之凹陷，凹陷较深，犹如深井，故名。

【温馨提示】孕妇禁用此穴。

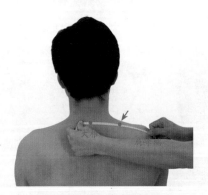

▶ **标准定位**

在肩上，前直乳中，当大椎与肩峰端连线的中点上。

▶ **功效主治**

祛风清热，活络消肿。在此穴刮痧或针灸，可缓解落枕、肩背痛等软组织疼痛；经常按摩此穴，对高血压、脑卒中、神经衰弱、乳腺炎、功能失调性子宫出血等有一定的疗效。

▶ **穴位应用**

①落枕：用刮痧板点刮肩井、风池、天柱、落枕穴，以局部发红或出痧为度。②肩背疼痛：用艾条温和灸肩井、天宗、后溪穴各5分钟，以局部温热为度。每日1次。

快速取穴

坐位。先确定大椎穴与肩峰最高点（肩部最高骨）的位置，再取两者连线的中点，在两筋之间，按压有明显酸胀感处即为此穴。

京 门

京，京都，意即重要；门，门户。此穴为肾之募穴，是肾脏经气结聚之处，肾为先天之本，此穴犹如肾之门户，故名。

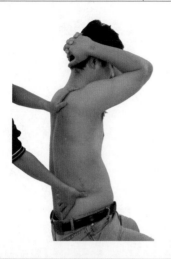

快速取穴

侧坐或侧卧位。沿胁向腰部触摸，至第12肋（游离肋）游离端，其下方即为此穴。

▶ 标准定位

在侧腰部，章门后1.8寸，当第12肋骨游离端的下方。

▶ 功效主治

健脾通淋，温阳益肾。针灸此穴可调理肾炎、尿路结石等；在此穴刮痧或拔罐，也可缓解肋间神经痛、腰背肌劳损、肠炎等。

▶ 穴位应用

①肾炎：用艾条温和灸京门、肾俞、神阙穴各5分钟，以局部温热为度。每日1次。②肋间神经痛：用刮痧板点刮京门、日月、阳陵泉穴，以局部发红或出痧为度。

腰阳关

腰，腰部；阳，阴阳之阳；关，机关。督脉为阳，穴属督脉，位于腰部转动处，如腰之机关，故名。

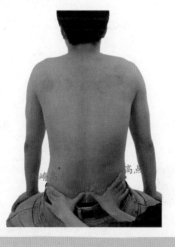

快速取穴

正坐或俯卧位。两髂嵴高点在腰部连线的中点下方可触及一凹陷处，按压有酸胀感，即为此穴。

▶ 标准定位

在腰部，当后正中线上，第4腰椎棘突下凹陷中。

▶ 功效主治

祛寒除湿，舒筋活络。在此穴拔罐可减轻急性腰扭伤、腰骶神经痛、坐骨神经痛等；针灸此穴可改善遗精、阳痿等；经常按摩此穴还可调理月经不调、白带增多等；在此穴刮痧，对盆腔炎也有较好的保健作用。

▶ 穴位应用

①腰痛：按揉腰阳关穴3分钟，以局部温热为度。每日1次。②急性腰扭伤：用气罐抽吸腰阳关、腰眼穴，留罐5分钟。待罐印消退后再拔。

常用穴位快速取穴法 第二章

231

头颈部穴位

上肢部穴位

下肢部穴位

胸腹部穴位

腰背部穴位

臀部穴位

命门

命，生命；门，门户。穴在两肾之间，为肾间动气所在，是人体元气之根本，喻此穴为生命之门户，故名。

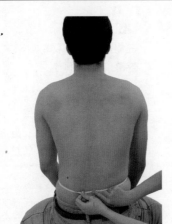

快速取穴

正坐或俯卧位。取一线过脐水平绕腰腹一周，该线与后正中线交点处，按压有凹陷处即为此穴。

▶ **标准定位**

在腰部，当后正中线上，第2腰椎棘突下凹陷中。

▶ **功效主治**

补肾壮阳。针灸此穴可治疗生殖系统疾病，如遗精、阳痿、早泄、前列腺炎、白带增多、月经不调、滑胎等；在此穴拔罐或按摩，还可改善腰痛、腹泻、小儿惊痫、胃下垂等。

▶ **穴位应用**

①遗精：用艾条温和灸命门、关元穴各5分钟，以局部温热为度。每日1次。②腰痛：用气罐抽吸命门、委中穴，留罐5分钟。待罐印消退后再拔。

悬枢

悬，悬挂；枢，枢纽。穴在腰部，仰卧时局部悬起，是腰部活动的枢纽，故名。

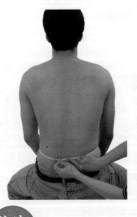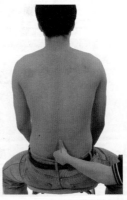

快速取穴

正坐或俯卧位。先确定命门穴的位置，再从命门沿后正中线向上摸1个椎体（即第1腰椎），其棘突下凹陷处即为此穴。

▶ **标准定位**

在腰部，当后正中线上，第1腰椎棘突下凹陷中。

▶ **功效主治**

助阳健脾，通调腑气。在此穴针灸或拔罐可改善腰痛、腹痛、腹泻、腰背神经痉挛等；经常按摩此穴，对胃肠神经痛、胃下垂、肠炎也有调理作用。

▶ **穴位应用**

①腹泻：用艾条温和灸悬枢、天枢、神阙穴各5分钟，以局部温热为度。每日1次。②腰痛：用气罐抽吸悬枢、大肠俞、委中穴，留罐5分钟。待罐印消退后再拔。

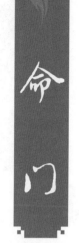

穴位特写

常用穴位快速取穴法 第二章

233

头颈部穴位

上肢部穴位

下肢部穴位

胸腹部穴位

腰背部穴位

臀部穴位

后正中线

第12胸椎棘突
第1腰椎棘突
第2腰椎棘突
第3腰椎棘突

髂后上嵴

背阔肌

命门

命门穴位于脊柱区，第2腰椎棘突下的凹陷中。

扫一扫，
精彩视频马上看！

取穴步骤

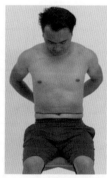

①坐位，取一线。

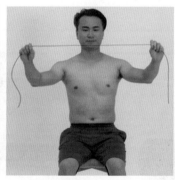

②将线绕过脐水平绕腹一周。

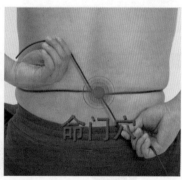

③该线与后正中线的交点，按压有凹陷处即为此穴。

按摩手法

● 方法一

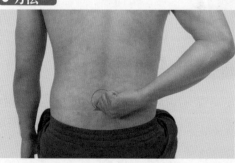

以手指关节发力，稍用力按揉命门穴1~3分钟。

● 方法二

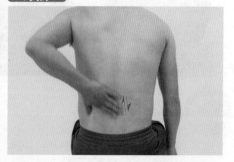

用手掌在命门穴上来回摩擦，感觉到穴位微微发热即可。

脊中

脊，脊柱。此穴位于脊柱之正中部，故名。

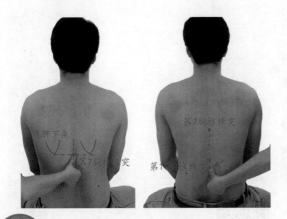

▶ 标准定位

在背部，当后正中线上，第11胸椎棘突下凹陷中。

▶ 功效主治

健脾利湿，宁神镇静。在此穴针灸或拔罐可缓解腰痛、增生性脊椎炎、感冒等；按摩此穴可调理胃肠功能，改善食欲不振、腹胀、小儿疳积、胃肠功能紊乱、肝炎等。

▶ 穴位应用

①腰痛：用艾条温和灸脊中、腰阳关、委中穴各5分钟，以局部温热为度。每日1次。②感冒：用气罐抽吸脊中、大椎、肺俞、足三里穴，留罐5分钟。待罐印消退后再拔。

快速取穴
正坐或俯卧位。从两侧肩胛下角连线与后正中线相交处垂直向下摸4个椎体（即第11胸椎），该椎体棘突下凹陷处即为此穴。

中枢

枢，枢纽。此穴位于脊柱之近中部，似躯体转动之枢纽，故名。

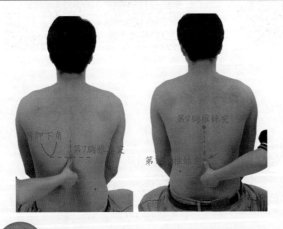

▶ 标准定位

在背部，当后正中线上，第10胸椎棘突下凹陷中。

▶ 功效主治

健脾利湿，清热止痛。平时在此穴按摩或刮痧，可减轻胃痛、呕吐、腹胀、食欲不振等；在此穴拔罐还可缓解感冒、腰背疼痛等。

▶ 穴位应用

①胃痛：按揉中枢、中脘、梁丘穴各3分钟，以局部酸胀为度。每日2次。②腹胀、食欲不振：用刮痧板点刮中枢、中脘、合谷穴，以局部发红或出痧为度。

快速取穴
正坐或俯卧位。从两侧肩胛下角连线与后正中线相交处垂直向下摸3个椎体（即第10胸椎），该椎体棘突下凹陷处即为此穴。

筋 缩

筋，筋肉；缩，挛缩。此穴能治筋肉挛缩诸病，故名。

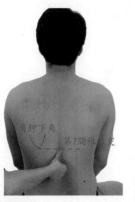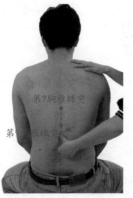

快速取穴

正坐或俯卧位。从两侧肩胛下角连线与后正中线相交处垂直向下摸2个椎体（即第9胸椎），该椎体棘突下凹陷处即为此穴。

▶ **标准定位**

在背部，当后正中线上，第9胸椎棘突下凹陷中。

▶ **功效主治**

平肝熄风，宁神镇痉。此穴主治筋肉挛缩诸病，针灸此穴可缓解背部拘急、腰背疼痛、腰背神经痛等；按摩此穴还可改善胃部功能，调理胃痛、胃痉挛、胃炎等。

▶ **穴位应用**

①背痛拘急：用艾条温和灸筋缩、胸夹脊、阳陵泉穴各5分钟，以局部温热为度。每日1次。②胃痉挛：按揉筋缩、梁丘、内关穴各3分钟，以局部酸胀为度。每日2次。

至 阳

至，到达；阳，阴阳之阳。此穴与横膈平，经气至此从膈下的阳中之阴到达膈上的阳中之阳，故名。

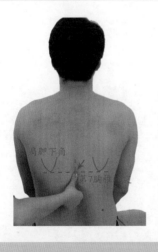

快速取穴

正坐或俯卧位。取一线过两侧肩胛下角水平绕胸背一周，在该线与后正中线相交处，按压有凹陷处即为此穴。

▶ **标准定位**

在背部，当后正中线上，第7胸椎棘突下凹陷中。

▶ **功效主治**

利胆退黄，宽胸利膈。此穴主治胆囊疾病，针灸此穴可治疗黄疸、胆囊炎、胆道蛔虫症等；在此穴按摩或刮痧，还可改善胃肠炎、胸胁胀痛等；腰背疼痛时，在此穴拔罐可减轻疼痛。

▶ **穴位应用**

①胆囊炎：用艾条温和灸至阳、胆囊、阳陵泉穴各5分钟，以局部温热为度。每日1次。②胃肠炎：按揉至阳、足三里穴各3分钟，以局部酸胀为度。每日2次。

常用穴位快速取穴法 第二章

235

头颈部穴位

上肢部穴位

下肢部穴位

胸腹部穴位

腰背部穴位

臀部穴位

灵台

灵，神灵；台，亭台。穴在神道和心俞两穴之下，喻为心灵之台，故名。

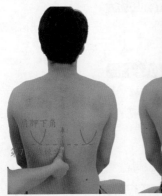
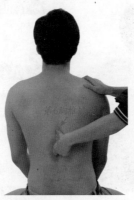

快速取穴

正坐或俯卧位。从两侧肩胛下角连线与后正中线相交处垂直向上摸1个椎体（即第6胸椎），该椎体棘突下凹陷处即为此穴。

▶ **标准定位**

在背部，当后正中线上，第6胸椎棘突下凹陷中。

▶ **功效主治**

清热化湿，止咳定喘。此穴主治呼吸系统疾病，按摩或针灸此穴，可缓解气喘、咳嗽、支气管炎等；在此穴刮痧或拔罐还可减轻背痛、颈椎疼痛等。

▶ **穴位应用**

①气喘、咳嗽：按揉灵台、肺俞、鱼际穴各3分钟，以局部酸胀为度。每日2次。②颈椎疼痛：用刮痧板点刮灵台、风池、肩井、外关穴，以局部发红或出痧为度。

神道

神，心神；道，通道。心藏神，穴在心俞旁，如同心神之通道，故名。

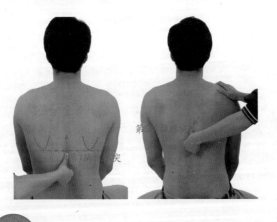

快速取穴

正坐或俯卧位。从两侧肩胛下角连线与后正中线相交处垂直向上摸2个椎体（即第5胸椎），该椎体棘突下凹陷处即为此穴。

▶ **标准定位**

在背部，当后正中线上，第5胸椎棘突下凹陷中。

▶ **功效主治**

宁心安神，清热平喘。此穴主治心脏、神志疾病，经常按摩或刮痧此穴可改善神经衰弱、肋间神经痛、心悸等；在此穴拔罐或针灸，对肩背痛、咳喘、增生性脊椎炎也有保健功效。

▶ **穴位应用**

①心悸：按揉神道、心俞、内关穴各3分钟，以局部酸胀为度。每日2次。②神经衰弱：用刮痧板点刮神道、神门穴，以局部发红或出痧为度。

身 柱

身，身体；柱，支柱。穴在第3胸椎棘突下，上连头顶，下通背腰，如一身之支柱，故名。

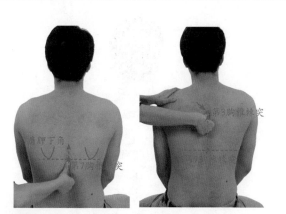

▶ 标准定位

在背部，当后正中线上，第3胸椎棘突下凹陷中。

▶ 功效主治

宣肺清热，宁神镇咳。针灸此穴可缓解腰脊强痛、喘息、身热、癫狂、小儿惊痫、支气管哮喘等；坚持按摩此穴，对神经衰弱、癔症也有一定的调理作用。

▶ 穴位应用

①腰脊强痛：用艾条温和灸身柱、大椎、大杼、夹脊穴各5分钟，以局部温热为度。每日1次。②神经衰弱：按揉身柱、本神、神门穴各3分钟，以局部酸胀为度。每日2次。

快速取穴

正坐或俯卧位。从两侧肩胛下角连线与后正中线相交处垂直向上摸4个椎体（即第3胸椎），该椎体棘突下凹陷处即为此穴。

常用穴位快速取穴法 第二章

237

头颈部穴位

上肢部穴位

下肢部穴位

胸腹部穴位

腰背部穴位

臀部穴位

陶 道

陶，陶冶；道，通道。比喻脏腑之气汇聚于督脉，由此路上升，故名。

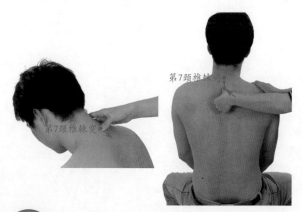

▶ 标准定位

在背部，当后正中线上，第1胸椎棘突下凹陷中。

▶ 功效主治

解表清热，截疟宁神。此穴主治胸背部疾病，针灸或刮痧此穴可缓解脊项强急、头痛、发热、感冒、疟疾等；在此穴拔罐还可改善颈椎病、颈肩部肌肉痉挛等。

▶ 穴位应用

①背痛：用刮痧板点刮陶道、胸夹脊、外关穴，以局部发红或出痧为度。②颈椎病：用气罐抽吸陶道、颈夹脊、肩中俞穴，留罐5分钟。待罐印消退后再拔。

快速取穴

正坐或俯卧位。先确定大椎穴的位置，自大椎往下推1个椎骨（即第1胸椎），该椎体棘突下凹陷处即为此穴。

夹 脊

因本组穴位夹脊柱两侧而排列，故名。胸椎段称为胸夹脊，腰椎段称为腰夹脊。

JIAJI
EX-B2

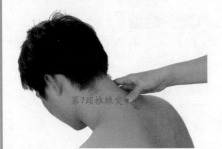

第7颈椎棘突

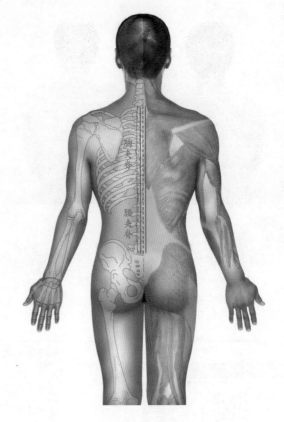

胸夹脊

腰夹脊

▶ 标准定位

在背腰部，当第1胸椎至第5腰椎棘突下两侧，后正中线旁开0.5寸，一侧17穴。

▶ 功效主治

调节脏腑功能。本组穴位主治范围较广，其中上胸部穴位治疗心肺、上肢疾病，下胸部穴位治疗胃肠、脾、肝胆疾病，腰部的穴位治疗腰、腹及下肢疾病。经常在此穴按摩、刮痧或拔罐，可调理以上部位的各种疾病。

▶ 穴位应用

①脊柱及周围软组织疼痛：用气罐抽吸夹脊、大椎、大杼穴，留罐5分钟。待罐印消退后再拔。②胃肠炎：用刮痧板点刮胸夹脊、胃俞、合谷、足三里穴，以局部发红或出痧为度。③肾炎：按揉腰夹脊、肾俞、三阴交穴各3分钟，以局部酸胀为度。每日2次。

快速取穴

正坐或俯卧位。低头，可见颈背部交界处椎骨有一高突，并能随颈部左右摆动而转动者即第7颈椎棘突，从此棘突向下循推分别是第1胸椎（12个胸椎）棘突至第5腰椎（5个腰椎）棘突，从各椎棘突下旁开半横指处，按压有酸胀感，即为此穴。

胃脘下俞

此穴位于背部胃脘之下，内应于胃腑，主治胃部疾病，故名。

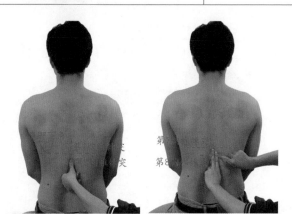

▶ 标准定位

在背部，当第8胸椎棘突下，旁开1.5寸。

▶ 功效主治

健脾和胃，理气止痛。坚持按摩此穴可缓解支气管炎、胸膜炎等；在此穴针灸或刮痧，对胃炎、胰腺炎、肋间神经痛也有一定的保健作用。

▶ 穴位应用

①支气管炎：按揉胃脘下俞、肺俞、天突、尺泽穴各3分钟，以局部酸胀为度。每日2次。②胃炎：用刮痧板点刮胃脘下俞、胃俞、中脘、足三里穴，以局部发红或出痧为度。

快速取穴 俯卧或坐位。取一线过双肩胛骨下角水平绕背一周，此线与后正中线交点处再往下推1个椎体（即第8胸椎），从该椎体棘突下缘旁开2横指，按压有酸胀感处即为此穴。

痞 根

痞，痞块，包括有形、无形之痞。因此穴主治肿块诸疾，故名。

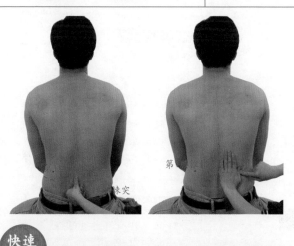

▶ 标准定位

在腰部，当第1腰椎棘突下，旁开3.5寸。

▶ 功效主治

健脾和胃，理气止痛。按摩此穴可改善胃痉挛、胃炎、肝炎等；在此穴拔罐或针灸还可减轻腰肌劳损、肾下垂等。

▶ 穴位应用

①胃炎：按揉痞根、胃俞、中脘穴各3分钟，以局部酸胀为度。每日2次。②腰肌劳损：用气罐抽吸痞根、大肠俞、委中穴，留罐5分钟。待罐印消退后再拔。

快速取穴 俯卧或坐位。取一线过脐眼水平绕腰腹一周，从此线与脊柱交点处向上循推1个椎体（即第1腰椎），从该椎体棘突下旁开1横掌，按压有酸胀感处即为此穴。

常用穴位快速取穴法 第二章

239

头颈部穴位

上肢部穴位

下肢部穴位

胸腹部穴位

腰背部穴位

臀部穴位

下极俞

下极，指下焦；俞，输注。此穴主治下焦疾病，故名。

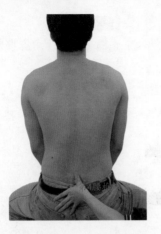

快速取穴

俯卧位。取一线过两侧髂前上棘绕腰腹一周，从该线与脊柱交点向上摸1个椎体（即第3腰椎），其棘突下凹陷处即为此穴。

▶ 标准定位

在腰部，当后正中线上，第3腰椎棘突下。

▶ 功效主治

强腰健肾。坚持艾灸此穴，对肾炎、遗尿有一定的保健作用；按摩此穴可缓解腰肌劳损；在此穴拔罐可减轻腹痛、腹泻等。

▶ 穴位应用

①遗尿：用艾条温和灸下极俞、肾俞、气海穴各5分钟，以局部温热为度。每日1次。②腰肌劳损：按揉下极俞、大肠俞、委中穴各3分钟，以局部酸胀为度。每日2次。

腰 眼

此穴位于腰部一明显凹陷如眼之处，故名。

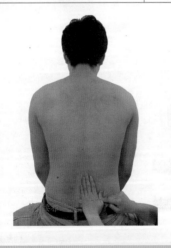

快速取穴

俯卧位。取一线过两侧髂前上棘绕腰腹一周，从该线与脊柱交点旁开1横掌，按压有凹陷处即为此穴。

▶ 标准定位

在腰部，当第4腰椎棘突下，旁开约3.5寸凹陷中。

▶ 功效主治

强腰健肾。此穴主治腰部疾病，在此穴针灸或拔罐可减轻腰痛、腹痛等；经常按摩此穴可改善尿频、遗尿等。

▶ 穴位应用

①腰痛：用艾条温和灸腰眼、大肠俞、委中穴各5分钟，以局部温热为度。每日1次。②腹痛：用气罐抽吸腰眼、神阙、足三里穴，留罐5分钟。待罐印消退后再拔。③尿频：按揉腰眼、膀胱俞穴各3分钟，以局部酸胀为度。每日2次。

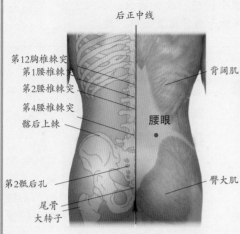

后正中线

第12胸椎棘突
第1腰椎棘突
第2腰椎棘突
第4腰椎棘突
髂后上棘

第2骶后孔

尾骨
大转子

背阔肌

腰眼

臀大肌

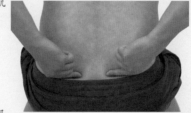

常用穴位快速取穴法　第二章

241

头颈部穴位

上肢部穴位

下肢部穴位

胸腹部穴位

腰背部穴位

臀部穴位

腰
眼

腰眼穴位于腰部，第4腰椎棘突下，旁开约3.5寸凹陷中。

扫一扫，
精彩视频马上看！

取穴步骤

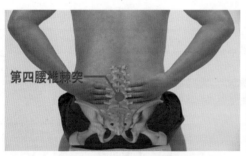

第四腰椎棘突

①坐位，双手叉腰，拇指置于髂前上棘处，两手中指在脊柱相交的点便是第4腰椎棘突。

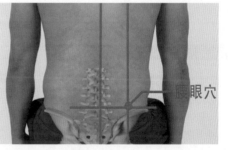

腰眼穴

②在第4腰椎棘突下，后正中线旁开1横掌，即直立时两侧呈现圆形的凹陷中即为此穴。

按摩手法

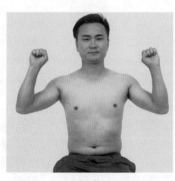

①坐位，双手握拳。

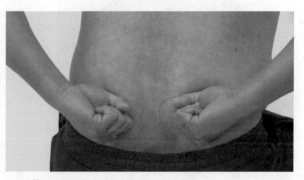

②用拳眼按揉左右两侧腰眼穴3~5分钟。

小肠俞

小肠，指小肠腑；俞，输注。本穴是小肠之气转输于后背体表之所，故名。

【温馨提示】孕妇慎用此穴。

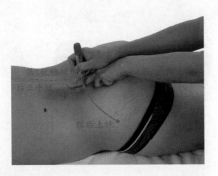

快速取穴

俯卧位。从骨盆后面髂嵴最高点向内下方骶角两侧循摸可触及一高骨突起，即是髂后上棘，与之平齐，髂骨正中突起处是第1骶椎棘突，从第1骶椎棘突旁开2横指，按压有酸胀感处即为此穴。

▶ **标准定位**

在骶部，当骶正中嵴旁1.5寸，平第1骶后孔。

▶ **功效主治**

通调二便，清热利湿。经常按摩此穴可调理肠炎、便秘、遗尿、遗精等；针灸此穴可改善盆腔炎、子宫内膜炎等；在此穴拔罐还能缓解骶髂关节炎、痔疮等。

▶ **穴位应用**

①肠炎：按揉小肠俞、下巨虚、上巨虚穴各3分钟，以局部酸胀为度。每日2次。②盆腔炎：用艾条温和灸小肠俞、曲骨、三阴交穴各5分钟，以局部温热为度。每日1次。

膀胱俞

膀胱，指膀胱腑；俞，输注。此穴是膀胱之气转输于后背体表之所，故名。

【温馨提示】孕妇慎用此穴。

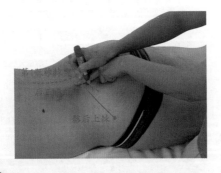

快速取穴

俯卧位。从骨盆后面髂嵴最高点向内下方骶角两侧循摸可触及一高骨突起，即是髂后上棘，与之平齐，髂骨正中突起处是第1骶椎棘突，向下循推1个椎体为第2骶椎棘突，在其旁开2横指，按压有酸胀感处即为此穴。

▶ **标准定位**

在骶部，当骶正中嵴旁1.5寸，平第2骶后孔。

▶ **功效主治**

清热利湿，通经活络。坚持针灸此穴可调理肠炎、便秘、膀胱炎、遗尿等；经常按摩此穴，对糖尿病、子宫内膜炎也有较好的保健作用；在此穴拔罐还能缓解腰骶神经痛等。

▶ **穴位应用**

①遗尿：用艾条温和灸膀胱俞、中极、阴陵泉穴各5分钟，以局部温热为度。每日1次。②子宫内膜炎：按揉膀胱俞、子宫、关元穴各5分钟，以局部酸胀为度。每日2次。

中膂俞

膂，即夹脊肌肉。此穴位于夹脊柱两侧隆起之肌肉中，故名。

【温馨提示】孕妇慎用此穴。

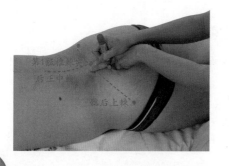

快速取穴

俯卧位。从骨盆后面髂嵴最高点向内下方骶角两侧循摸可触及一高骨突起，即是髂后上棘，与之平齐，髂骨正中突起处是第1骶椎棘突，向下推2个椎体，为第3骶椎棘突，在其旁开2横指，按压有酸胀感处即为此穴。

▶ **标准定位**

在骶部，当骶正中嵴旁1.5寸，平第3骶后孔。

▶ **功效主治**

益肾温阳，调理下焦。针灸或按摩此穴可减轻腰骶痛、坐骨神经痛等；在此穴拔罐还可调理肠炎、糖尿病等。

▶ **穴位应用**

①腰骶痛：用艾条温和灸中膂俞、次髎、委中穴各5分钟，以局部温热为度。每日1次。②坐骨神经痛：按揉中膂俞、秩边、环跳、委中穴各3分钟，以局部酸胀为度。每日2次。

白环俞

白，白色；环，物名；俞，穴。此穴可治妇女白带等症，故名。

【温馨提示】孕妇慎用此穴。

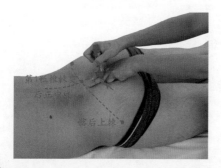

快速取穴

俯卧位。从骨盆后面髂嵴最高点向内下方骶角两侧循摸可触及一高骨突起，即是髂后上棘，与之平齐，髂骨正中突起处是第1骶椎棘突，从该椎体向下循推3个椎体，为第4骶椎棘突，在其旁开2横指，按压有酸胀感处即为此穴。

▶ **标准定位**

在骶部，当骶正中嵴旁1.5寸，平第4骶后孔。

▶ **功效主治**

益肾固精，调理经带。腰骶痛、坐骨神经痛时，在此穴拔罐或针灸可缓解疼痛；经常按摩此穴，对子宫内膜炎、下肢瘫痪、尿潴留等也有一定的调理作用。

▶ **穴位应用**

①腰骶痛：用艾条温和灸白环俞、次髎穴各5分钟，以局部温热为度。每日1次。②坐骨神经痛：用气罐抽吸白环俞、环跳穴，留罐5分钟。待罐印消退后再拔。

常用穴位快速取穴法 第二章

243

头颈部穴位

上肢部穴位

下肢部穴位

胸腹部穴位

腰背部穴位

臀部穴位

胞肓

胞，指膀胱；肓，指维系膀胱之脂膜。此穴与膀胱俞平列，故名。

BAO HUANG
（BL53）

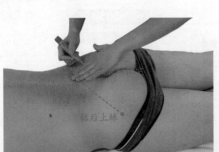

髂后上棘

快速取穴

俯卧位。从骨盆后面髂嵴最高点向内下方骶角两侧循摸可触及一高骨突起，即是髂后上棘，与之平齐，髂骨正中突起处是第1骶椎棘突，往下循推1个椎体即第2骶椎棘突，在其旁开4横指，按压有酸胀感处即为此穴。

▶ 标准定位

在臀部，平第2骶后孔，骶正中嵴旁开3寸。

▶ 功效主治

补肾强腰，通利二便。针灸此穴可治疗膀胱炎、尿道炎、睾丸炎等；经常按摩此穴，对肠炎、便秘也有较好的调理作用；在此穴拔罐还可减轻坐骨神经痛、腰背部软组织疼痛。

▶ 穴位应用

①膀胱炎：用艾条温和灸胞肓、膀胱俞穴各5分钟，以局部温热为度。每日1次。②便秘：按揉胞肓、支沟穴各3分钟，以局部酸胀为度。每日2次。

上髎

上，上下之上；髎，骨隙。此穴位于最上骶后孔，故名。

SHANG LIAO
（BL31）

【温馨提示】孕妇慎用此穴。

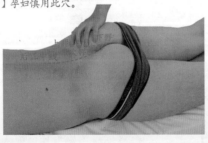

上次中下髎
后正中线

快速取穴

俯卧位。从骨盆后面髂嵴最高点向内下方骶角两侧循摸可触及一高骨突起，即是髂后上棘，与之平齐，髂骨正中突起处是第1骶椎棘突，髂后上棘与第2骶椎棘突间即第2骶后孔，为次髎穴。尾骨上方之小圆骨即骶角，两骶角之间为骶管裂孔。然后把中指按在第2骶后孔处，小指按在骶管裂孔，示、中、环、小指等距离分开，各指尖端所指处即上、次、中、下髎。

▶ 标准定位

在骶部，当髂后上棘与后正中线之间，适对第1骶后孔处。

▶ 功效主治

调理下焦，通经活络。经常在此穴针灸或拔罐，可调理腰骶部、泌尿生殖系统疾病；坚持按摩此穴，对外阴湿疹、痔疮、睾丸炎、便秘、尿潴留等也有一定的保健作用。

▶ 穴位应用

①月经不调：用艾条温和灸上髎、三阴交、关元穴各5分钟，以局部温热为度。每日1次。②腰骶关节炎：用气罐抽吸上髎、秩边、委中穴，留罐5分钟。待罐印消退后再拔。

次 髎

CILIAO
（BL32）

此穴位于第2骶后孔中，处于上髎之下，故名。

【温馨提示】孕妇慎用此穴。

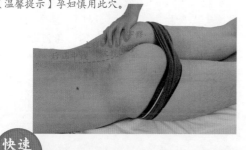

▶ 标准定位

在骶部，当髂后上棘内下方，适对第2骶后孔处。

▶ 功效主治

补益下焦，强腰利湿。同上髎穴，为泌尿生殖系统疾病的常用穴。

▶ 穴位应用

参考上髎穴。

快速取穴

参阅上髎穴。

中 髎

ZHONG
LIAO
（BL33）

此穴位于第3骶后孔中，居于骶骨中部，故名。

【温馨提示】孕妇慎用此穴。

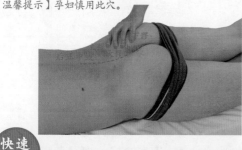

▶ 标准定位

在骶部，当次髎下内方，适对第3骶后孔处。

▶ 功效主治

补益下焦，强腰利湿。同上髎穴。

▶ 穴位应用

参考上髎穴。

快速取穴

参阅上髎穴。

下 髎

XIALIAO
（BL34）

此穴位于第4骶后孔中，居于骶骨下部，故名。

【温馨提示】孕妇慎用此穴。

▶ 标准定位

在骶部，当中髎下内方，适对第4骶后孔处。

▶ 功效主治

补益下焦，强腰利湿。同上髎穴。

▶ 穴位应用

参考上髎穴。

快速取穴

参阅上髎穴。

常用穴位快速取穴法 第二章

245

头颈部穴位

上肢部穴位

下肢部穴位

胸腹部穴位

腰背部穴位

臀部穴位

秩 边

秩，次序；边，边缘。此穴为膀胱经在背部排列最下的穴位，故名。

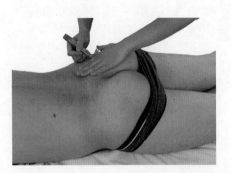

▶ **标准定位**

在臀部，平第4骶后孔，骶正中嵴旁开3寸。

▶ **功效主治**

舒筋活络，强壮腰膝，调理下焦。在此穴拔罐可改善急性腰扭伤、下肢瘫痪等；针灸此穴可调理坐骨神经痛、下肢痿痹等；坚持按摩此穴，对痔疮、脱肛也有一定的保健功效。

▶ **穴位应用**

①急性腰扭伤：用气罐抽吸秩边、委中穴，留罐5分钟。待罐印消退后再拔。②坐骨神经痛：用艾条温和灸秩边、环跳、殷门、委中穴各5分钟，以局部温热为度。每日1次。

快速取穴　俯卧位。先确定下髎穴的位置，从下髎旁开4横指，按压有酸胀感处即为此穴。

居 髎

居，同"倨"，即蹲下；髎，空隙。股部于蹲下时出现的凹陷处即是此穴，故名。

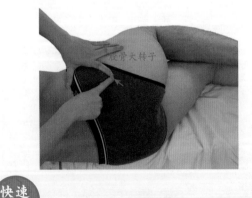

股骨大转子

▶ **标准定位**

在髋部，当髂前上棘与股骨大转子最凸点连线的中点处。

▶ **功效主治**

舒筋活络，益肾强健。针灸此穴可缓解腰腿痛、下腹痛、睾丸炎、膀胱炎等；经常按摩此穴，对月经不调、白带增多也有调理作用；在此穴拔罐还可减轻髋关节及周围软组织疾病等。

▶ **穴位应用**

①腰腿痛：用艾条温和灸居髎、环跳、委中穴各5分钟，以局部温热为度。每日1次。②髋关节疼痛：用气罐抽吸居髎、委中穴，留罐5分钟。待罐印消退后再拔。

快速取穴　侧卧位。拇指按于髂前上棘，中指按于股骨大转子（在胯骨的中下方，可摸到一圆而大的骨突起，手按于上面，下肢屈伸时明显触摸其活动），示指置于两指之间，示指所指的凹陷处即为此穴。

环 跳

环，环曲；跳，跳跃。穴在髀枢中，髀枢为环曲跳跃的枢纽，故名。

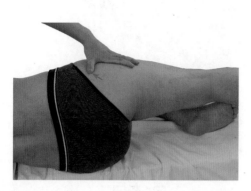

▶ 标准定位

在股外侧部，侧卧屈股，当股骨大转子最凸点与骶管裂孔连线的外1/3与中1/3交点处。

▶ 功效主治

祛风化湿，强健腰膝。此穴是治疗坐骨神经痛的特效穴，在此穴针灸或拔罐，对下肢麻痹、腰腿痛等也有较好的疗效；经常按摩此穴还可改善感冒、神经衰弱、风疹等。

▶ 穴位应用

①下肢麻痹：用艾条温和灸环跳、阳陵泉穴各5分钟，以局部温热为度。每日1次。②坐骨神经痛：用气罐抽吸环跳、承扶穴，留罐5分钟。待罐印消退后再拔。

快速取穴

侧卧位。下腿伸直，上腿弯曲，以拇指指关节横纹按在股骨大转子头上，拇指指向脊柱，当拇指尖所指的凹陷处即为此穴。

会 阴

此穴为任、督、冲脉之交会处，居前后二阴之间，故名。

【温馨提示】孕妇慎用此穴。

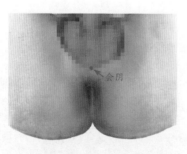

← 会阴

▶ 标准定位

在会阴部，男性当阴囊根部与肛门连线的中点，女性当大阴唇后联合与肛门连线的中点。

▶ 功效主治

醒神镇惊，通调二阴。针灸此穴可改善泌尿生殖系统疾病；按摩此穴可调理妇产科疾病；此穴还可用于溺水窒息的急救。

▶ 穴位应用

①小便不利：用艾条温和灸会阴、气海、阴陵泉穴各5分钟，以局部温热为度。每日1次。②闭经：按揉会阴、三阴交、肾俞穴各3分钟，以局部酸胀为度。每日2次。

快速取穴

仰卧屈膝位。在会阴部，取两阴连线的中点处即为此穴。

常用穴位快速取穴法 第二章

247

头颈部穴位

上肢部穴位

下肢部穴位

胸腹部穴位

腰背部穴位

臀部穴位

穴位特写

环跳

后正中线

第12胸椎棘突
第1腰椎棘突
第2腰椎棘突

第4腰椎棘突
髂后上棘

第2骶后孔
骶管裂孔
大转子

背阔肌

环跳

环跳穴位于臀区，股骨大转子的最凸点与骶管裂孔连线的外1/3与内2/3的交点处。

扫一扫，
精彩视频马上看！

取穴步骤

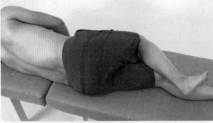

①侧卧位，伸直下腿，弯曲上腿。

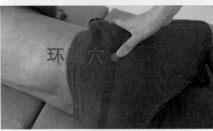

环 穴

②将拇指指关节的横纹按在股骨大转子上，拇指指向脊柱，拇指尖处即为此穴。

按摩手法

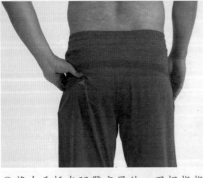

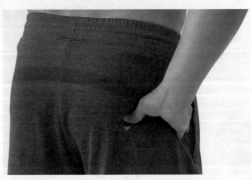

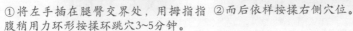

①将左手插在腿臀交界处，用拇指指   ②而后依样按揉右侧穴位。
腹稍用力环形按揉环跳穴3~5分钟。

长 强

此穴为督脉之络穴，督脉依脊里而走，脊柱形长、强硬；同时督脉为诸阳之会，脉气强盛，故名。

CHANG QIANG（GV1）

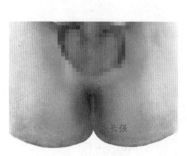

▶ 标准定位

在尾骨端下，当尾骨端与肛门连线的中点处。

▶ 功效主治

解痉止痛，调畅通淋。此穴既可治便秘，也可止腹泻，具有双向调节作用；坚持针灸此穴可治疗痔疮、便血、大小便难等；按摩此穴还可缓解尾骶骨疼痛、癫痫等。

▶ 穴位应用

①脱肛：用艾条温和灸长强、百会、关元穴各5分钟，以局部温热为度。每日1次。②骶骨疼痛：按揉长强、次髎穴各3分钟，以局部酸胀为度。每日2次。

快速取穴

仰卧屈膝位。在尾骨端下，当尾骨端与肛门连线的中点处即为此穴。

腰 俞

腰，腰部；俞，输注。穴在腰部，是经气输注之处，故名。

YAO SHU（GV2）

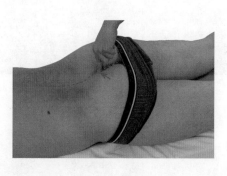

▶ 标准定位

在骶部，当后正中线上，适对骶管裂孔。

▶ 功效主治

调经清热，散寒除湿。坚持针灸此穴，对腰部疾病如腰脊疼痛、下肢痿痹、腰骶神经痛等有一定的疗效；经常按摩此穴也可改善消化系统、生殖泌尿系统疾病。

▶ 穴位应用

①腰痛：用艾条温和灸腰俞、大肠俞、肾俞穴各5分钟，以局部温热为度。每日1次。②痔疮：按揉腰俞、长强穴各3分钟，以局部酸胀为度。每日2次。

快速取穴

俯卧位。先取尾骨上方左右的骶角，再取两骶角下缘的连线与后正中线的交点处即为此穴。

常用穴位快速取穴法 第二章

249

头颈部穴位

上肢部穴位

下肢部穴位

胸腹部穴位

腰背部穴位

臀部穴位

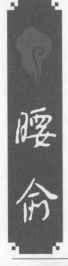

腰俞

后正中线

第12胸椎棘突
第1腰椎棘突
第2腰椎棘突

第4腰椎棘突
髂后上棘

第2骶后孔

腰俞

臀大肌

腰俞穴位于骶区，正对骶管裂孔的后正中线上。

扫一扫，
精彩视频马上看！

取穴步骤

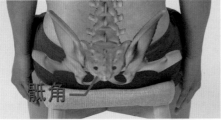

①取坐位，在骶区，取尾骨上方的骶角。

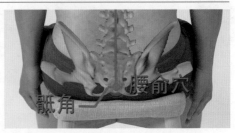

②两骶骨下缘的连线与后方中线的交点，正对骶管裂孔，按压有酸胀感处即为此穴。

按摩手法

● **方法一**

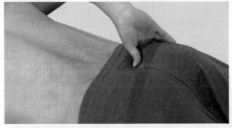

①俯卧位，用拇指指腹环形按揉腰俞穴。

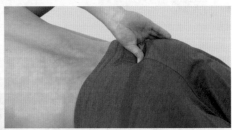

②也可用拇指指端朝内略向上斜，点按腰俞穴3分钟。

● **方法二**

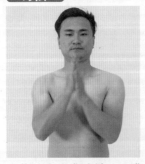

①将双手手掌对搓至手掌发热。

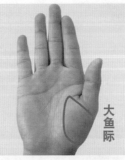

大鱼际

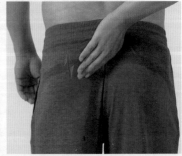

②用大鱼际稍用力地来回摩擦腰俞穴。

头痛

扫一扫，
精彩视频马上看！

常见病症特效穴位按摩

头痛是我们生活中常遇到的问题，大致分为3种：后头部沉重伴头痛大多属于肌紧张性头痛；与脉搏同步的头部一侧跳痛多数为偏头痛的主要特征；伴随恶心、心律不齐的激烈头痛，可能会有危险，一定要请医生诊治。

对百会、印堂、头维穴进行按摩，可以缓解头痛。

● 选穴

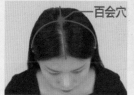
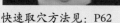
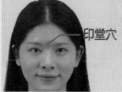
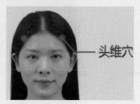

快速取穴方法见：P62　　快速取穴方法见：P67　　快速取穴方法见：P33

● 按摩方法

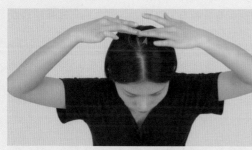

按揉百会穴：两中指叠放于百会穴上，两肘伸开，小范围环形按揉穴位40~50次。

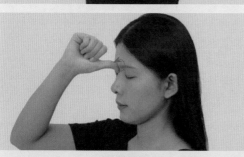

按揉印堂穴：两眼微闭，头略向前倾，拇指指腹放于印堂穴上，力度逐渐加重，按摩50次左右。

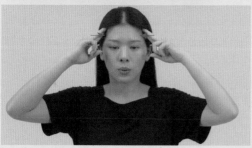

按压头维穴：中指和示指并拢按揉同侧穴位。呼气加压，吸气放松。按压5~6次。

面部痉挛

面部痉挛的发生原因很多，发生时会出现面部抽筋等症状。
对翳风、瞳子髎、四白穴进行按摩可以缓解面部痉挛。

● **选穴**

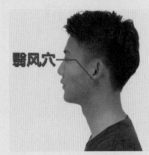 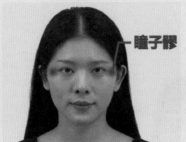 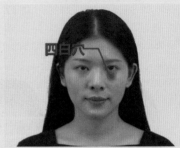

快速取穴方法见：P43　　　　快速取穴方法见：P46　　　　快速取穴方法见：P30

● **按摩方法**

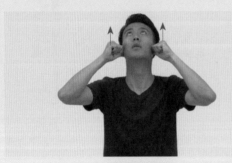

按压翳风穴：两拇指分别按压同侧翳风穴，呼气同时将颈部后仰拇指向上用力，然后吸气时减轻压力头部回到原位，重复5~6次。

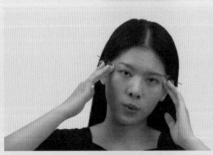

按压瞳子髎穴：用两手中指顶住瞳子髎穴，一边呼气一边倾头加压，然后吸气时减轻压力，头部回到原位，左右交替重复5~6次。

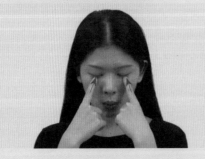

按压四白穴：两手示指放到同侧穴位上，闭上眼睛，呼气时头部前倾按压四白穴，吸气时减轻压力，头部回到原位，重复5~6次。

视力退化

扫一扫，
精彩视频马上看！

随着年龄增加，晶状体老化，绝大多数中老年人都面临着视力退化的问题。
对瞳子髎、少泽、曲池穴进行按摩可以缓解视力退化的症状。

● 选穴

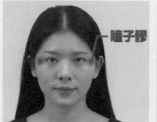
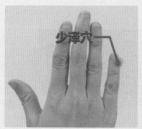
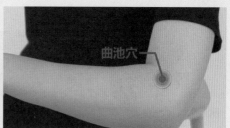

快速取穴方法见：P46　　快速取穴方法见：P97　　　快速取穴方法见：P88

● 按摩方法

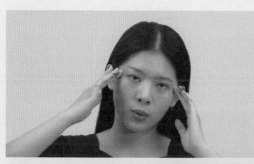

按压瞳子髎穴：用两手中指顶住瞳子髎穴，一边呼气一边倾头加压，然后吸气时减轻压力，头部回到原位，左右交替重复5~6次。

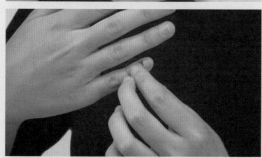

按揉少泽穴：用拇指和示指捏住对侧手的小指末节，并用示指尖按揉少泽穴。示指关节略弯，以便用力。重复做5~6次后按揉另一侧穴位。

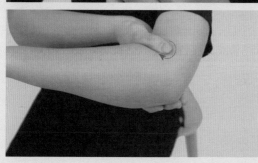

按揉曲池穴：把拇指放到对侧手臂的曲池穴上，做小范围的环形按揉。肘部用力可帮助手指施压。重复做5~6次后按揉另一侧穴位。

耳鸣

扫一扫，
精彩视频马上看！

耳鸣一般为一过性的，常发生于过度疲劳后，进行穴位按摩后，耳鸣常会有显著改善。

对头窍阴、天柱、听宫穴进行按摩可以缓解耳鸣的症状。

● 选穴

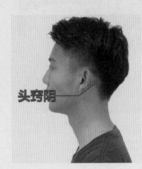
头窍阴

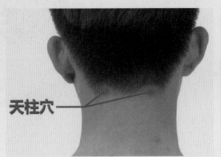
天柱穴

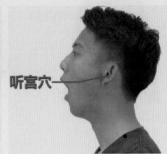
听宫穴

快速取穴方法见：P52　　快速取穴方法见：P43　　快速取穴方法见：P36

● 按摩方法

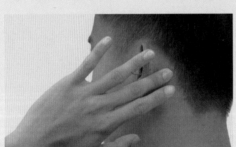

按压头窍阴穴：取坐姿，两手中指第2关节弯曲，垂直按压穴位。呼气时加压，吸气时减压，重复做5~6次。

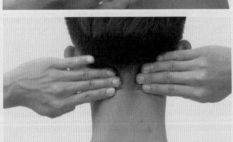

按揉天柱穴：两手除拇指以外的四指都放到同侧的穴位上，有节奏地环形按揉穴位。重复做5~6次。

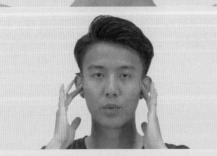

按揉听宫穴：两手的中指分别放到同侧的穴位上，按揉穴位时弯曲正端指骨关节。重复做5~6次。

肩周炎

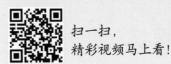
肩周炎多见于50岁前后,表现为肩部关节、肌肉僵硬,手臂运动受限,肩周发硬、有压痛感伴手臂麻木。

对巨骨、肩髃、肩贞穴进行按摩可以缓解肩周炎的症状。

● 选穴

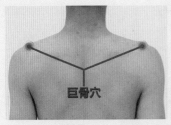

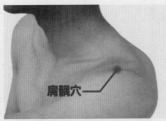

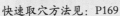

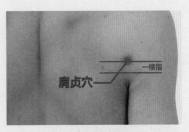

快速取穴方法见:P169　　　快速取穴方法见:P211

● 按摩方法

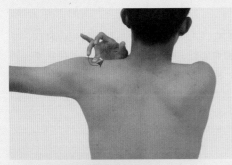

按揉巨骨穴:用中指按对侧巨骨穴,另一只手上臂下垂、小臂前平伸呈直角。一边按揉穴位,一边外展肩关节。重复做5~6次后按揉对侧穴位。

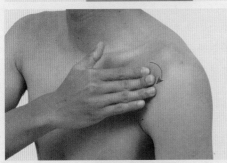

按揉肩髃穴:取坐姿。除拇指外的四指放到对侧穴位上,用肘部掌握节奏,做大范围的环形按揉,每5下作为1次,重复5~6次后按揉对侧穴位。

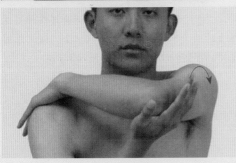

按揉肩贞穴:对侧手中指按压穴位,做小范围按揉。用同侧手掌托住对侧手肘部以便用力。重复5~6次后按揉对侧穴位。

腰痛

　　一般情况下，腰痛多是因为姿势不当引起的。老年人的腰痛多为退行性腰椎病变。因肾脏疾病等内科疾患引起的腰痛是有危险的，须请医生诊治。

　　对志室、天枢、承山穴进行按摩可以缓解肩周炎腰痛的症状。

● 选穴

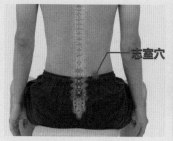
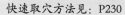

志室穴

快速取穴方法见：P230

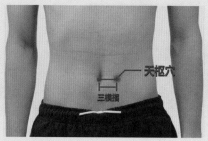

天枢穴

三横指

快速取穴方法见：P176

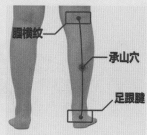

腘横纹

承山穴

足跟腱

快速取穴方法见：P136

● 按摩方法

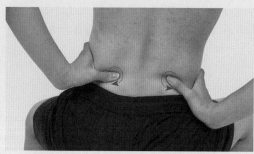

按揉志室穴：用两手拇指分别按揉同侧的穴位，将上半身左右侧倾，身体倾向哪一边时就按揉哪一侧的穴位。重复5~6次。

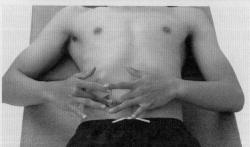

按揉天枢穴：两手中指叠放到一侧穴位上，做小范围的环形按揉。重复5~6次后按揉对侧穴位。

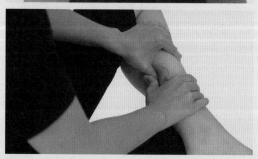

按揉承山穴：一腿伸直坐下，把对侧脚搭在伸直腿的膝盖上。两手拇指叠放到一侧穴位上，做大范围环形按揉。重复5~6次后按揉对侧穴位。

急性腰部扭伤

扫一扫，
精彩视频马上看！

急性腰部扭伤又称闪腰，是在上举重物、向前弯腰等情况下突然发作的腰部剧痛。在工作、体育运动等姿势不当时易发生。

对昆仑、大巨、肾俞穴进行按摩可以缓解急性腰部扭伤的症状。但应注意腰部疼痛的急性期不适合做按摩。

● 选穴

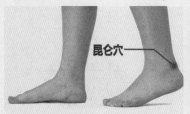
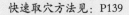

快速取穴方法见：P139

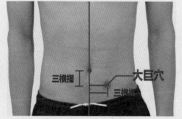

快速取穴方法见：P178

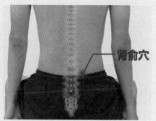

快速取穴方法见：P221

● 按摩方法

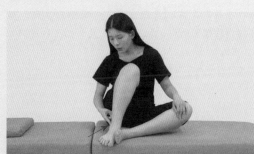

按压昆仑穴：盘腿坐下。一腿立起，将示指立起垂直下按。呼气时加压，吸气时减压，重复5～6次。

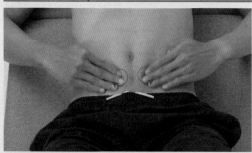

按揉大巨穴：仰卧屈膝，两手除拇指外其余四指按揉同侧穴位，进行有节奏地向外画圆形。重复5～6次。

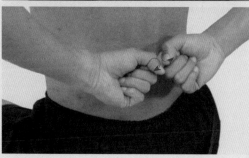

按揉肾俞穴：手握拳放在腰后，以拳头突出关节顶揉穴位。重复做5～6次。

慢性膝关节疼痛

扫一扫，
精彩视频马上看！

　　膝关节疼痛分为急性和慢性，老年人多发为慢性膝关节疼痛，主要由于姿势不当、关节老化导致。

　　对内外膝眼、委中、曲泉穴进行按摩，可以有效缓解慢性膝关节疼痛。

● 选穴

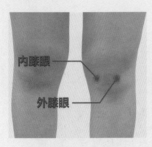
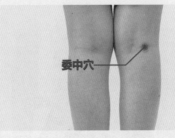
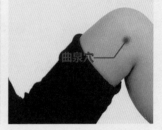

快速取穴方法见：P134　　　　　　　快速取穴方法见：P163

● 按摩方法

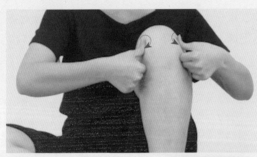

按揉内外膝眼穴：盘腿坐下。一侧膝盖立起，双手拇指按揉同侧内、外膝眼。重复5～6次后按揉对侧穴位。

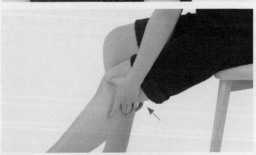

按压委中穴：两手中指叠放在一侧委中穴上，边伸直膝关节边按压穴位，关键是要把膝关节完全伸直。呼气时加压，吸气时放松，重复5～6次后按压对侧穴位。

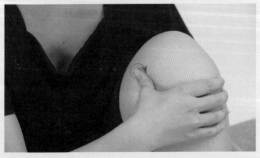

按揉曲泉穴：一条腿伸直坐下，另一条腿立起膝盖。一只手固定膝盖，用另一只手的拇指按揉穴位，做小范围的环形按揉。重复5～6次后按揉对侧穴位。

类风湿关节炎

扫一扫，
精彩视频马上看！

类风湿关节炎是一种难治的结缔组织疾病，病因不明。

对肓俞、曲泉、志室穴进行按摩，可以有效缓解类风湿关节炎造成的关节疼痛。

● 选穴

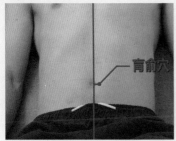
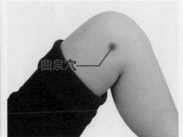
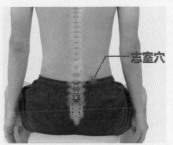

快速取穴方法见：P186　　　快速取穴方法见：P163　　　快速取穴方法见：P230

● 按摩方法

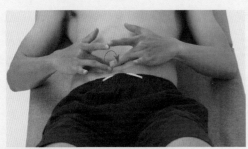

按揉肓俞穴：仰卧，屈膝，两手中指叠放在一起，环形按揉穴位。呼气时腰部上挺加压，吸气时身体复位放松，重复5~6次。

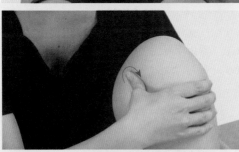

按揉曲泉穴：一条腿伸直坐下，另一条腿立起膝盖。一只手固定膝盖，用另一只手的拇指按揉穴位，做小范围的环形按揉。重复5~6次后按揉对侧穴位。

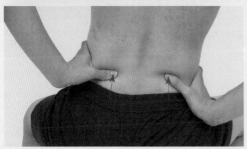

按揉志室穴：用两手拇指分别按同侧穴位，将上半身左右侧倾，身体倾向哪一边时就按揉哪一侧的穴位。重复5~6次。

踝关节扭伤

扫一扫，
精彩视频马上看！

　　当我们遇到踝关节扭伤时，通过穴位按摩，结合关节热敷，可以更快缓解疼痛和水肿症状。

　　对昆仑、解溪、阳陵泉穴进行按摩，可以有效缓解踝关节扭伤造成的疼痛。

● 选穴

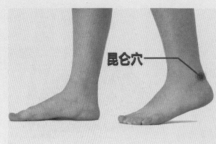
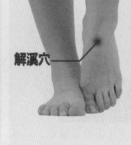
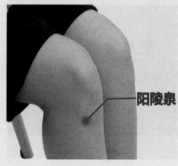

快速取穴方法见：P139　　　　快速取穴方法见：P123　快速取穴方法见：P152

● 按摩方法

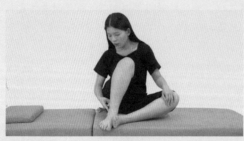

按压昆仑穴：盘腿坐下。一腿立起，将示指立起垂直下按。呼气时加压，吸气时减压，重复5~6次后按压对侧穴位。

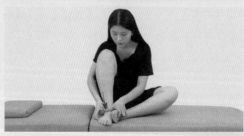

按揉解溪穴：盘腿，一侧膝盖立起。两拇指叠放在同侧穴位上，身体前倾，利用体重按揉穴位。重复5~6次后按揉对侧穴位。

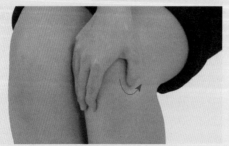

按揉阳陵泉：用拇指和其他手指抓住小腿上部，用拇指指腹按揉穴位。重复5~6次后按揉对侧穴位。

消化不良

扫一扫，
精彩视频马上看！

老年人因身体功能退化，容易出现消化不良的症状。

对中脘、气海、内关穴进行按摩，可以有效缓解消化不良的症状。

● 选穴

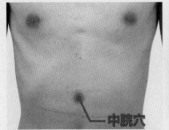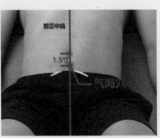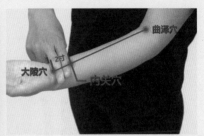

快速取穴方法见：P203   快速取穴方法见：P199   快速取穴方法见：P103

● 按摩方法

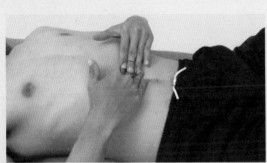

按揉中脘穴：双手重叠，两手除拇指以外的四指叠放在穴位上，旋转按揉1~2分钟，重复5~6次。

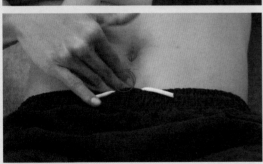

按揉气海穴：平躺，将示指、中指、环指并拢，指腹环形按揉穴位5分钟。重复5~6次。

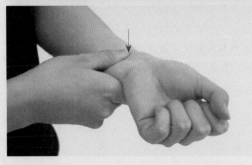

按压内关穴：用一手拇指按压对侧穴位。拇指指腹紧贴穴位。呼气时加压，吸气时减压，重复5~6次后按压对侧穴位。

慢性胃炎

扫一扫，
精彩视频马上看！

肠胃的状态直接反映身体的健康状况，胃部疾病有80%来自精神因素，而慢性胃炎是中老年人常见的胃部疾病。

对涌泉、中脘、胃仓穴进行按摩可以使精神放松，有效缓解慢性胃炎的症状。

● 选穴

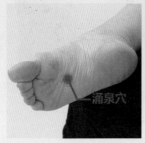

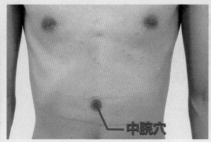

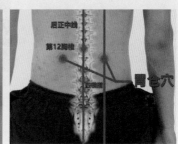

快速取穴方法见：P143   快速取穴方法见：P203   快速取穴方法见：P229

● 按摩方法

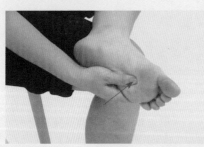

按揉涌泉穴：一腿置于对侧膝盖上，拇指垂直按压穴位，小范围按揉。重复5～6次后按揉对侧穴位。

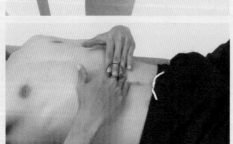

按揉中脘穴：双手重叠，两手除拇指以外的四指叠放在穴位上，旋转按揉1~2分钟。重复5～6次。

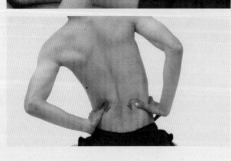

按揉胃仓穴：用单手的拇指按揉同侧穴位，身体也向同侧弯曲。呼气时加压，身体向同侧弯曲，吸气时减压，上身复位。重复5～6次。

便秘

老年人因肠胃功能退化，富含纤维的食物摄入少，运动量少，因此容易便秘。

对大巨、大肠俞、太白穴进行按摩可以缓解便秘的症状。

● 选穴

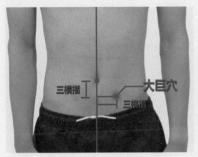 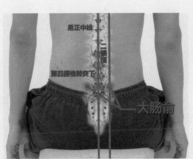 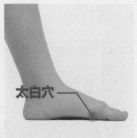

快速取穴方法见：P178　　　　快速取穴方法见：P223　　　　快速取穴方法见：P127

● 按摩方法

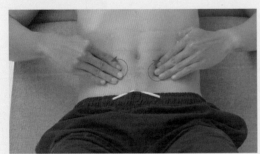

按揉大巨穴：仰卧屈膝，两手除拇指外其余四指有节奏地向外划圆形，按同侧穴位。重复5～6次。

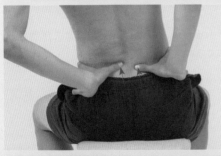

按揉大肠俞穴：用两手拇指按同侧穴位，身体也向同侧弯曲。呼气时加压，身体向同侧弯曲，吸气时减压，上身复位，左右交替为1次，重复5～6次。

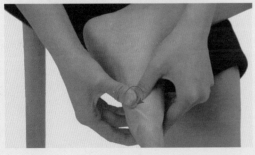

按揉太白穴：把一侧脚放到另一侧腿的膝盖上。把两拇指叠放于太白穴上，身体前倾，利用体重施压，按揉穴位。重复5～6次后按揉对侧穴位。

糖尿病

　　糖尿病是老年人常见的慢性病之一，穴位按摩对糖尿病的治疗有一定的辅助作用。

　　参照大巨、肾俞、意舍穴的按摩方法，可以辅助治疗糖尿病。

● 选穴

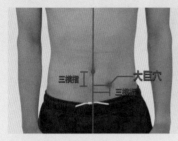

快速取穴方法见：P178

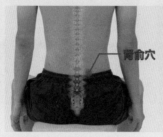

快速取穴方法见：P221

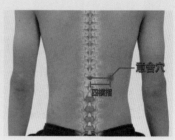

快速取穴方法见：P228

● 按摩方法

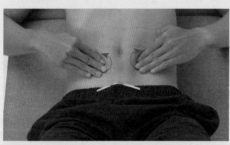

按揉大巨穴：仰卧屈膝，两手除拇指外其余四指有节奏地向外划圆形，按同侧穴位。重复5～6次。

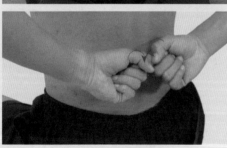

按揉肾俞穴：手握拳放入腰后，以拳头突出关节顶揉穴位。重复5～6次顶揉对侧穴位。

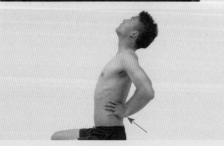

按压意舍穴：两手拇指分别按同侧穴位，上身后仰按压穴位。吸气时上身后仰，加压，呼气时身体复位，放松，重复5～6次。

痛风

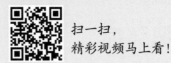
扫一扫,
精彩视频马上看!

　　痛风是由于血液中尿酸堆积而引起的,男性多发,主要原因为过度疲劳,饮食不当等。

　　参照太白、水泉、命门穴的按摩方法,可以对痛风造成的疼痛有一定的缓解作用。

● 选穴

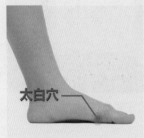

太白穴

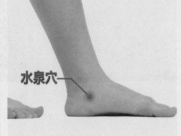

水泉穴

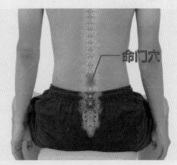

命门穴

快速取穴方法见: P127　　　快速取穴方法见: P147　　　快速取穴方法见: P232

● 按摩方法

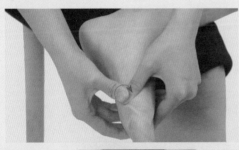

按揉太白穴:把一侧脚放到另一侧腿的膝盖上。把两拇指叠放于太白穴上,身体前倾,利用体重施压,按揉穴位。重复5～6次后按揉对侧穴位。

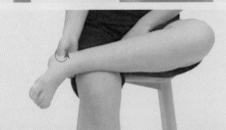

按揉水泉穴:把对侧脚搭在另一腿的膝盖上。用一只手固定踝部,将拇指指腹按在穴位上,做有节奏的环形按揉。重复5～6次后按揉对侧穴位。

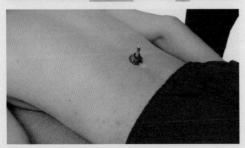

按揉命门穴:身体呈俯卧位,用艾炷灸。皮肤不适时可以拿开,防止烫伤,做3~5次。

肥胖症

　　肥胖症主要是由BMI（体重指数）过高或遗传因素导致，按摩能够增强消化器官的活力，促进营养吸收，从而帮助减少食物的摄入。

　　对足三里、脾俞、下脘穴进行按摩可以缓解肥胖。

● 选穴

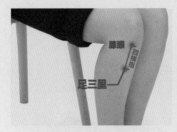
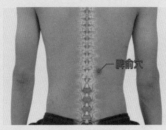
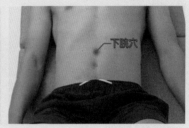

快速取穴方法见：P120　　　　快速取穴方法见：P219　　　　快速取穴方法见：P202

● 按摩方法

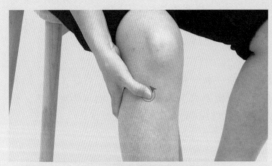

按揉足三里：用一手拇指和其他手指抓住小腿上部，用拇指按揉穴位。重复5~6次后按揉对侧穴位。

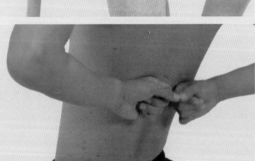

按揉脾俞穴：坐在椅子上，双手握拳，用拳头突起的关节按揉穴位，吸气时上身向后靠加压，呼气时减压，重复5~6次后按揉对侧穴位。

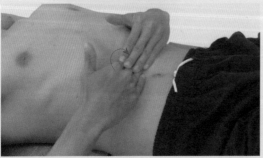

按揉下脘穴：仰卧、屈膝。两手除拇指外的其余四指叠放到穴位上，做大范围的顺时针环形按摩。重复5~6次。

感冒

扫一扫，
精彩视频马上看！

感冒是由于上呼吸道感染引起的咳嗽、咳痰、发热等症状。

对风门、中府、巨阙穴进行按摩可以适当缓解感冒造成的症状。

● 选穴

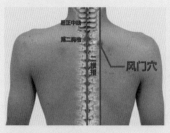
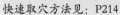
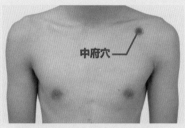
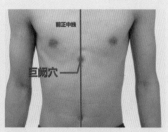

快速取穴方法见：P214   快速取穴方法见：P168   快速取穴方法见：P205

● 按摩方法

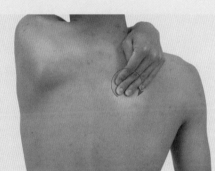

按揉风门穴：用一手除拇指以外的其余四指按对侧穴位，四指尽量内扣，做大范围的顺时针环形按揉。重复5～6次后按揉对侧穴位。

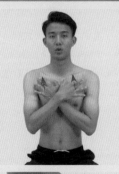

按压中府穴：两手中指分别按压对侧的穴位，呼气时挺胸加压，吸气时身体复位减压，重复5～6次。

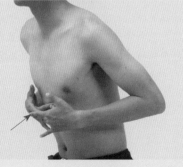

按压巨阙穴：两手中指叠放于穴位上，按压穴位。呼气时上身前屈加压，吸气时身体复位减压，重复5～6次。

慢性支气管炎

扫一扫，
精彩视频马上看！

中老年人因呼吸系统功能减弱，容易产生慢性支气管炎。按摩能够提高支气管壁的紧张度，改善呼吸功能，从而缓解慢性支气管炎的症状。

对人迎、肺俞、足通穴进行按摩可以有效缓解慢性支气管炎的症状。

● 选穴

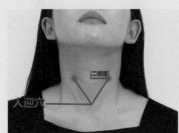

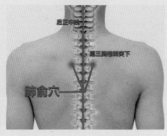

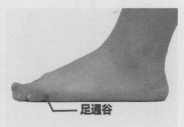

快速取穴方法见：P34　　　　快速取穴方法见：P215　　　　快速取穴方法见：P142

● 按摩方法

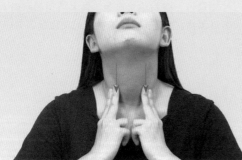

按揉人迎穴：头向后仰，双手中指和示指并拢，以穴位为中心，从上往下用指腹平推穴位，按同侧穴位，用力不要过大，重复5～6次。

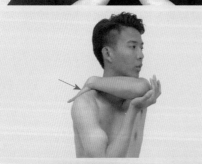

按压肺俞穴：用中指按对侧穴位，另一只手掌支撑并上抬肘部，边扭转上身边按压穴位。呼气时加压，吸气时减压，重复5～6次后按压对侧穴位。

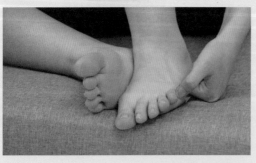

按揉足通穴：盘腿坐下，立起一侧膝盖，单手的拇指按同侧穴位，使指关节弯曲呈直角，做小范围的环形按揉。重复5～6次后按揉对侧穴位。

高血压

中老年人随着年龄增长，血管变硬，血压升高，按摩可以在一定程度上缓解高血压症状。

对人迎、天柱、涌泉穴进行按摩可以有效缓解高血压的症状。

● 选穴

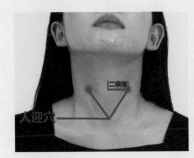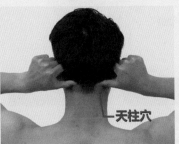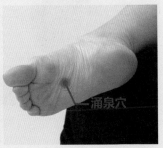

快速取穴方法见：P34　　　　快速取穴方法见：P43　　　　快速取穴方法见：P143

● 按摩方法

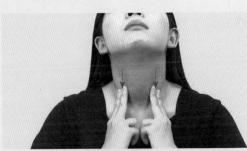

按揉人迎穴：头向后仰，双手中指和示指并拢，以穴位为中心，从上往下用指腹平推穴位，按同侧穴位，不要用力过大，重复5~6次。

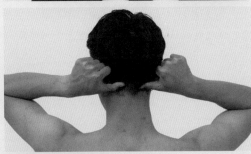

按压天柱穴：两手的拇指分别放到同侧的穴位上，头向一侧倾斜时，对侧的拇指向斜下方按压穴位。肘部尽量张开，更好用力。呼气时加压，吸气时减压，重复5~6次。

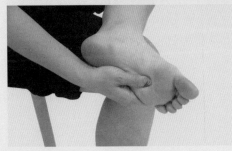

按揉涌泉穴：一腿置于对侧膝盖上，拇指垂直按压穴位，小范围按揉。重复5~6次后按揉对侧穴位。

眩晕或体位性低血压

扫一扫，
精彩视频马上看！

很多时候，人们猛然起立，容易出现眩晕，这是由于体位性低血压引起的。对听宫、风池、昆仑穴进行按摩可以缓解体位性低血压引起的眩晕。

● 选穴

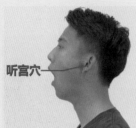
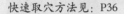
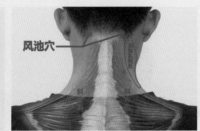
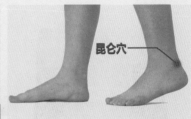

快速取穴方法见：P36　　快速取穴方法见：P56　　快速取穴方法见：P139

● 按摩方法

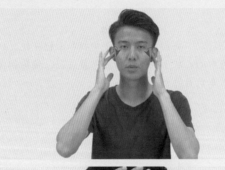

按揉听宫穴：两手的中指分别放到同侧的穴位上，按揉穴位时弯曲正端指骨关节。重复5～6次。

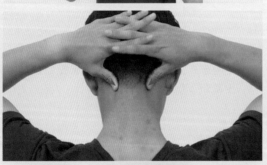

按压风池穴：双手四指交叉，用双侧拇指按压穴位，与此同时头也向一侧倾斜。呼气时倾头加压，吸气时减压，头回到原位，重复5～6次。

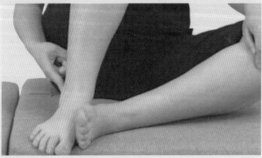

按压昆仑穴：盘腿坐下。一腿立起，将示指立起垂直下按。呼气时加压，吸气时减压，重复5～6次后按压对侧穴位。

十二经脉五输穴

经络	井穴	荥穴	输穴	经穴	合穴
手太阴肺经	少商（P81）	鱼际（P79）	太渊（P79）	经渠（P78）	尺泽（P77）
手阳明大肠经	商阳（P81）	二间（P82）	三间（P82）	阳溪（P85）	曲池（P88）
足阳明胃经	厉兑（P125）	内庭（P125）	陷谷（P124）	解溪（P123）	足三里（P120）
足太阴脾经	隐白（P126）	大都（P126）	太白（P127）	商丘（P128）	阴陵泉（P130）
手少阴心经	少冲（P97）	少府（P95）	神门（P95）	灵道（P93）	少海（P93）
手太阳小肠经	少泽（P97）	前谷（P98）	后溪（P98）	阳谷（P99）	小海（P101）
足太阳膀胱经	至阴（P142）	足通谷（P142）	束骨（P141）	昆仑（P139）	委中（P134）
足少阴肾经	涌泉（P143）	然谷（P143）	太溪（P145）	复溜（P148）	阴谷（P150）
手厥阴心包经	中冲（P106）	劳宫（P106）	大陵（P105）	间使（P103）	曲泽（P102）
手少阳三焦经	关冲（P107）	液门（P107）	中渚（P108）	支沟（P109）	天井（P111）
足少阳胆经	足窍阴（P158）	侠溪（P157）	足临泣（P156）	阳辅（P155）	阳陵泉（P152）
足厥阴肝经	大敦（P158）	行间（P160）	太冲（P160）	中封（P162）	曲泉（P163）

★五输穴

五输穴为十二经脉分布于肘、膝关节以下的5个重要穴位，即井、荥、输、经、合。古人把经气的运行比喻为水流的从小到大，从浅到深。

井：指地下泉水初起，微小而浅。用以形容四肢各经的末端穴。多用于昏迷、厥证。

荥：指小水成流。用以形容位于井穴之后的第2穴。主要用于清泻各经热证，阳经主外热，阴经主内热。

输：指水流渐大可输送、灌注。用以形容位于荥穴之后的第3穴。阳经输穴主治各经痛症及循经远道病症；阴经输穴即各经原穴，可以治疗并反映所属脏器病症。

经：指水流行经较直、较长。用以形容位于输穴之后的第4穴。主要用于循经远道作为配穴，用于寒热、喘咳等。

合：指水流汇合入深。用以形容位于经穴之后肘、膝关节附近的第5穴。阴经合穴用于胸部和腹部病症，足阳经合穴主要用于腑病，手阳经合穴多用于外经病症。

十二经原穴

经络	原穴	经络	原穴
手太阴肺经	太渊（P79）	手阳明大肠经	合谷（P83）
足阳明胃经	冲阳（P124）	足太阴脾经	太白（P127）
手少阴心经	神门（P95）	手太阳小肠经	腕骨（P99）
足太阳膀胱经	京骨（P141）	足少阴肾经	太溪（P145）
手厥阴心包经	大陵（P105）	手少阳三焦经	阳池（P108）
足少阳胆经	丘墟（P156）	足厥阴肝经	太冲（P160）

★原穴

　　原穴是脏腑的原气输注、经过和留止的部位。原穴与三焦有密切的关系，三焦是原气的别使，导源肾间动气，而输布于全身，调和内外，宣导上下，关系着人的脏腑气化功能，而原穴就是其留止之处，所以说"五脏六腑之有病者，皆取其原也"。十二经各有一原穴，均分布在四肢腕踝关节附近。

十五络穴

经络	络穴	经络	络穴
手太阴肺经	列缺（P78）	手阳明大肠经	偏历（P85）
足阳明胃经	丰隆（P123）	足太阴脾经	公孙（P127）
手少阴心经	通里（P94）	手太阳小肠经	支正（P100）
足太阳膀胱经	飞扬（P138）	足少阴肾经	大钟（P145）
手厥阴心包经	内关（P103）	手少阳三焦经	外关（P109）
足少阳胆经	光明	足厥阴肝经	蠡沟（P162）
任脉	鸠尾（P206）	督脉	长强（P249）
脾之大络	大包（P183）		

★络穴

　　络穴是络脉由经脉别出部位的穴位，是表里两经联络之处。十四经脉各有一络穴，加上脾之大络共十五络穴。十二经脉络穴均位于四肢肘、膝关节以下部位，任、督脉络穴和脾之大络分别位于躯干的前、后和侧面。

背俞穴

脏腑	俞穴	脏腑	俞穴
肺	肺俞（P215）	心包	厥阴俞（P215）
心	心俞（P216）	肝	肝俞（P217）
胆	胆俞（P219）	脾	脾俞（P219）
胃	胃俞（P220）	三焦	三焦俞（P220）
肾	肾俞（P221）	大肠	大肠俞（P223）
小肠	小肠俞（P242）	膀胱	膀胱俞（P242）

★背俞穴

　　背俞穴是脏腑经气输注于背腰部之处，又称俞穴。

腹募穴

脏腑	募穴	脏腑	募穴
肺	中府（P168）	心包	膻中（P207）
心	巨阙（P205）	肝	期门（P195）
胆	日月（P193）	脾	章门（P195）
胃	中脘（P203）	三焦	石门（P199）
肾	京门（P231）	大肠	天枢（P176）
小肠	关元（P197）	膀胱	中极（P196）

★腹募穴

　　腹募穴是脏腑经气汇聚于胸腹部之处。

八会穴

八会穴之脏会	章门（P195）	八会穴之腑会	中脘（P203）
八会穴之气会	膻中（P207）	八会穴之血会	膈俞（P217）
八会穴之筋会	阳陵泉（P152）	八会穴之脉会	太渊（P79）
八会穴之骨会	大杼（P214）	八会穴之髓会	悬钟（P155）

★八会穴

　　八会穴是指脏、腑、气、血、筋、脉、骨、髓等精气所汇集的8个穴位，分布于躯干部和四肢部。

十六郄穴

经络	郄 穴	经络	郄 穴
手太阴肺经	孔最（P77）	手阳明大肠经	温溜（P86）
足阳明胃经	梁丘（P117）	足太阴脾经	地机（P129）
手少阴心经	阴郄（P94）	手太阳小肠经	养老（P100）
足太阳膀胱经	金门（P140）	足少阴肾经	水泉（P147）
手厥阴心包经	郄门（P102）	手少阳三焦经	会宗（P110）
足少阳胆经	外丘（P154）	足厥阴肝经	中都
阴跷脉	交信（P148）	阳跷脉	跗阳（P138）
阴维脉	筑宾（P150）	阳维脉	阳交（P154）

★郄穴

郄穴是经脉经气深聚的部位。十二经脉及阴阳跷、阴阳维脉各有1个郄穴，共有16个郄穴，称为十六郄。

六腑下合穴

六 腑	下合穴	六 腑	下合穴
胃	足三里（P120）	三焦	委阳（P133）
大肠	上巨虚（P119）	膀胱	委中（P134）
小肠	下巨虚（P122）	胆	阳陵泉（P152）

★下合穴

下合穴是六腑之气下合于足三阳经的6个穴位，又称六腑下合穴。足三阳经的下合穴即五输穴中的合穴。手三阳经除了在上肢五输穴中的合穴外，在下肢另有下合穴。

八脉交会穴

相通的奇经八脉	八脉交会穴	相通的奇经八脉	八脉交会穴
通于督脉	后溪（P98）	通于任脉	列缺（P78）
通于冲脉	公孙（P127）	通于带脉	足临泣（P156）
通阴跷脉	照海（P147）	通阳跷脉	申脉（P140）
通阴维脉	内关（P103）	通阳维脉	外关（P109）

★八脉交会穴

八脉交会穴为十二经脉与奇经八脉相通的8个穴位。

附录三

穴位索引